改訳 新版

外科の歴史

近代外科の生い立ち

W・J・ビショップ 著

川満富裕 訳

時空出版

The Early History of Surgery
by William John Bishop

The Scientific Book Guild, London, 1961

謝　辞

本書の図譜を提供してくださったウェルカム医学史図書館館長、E・アシュワース・アンダーウッド博士に深甚なる謝意を表します。

改訳 新版

外科の歴史

近代外科の生い立ち

目次

図版目録

凡　例

・文中の小見出しは、訳者が加えたもので、原著にはない。
・文中の度量衡にはメートル法の換算値、金額には時価で日本円の換算値を付記した。
・文中の外国人の人名は、慣用的なカナ表記を用いた。また、巻末の人名索引にはフルネームと生没年を記載した。
・文中の（　）は原著者による付記で、〔　〕は訳者の付記である。
・文中で肩に数字を付した語句については、数字に※のある原注は傍注として本文中に記し、（　）囲み数字の訳注は巻末にまとめて別記した。
・本文中の引用文については、その出典と思われる文献を巻末に「原著における引用文の出典」としてリストにした。

序文

近代外科の輝かしい成果は誰もが実感している。その成果は、多くの良書だけでなく、新聞、映画、ラジオ、テレビから感じ取れる。「近代外科」は麻酔法の開発と消毒法の開発という二つの出来事から始まった。しかし、麻酔法は一八四六年にエーテルの麻酔作用が証明されてから普及するまでに数年かかり、消毒法は一八七〇年代と八〇年代にはまだ容認されていなかった。それゆえ、現在〔一九六〇年〕は近代外科が始まってから百年も経っていないのである。[1]

今の若い外科医は、昔の偉大な外科医の誰よりも外科疾患の治療法に恵まれている、とよくいわれる。しかし、あらゆる技芸と学問の歴史と同じように、医学の歴史は連続していることを忘れてはならない。現代の技芸と学問は急に出現したのではなく、何世紀もの間に観察と実験が積み重ねられた結果なのである。一四世紀の指導的な外科医ギー・ド・ショリアックは、一三六二年に『大外科学』を上梓し、この本の序文で先人たちの恩恵に感謝して次のように述べた。「われわれは巨人の肩の上に立った子供のようなものだ。われわれに見えるのは巨人に見えているものよりほんの少し多いだけだ」。[2]

本書の目的は、近代外科に勝利の道を拓いた巨人たちとその時代背景について、その一端を語ることである。

第一章　外科の夜明け

病気の歴史は人類の歴史よりはるかに古い。五億年前の地層から現代の病原菌に似た細菌の化石が発見されている。同じくらい昔の貝の化石には、損傷や寄生虫の病気を示す明白な証拠がある。また、数億年前に地上を徘徊した恐竜などの大型爬虫類の骨を調べれば、骨折、骨腫瘍、関節炎、骨髄炎、虫歯など、今もある病気を患っていたことが分かる。化石から分かるのは骨や歯の病気だけだが、先史時代の怪獣は内臓や軟部組織の病気も患っていたと考えてよい。この惑星に生命が誕生してから何億年もの間、病気の様相に大きな変化はないのである。

人類は、歴史の舞台に登場した約五〇万年前から[1]、病気になりやすかった。災害や事故、寄生虫の侵入、極暑と極寒、感染にいつもさらされていた。先史時代の人類は栄養障害や代謝異常にも悩まされたようだが、その確証はない。しかし、癌には確かな証拠がある。一八九一年にジャワで発見された猿人ピテカントロプスは五〇万年前に生存していたと考えられ、その大腿骨には病的な増殖があった。骨癌以外の癌も昔からあっただろう。最後の氷河期を生き延び、ヨーロッパ、アフリカ、近東を徘徊したネアンデルタール人には、関節炎と化膿性骨疾患〔骨膜炎や骨髄炎〕の明瞭な証拠が認められた。新石器時代をみれば、骨病変の証拠はもっと明らかになる。新石器人は、関節炎、副鼻腔炎、腫瘍、先天性脱臼、骨折、脊椎結核に悩まされていた。

これらの証拠から導かれる結論は、生物にとって病気はつねに不離の同伴者だということだけである。遠い昔の物的証拠は、病気があったことを示すだけで、先史人の医療を考える手がかりにはならない。しかし、先史人の医療については、先史時代末期の証拠を研究したり、未開人の医療や呪術を研究することによって確かな考えが得られる。(2)

体内の病気

体内の病気と体外の病気は区別する必要があり、一般に体外の病気は手当できる病気と考えられている。先史人は体内の病気が超自然的な原因によると考えていたという証拠が豊富にある。体内の病気は超越した存在か敵の人間が送る邪悪な力の結果とみなされていた。

未開人の多くは、生命に必須の何かを失うと病気になり、死ぬときや眠っているときは「霊」や「魂」が身体から出て行くと信じている。しかし、霊魂を黒魔術で身体から誘い出すことができると考えるよりまともである。魂の喪失による病気を治療するとき、呪術医はトランス状態になり、患者の魂を探すために自分の魂を送り出す。トランス状態からもどると、魂の入った小石か玉のようなものを取り出し、患者の頭にこすりつける。

逆に、病的な物質や邪悪な力を犠牲者に送ると病気になるという考えもある。遠くから病気を送ることは中央オーストラリアのアボリジニの間でよく知られ、「骨差し」(3)の儀式が代表的である。細長い骨で犠牲者を指し示し、歌ったり呪文を唱えた後、この骨は密かに埋められる。犠牲者は「骨差し」を受けたと知ると必ず病気になり、恐怖のあまり死んでしまう。数年前、その事例がオーストラリアであり、世界中に知れ渡った。犠牲者が回復するまで何カ月も入院したからである。この方法で重い病気を起こせることは確かな事実である。また、未開人の呪術医の治療に効果があることも確かで、この治療法は現代の精神科医が用いる心理療法と基本的に同じである。

体外の病気

損傷や体表の病気については状況がかなり違う。創傷、打撲、骨折、矢尻やトゲなどの異物は、手当できることが明白である。外科の技芸は差し迫る危険から否応なく生まれた。先史人は敵意に満ちた世界で孤立し、敵から身を守るため避難所を探し、食物を求め、絶えず戦い続けなくてはならなかった。指導者たちはすぐに創傷に見慣れた。受けた損傷が何であれ、負傷者がまず行うことは外力などの外の影響から創傷を保護することだろう。今でもそうだが、その方法はひとつだけあった。創傷を被うことである。必要に迫られた負傷者は、身近に利用できる多様なものから被覆材を選ばなければならなかった。はじめて用いられた昔の被覆材は高木や低木の葉だったかもしれない。被覆に用いても痛みの少ないものがあった。保護に適し、安全なものがあった。観察が繰り返され、多くのものが試された。やがて多くの経験が蓄積され、口伝《くちづ》てで伝えられ、同じような緊急事態に利用された。おもな被覆法は毎日の利用と試みによって修正され、引き継がれた知識はかなりの量になっていった。
創傷の被覆が医療のすべてだった時代は長い。内服薬や薬草などが利用されたり、刃物や熱が利用されるのは、もっと後の時代である。先史人が行った創傷の治療法は、今も行われている未開人の医療と民間療法の研究によって推測されている。

止血

出血は迅速な対応が必要で、あらゆる緊急事態のうちでもっとも深刻なものである。未開人が開発した止血法[4]にはきわめて有用なものがある。きわめて古い民間療法に、出血する創傷にクモの巣を利用する方法がある。シェイクスピアは『真夏の夜の夢』でこの民間療法に言及し、登場人物のボトムに次のようにいわせている。

あなたにはお近づきになってほしいものです、名医のクモの巣さん。
指を切ったら、あなたにお任せしましょう。

クレシーの戦い（一三四六年八月二六日、百年戦争の初期）のころ、イギリス兵士は救急用品としてクモの巣を容れた箱を持ち歩いていたという。この治療法に根拠があるとすれば、クモの巣のような細い線維が血液の凝固を促していたのかもしれない。しかし、感染という視点からみると、危険な治療法だったと思われる。

北方には出血する創傷に雪をのせる人たちがいる。北アメリカのインディアンは、創傷によく熱した葉を貼ったり、熱い砂、ワシの羽毛、なめし皮の内側から掻き取ったもので創傷を包んだ。ときには燃えさしで創傷を焼灼《しょうしゃく》した。インディアンたちは創傷を清潔に保って負傷者を離れ家で治療したので、治療成績は白人よりよいことが多かった。メラネシア人は出血部位をタパ布〔叩き潰した樹皮〕できつく包帯した。止血の世界的な傾向は烙鉄《らくてつ》つまり焼きごてを用いる方法だった。〔腱による〕結紮《けっさつ》止血を行ったことが知られているのはマサイ族だけである。

オーストラリアのヴィクトリア州の先住民は創傷を掃除するので出血はよいことだとみなした。出血を促すため、吸ったり、体位を換えたり、組織をもんだりした。創傷が十分きれいになると、創傷の上に被覆材として樹脂の固まりをのせた。この種族は、創傷に浸出液が貯留すると危険なことを知っており、治りきらないうちに傷口が閉じると、傷口を再び開放したという。インディアンのダコタ族はドレナージ(5)を行ったようで、創傷に靭皮《じんぴ》〔樹皮の下の柔らかい皮〕の線維束を入れた。また、創傷を洗うのに、膀胱と羽軸でできた一種の注射器を用いていた。

縫合

創傷を縫合する未開人がいるので、先史人が縫合を知らなかったとはいえないと思う。フランスとイギリスの旧石器時代の地層から出た手仕事の道具の中に有孔の骨針がみつかっている。骨針は骨から割り取られ、鋸歯状のフリント〔火打ち石〕で削って丸められていた。インディアンには腱の糸と骨針で縫合する種族がある。刺し通した骨針のまわりに糸を巻きつける。一種の留め串である。ちなみに、留め串は一八世紀に兎唇《としん》の手術に用いられていた。[6]

創傷とくに腹部の創傷で、もっとも驚異的な縫合法のひとつは、白アリや黒アリを用いる方法である。この縫合法が観察された地域は、インド、東アフリカ、ブラジルというように、広い範囲に散在している。この縫合法では、創縁を引き寄せてから白アリに創縁を咬ませる。アリの強力なあごが、ペンチか、近代外科で用いられる留め金（ミシェル・クリップ）のような働きをし、創縁を接合する。創縁を咬ませた後、この昆虫の胴体は切り落とされる。[7]

縫合の被覆には、若葉が使われたり、薬草や鞆皮からなる一種の糊剤《こざい》が用いられている。オーストラリアの黒人は陶土を用い、ヨーロッパの民間では昔からタールが好まれている。[8]

東アフリカのマサイ族とアカンバ族は縫合にトゲを用いる。ニセアカシアの長くて白いトゲを皮膚と筋肉組織に刺し、創縁の裏に深く通して反対側の皮膚に出す。トゲの通路は鋭いキリでつくる。トゲの先が出たら、丈夫な植物線維や草皮を8の字状に巻きつける。こうして創面が接したら、新たに皮膚縁にキリを慎重に通し、ひとつずつ男結びで結び、結び目の間隔は小さくしてきっちり寄せる。この方法で縫った深い刀傷と槍の刺傷は、ドレナージしなくても治ることが多い。

矢傷、銃創

〔東アフリカの〕細身の投げ槍、長剣、投げ棍棒によるひどい創傷の治療は荒療治だった。ある葉っぱの汁で洗ってから、焼きごてを創傷につっこみ、失活組織を焼き尽くして止血した。もっと痛みは少ないが無骨な創傷治療もあり、牛糞と土埃《つちぼこり》からなる糊剤で被い、その上から叩いた。逆棘《さかとげ》のついた矢は、できれば押し通して反対側から引き抜いた。あるいは、突き出た矢柄《やがら》を若木に結びつけ、しならせた若木がもどる勢いで矢を引き抜いた。

デヴィッド・リヴィングストンは、外科医の資格があったのでアフリカの医療に関心があり、先住民の際立った医療について多くのことを書き残した。ある旅行のとき、女性の背中で肋骨のすぐ下に矢尻が埋まり、肺に刺さっているのを見た。横隔膜の近くの肉に逆棘のついた矢が数インチ埋まり、傷から空気が漏れ出ていたが、先住民の外科医はためらうことなく矢といっしょに肺の一部を切り取った。その女性は治癒した。

これとは別の機会に、リヴィングストンは下肢骨折を伴う銃創の奇怪な治療を目撃した。地面に深さ二フィート〔約六一センチ〕で長さ四フィートの穴が掘られ、負傷者は穴の中にすわって患肢を外に伸ばしていた。患肢は葉、土、泥に埋められ、その上で棒と草が燃やされた。埋められた患肢に熱が到達して耐えられなくなるまで燃やし続けられた。その後、患者を穴から引き出すと、折れた下肢を引っ張り、副木を当ててきつく縛りつけた。

アフリカには、頭蓋骨折でゆるんだ骨片をすべて取り出し、特定の葉を患部に縛りつける先住民がいる。弾丸を取り出すこともあり、ゾウの尾から取った剛毛を探り針に用い、もんだりつまんだりして傷口から弾丸を取り出す。ゾウに腹部を突き破られた男の例では、傷ついた腸をもどし、小さなヒョウタンで腸を押さえ、その上で引き寄せた皮膚が縫い合わせられた。ヒョウタンの形がはっきり見えたが、この男は回復して重労働に就くことができた。

アルジェリアのシャーウィヤ系ベルベル人は、創傷治療、とくに止血のために次のような材料を用いている。ボロ布か紙の灰、オリーブ油に浸して汚した羊毛、青葉かナス類の粉末、クリの若葉か樹皮、乾いたヤギの糞、湿った土（人間は土から生まれるので有用に違いない）、没食子《もっしょくし》の粉末。ちなみに、汚れた羊毛はヨーロッパの外科医の愛用品と共通するもののひとつで、ヨーロッパでは一九世紀になっても愛用されていた。同様に、手と手術器械は使った後で水洗いするが、水は熱くても冷たくても、きれいでも汚れていても、使えるならかまわない。赤熱した刃物で切開することもあるが、それは止血のためだけである。

ベルベル人は銃弾が深部に残る深い銃創は一般に放置するが、蜂蜜とミョウバンに浸したボロ布を探り針で創傷に押し込む外科医もいる。ボロ布は入れ続けるが、五日間毎日交換する。この期間が終わる頃には、表層を被覆するだけでよくなる。銃創にはバターだけかバターと蜂蜜の混合物を入れることが多いが、それにはヨーロッパ製の注射器か昔ながらの民俗器具が使われる。この民俗品はキョウチクトウの木でできた管で、一端が細く、他端はラッパ状に広がっている。銃創の表層被覆によく用いられるのは、酢酸銅、硫酸銅、塩化アンモニアの混合物を砕いて蜂蜜に煮込み、糊状にしたものである。

切り傷にかける細粉は、いろいろな葉の乾燥粉末か、これをミョウバンと混ぜたもの、あるいは甲虫類の幼虫でできている。膿んだ創傷や潰瘍に用いられる軟膏は次のものからなる。


赤酢の滓《かす》を六、蜂蜜を六、酢酸銅を一、これらを木炭の火で沸騰させたもの。

ヤギの腎臓からとった脂肪四分の一カップ、黄ロウ脂五分の一カップ、酢酸銅六分の一カップ、指ぬきほどの大きさのアロエ、これらをオリーブ油で煮たもの。

等量の赤酢、酢酸銅、ミルラ、アロエ、これらを蜂蜜で沸騰するまで熱したもの。(9)

骨折脱臼

骨折と脱臼は損傷の大部分を占めるので、新石器人は棒きれや樹皮を副木にする方法を知っていたと思われる。実際に行われていたという証拠はないが、新石器人には穿頭術のような驚異的手術を行えるほど優れた技術があったので、彼らが骨折した患肢を牽引して整復固定する考えを思いついていたとしても不思議ではない。実際、先史人の骨には治癒した骨折がみられる。しかし、これらがみな外科的処置の結果とはいい難い。野生動物もよく骨折し、機能を損なわずに自然に治ることが割合に多いからである。

骨折した患肢の固定に巧妙な方法を開発した未開人がいる。インディアンのショショーニ族は水に浸して取り出したばかりの生革を副木にした。これはピッタリと密着し、乾けばよい副木になった。[10] 複雑骨折ではこの革製の副木にに孔を開けて排膿させることもあった。木や樹皮を副木にし、包帯で慎重に固定した種族もある。骨折が治るまで副木を当てることもあったが、必要なだけ長く固定し続けることはなかったので、成績は必ずしもよくはなかった。南オーストラリアには陶土を副木にする種族があり、乾けばギプスと同じくらい有益だった。ほかの種族は板を当てて革ヒモで固定しただけだった。多くの種族に整骨の専門家がいた。

瀉　血

瀉血《しゃけつ》については、三つの方法が先住民の間で行われていた。静脈の直接切開法、乱切法（単独または「吸角法」[11] との併用）、ヒルを用いる方法である。

静脈切開つまり静脈の直接切開法は多くの未開人が行っている。南アメリカには、小さな矢が静脈に当たるまで身体のあちこちを弓で射て、静脈切開を行うインディアンがいるという。何か呪術的な意味があるのだろう。ペルーのインカ人は痛む場所にできるだけ近い静脈を切開したという。激しい頭痛のとき、インカ人は棒につけたフリントで自分の眉の間を切った。

乱切法はいくつも浅い切り傷をつけて出血を促す方法である。先住民が用いている器具は、ナイフ、二枚貝の鋭い殻、フリント、ガラス、トゲ、魚骨である。乱切する前に吸引する方法は「湿角法」と呼ばれている。吸角器はガラス、金属、ツノでできている。一般的な吸角法は、吸角器の底に乾いた亜麻(12)をくっつける。亜麻に火をつけ、よく燃え出したら、吸角器を患者の皮膚かぶせて約三〇分間放置する。中の空気が薄くなるとそこに血液が引き寄せられるので、吸角器を取り去った後で乱切を行う。ダコタ族とカナダ・インディアンのように乱切した後で吸引することもあった。中央アフリカのバガンダ族は、瀉血の有効性を固く信じ、この簡単な方法を行っている。瀉血する部位、一般に後頭部か頸部か肩をまずカミソリで乱切する。先端に孔を開けたカモシカやヤギの小さなツノを取り出し、ツノの口を切開の上に置く。静脈切開師がツノの先端から強く吸い込む。静脈切開師は、患者の血液が口の中に入らないように、バナナの葉でできた詰め玉や巻き物をツノの中に入れておく。乱切せずに吸引を行う方法は「乾角法」と呼ばれる。創傷、虫刺され、蛇咬傷では、毒性物質を引き出す目的でこの方法が行われた。

ヒルを用いる瀉血は先史時代から行われていた。ヒルは身体のあらゆる部位に使われたが、ナイフが使いにくい部位や幼い子供の瀉血にとくに便利だった。一般にヒルは満腹して自然に落ちるまでつけておかれた。自然に落ちる前にヒルを取りたいときは、ヒルに塩をかけた。ヒルが満腹しても瀉血を続けたいときは、ヒルの尾を切り離した。

焼灼

焼灼《しょうしゃく》――烙鉄つまり焼きごてを用いる方法――は昔から行われ、さまざまな状況で用いられていた。インド北西部ラージプターナ地方の未開人ビール族は、実際にむくみを伴うあらゆる病気に焼きごてを用いている。術者は女性だという。しかし、この野蛮な方法は止血や死んだ肉の除去に用いられることが多かった。

アフリカ人の生活に関する大権威サー・ハリー・ジョンストンは、手術手技の例を数多く書き残している。彼によれば、バンツー族の外科医は肺炎や胸膜炎の例で胸部に孔を開けて空気を出していたという。傷はバターで被われ、成績はよかったらしい。また、腹部創傷で脱出した内臓をヒョウタンや貝殻で押さえ込み、その上で皮膚を縫っていたと、サー・ハリーは報告している。これらの例は回復することが多かった。

そのほかの未開人の手術

創傷治療とは別に、そのほかの病態に行われた手術の記録がある。眠り病（トリパノゾーマ症）の例では、腫大した頸部リンパ節を摘出した外科医がアフリカの先住民にいたことは疑いない。ローデシアでは頸部腫瘤を焼灼している。ガラ族とアカンバ族は口蓋垂を切除する。マサイ族は扁桃炎を乱切し、肝膿瘍と脾膿瘍を手術する。ウガンダでは一過性の肺虚脱（人工気胸）と胸部膿瘍のドレナージが行われている。

太平洋諸島の先住民は、前述した手術法の大部分を知っており、独自の手技もある。『ポリネシア研究』（一八三三年）の著者ウィリアム・エリス牧師によれば、ポリネシア人の手術には「拙速、無鉄砲、信じがたい野蛮」の目立つものがあるという。ある日、男が木から落ちて首のどこかを脱臼した。「それを見ていた仲間はすぐに男を抱き上げた。ひとりが男の頭を膝の間にはさんでしっかり固定した。ほかの者たちは男の胴体を抱きかかえてねじり、脱臼した関節を整復した」。赤十字と聖ヨハネ救急隊の救急マニュアルにはない方法である！　また、あるとき大きな石を運んでいた若者が背中を傷めた。[13] 若者は草の上に顔をのせてうつぶせに寝かされた。ひとりが彼の肩を、ひとりは足をつかんで引っ張り、もうひとりが若者の背中に膝立ちし、脱臼したと思われる背骨のところに全体重をかけた。この椎間板脱臼の型破りな治療法は成功したようだった。負傷した若者はすぐに仕事を再開したからである。

穿頭術

新石器人が大手術を行った証拠がある。穿頭術《せんとうじゅつ》という大胆な手術で、頭蓋骨に孔を開けて丸い骨片を取り出す、驚異的な手術である。[14] 一六八五年に孔のある頭蓋骨がフランスではじめて発見されたとき、骨孔は外傷でできたと考えられた。しかし、こうした頭蓋骨がイギリスなど世界各地で発掘され、外傷説は疑われ始めた。新石器時代の外科医は麻酔法を知らず、フリントと骨が唯一の器具だった。彼らがこんな危険な手術を行えたとは容易に信じられなかった。しかし、死後の頭蓋骨で実験したところ、大きなフリントで穿頭術を施すのは可能で、割合に簡単なことが分かった。今では穿頭術に三つの方法があったことが分かっている。頭蓋骨を削って孔を広げる方法、円形に切って円盤をくりぬく方法、多くの小孔を円形に並べて孔の間をノコギリで切る〔またはノコギリで四角く切る〕方法である。骨孔の縁に新生骨ができているので、手術に耐えて生き残った者が何人もいたことが分かる。信じられないかもしれないが、穿頭術を五、六回受けた頭蓋骨もあった。現在、穿頭術を受けた頭蓋骨が何百も調べられている。新石器時代以降の頭蓋骨が発見されたのは、スペイン、ポルトガル、アルジェリア、イタリアなどの地中海西部、イギリス、スイス、ドイツ、オーストリア、フランス、ベルギー、デンマーク、スウェーデン、ポーランド、ロシアである。ペルーとメキシコを中心に南北アメリカでも未開人が穿頭術を行っていた。バルカン半島地方、北アフリカ、太平洋諸島の未開人には、いまだにこの手術を行う先住民の治療師がいる。

穿頭術はふつう前頭骨や側頭骨に施されたが、後頭骨に施されることもあった。矢状縫合《しじょう》〔両側の頭頂骨のつなぎ目で、正中を前後に走行し、その下に太い静脈がある〕に切り込めば致命的な出血が必ず起こる。術者はそれを知っていたらしい。小さい孔もあれば大きな孔もあり、孔の数が多いこともある。とくにアメリカで発見された遺物には多数の孔がある。

穿頭術が行われた理由についてはとめどない議論があった。ある者は、悪霊や病魔が体外に出られるという不合理な理由で、頭部に孔を開けたことが始まりだと考えた。この考えの根拠になったのは、穿頭術を受けた頭蓋骨に骨折などの損傷の徴候がほとんどなく、切除した円形の骨片が取り置かれて首飾りや魔よけとして着用されていたという事実である。第二の考えは、この手術はまったく合理的で、血液と骨片を取り出して脳圧を下げるために頭部外傷の例で行われたという考えである。この議論は紛糾した。今でもこの手術を行う未開人が存在し、彼らは明らかに両方の理由で

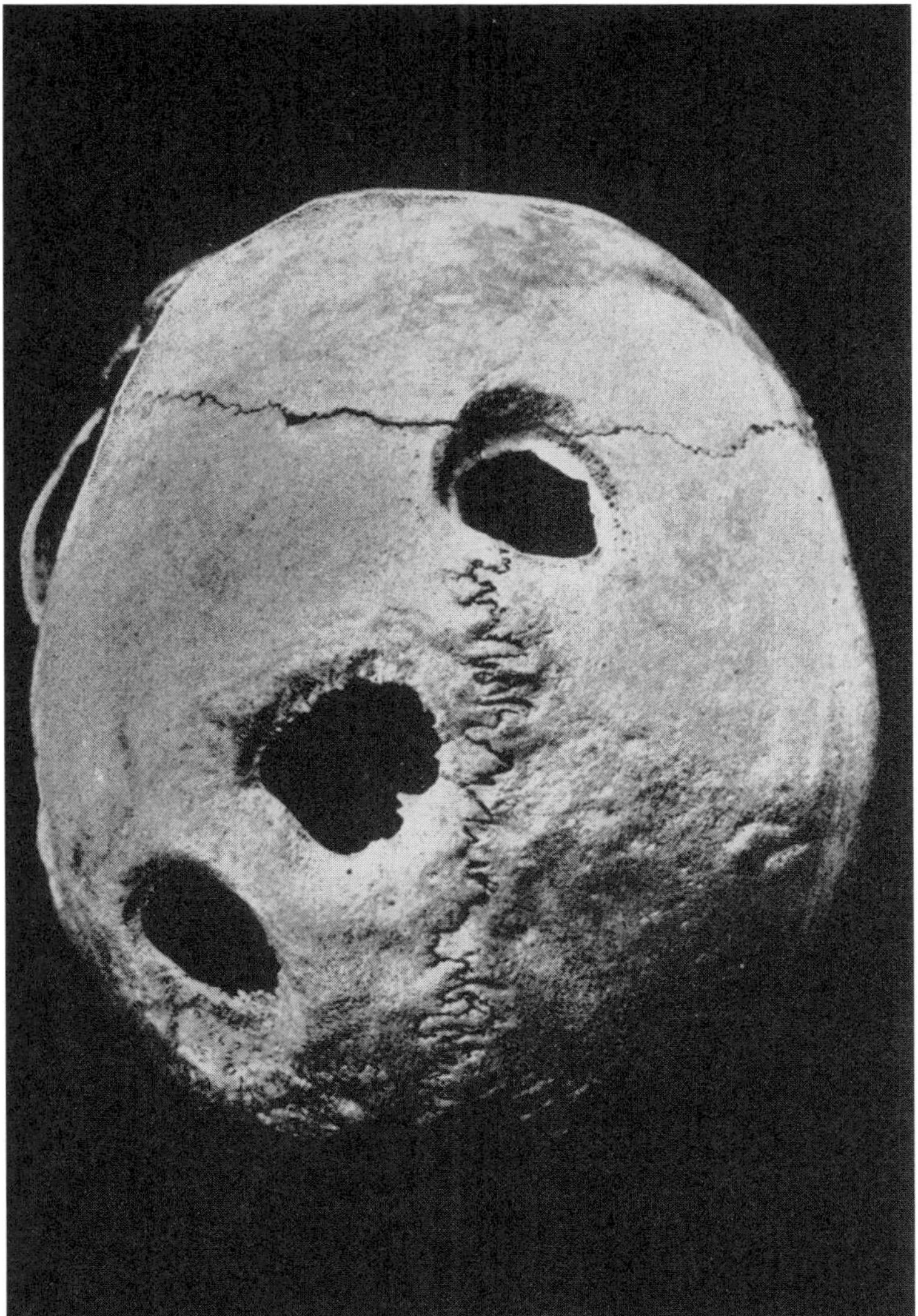

図 1　ペルーのクスコから発掘されたアメリカ大陸発見前の頭蓋骨。3つの穿孔がある。

手術しているという事実があるからである。儀式のために行われることもあるが、頭痛、めまい、てんかんなどの病気にも、頭部外傷と同様に行われる。しかし、どんな理由にせよ、先史人にはこの手術を行う理由があったのである。近代の脳外科手術が連想される手術が先史人によって行われていたことは、医学史上で途方もないことのひとつである。

穿頭術の手技については、ニューブリテン島ブランチ湾〔ラバウル周辺〕の先住民が行った方法の詳しい説明がある。この先住民の場合は明らかに頭蓋骨折の治療として行っていた。部族間戦争で投石器が使われるため、この外傷が多かったのである。穿頭術は前頭骨か側頭骨に施されることが多かったが、後頭骨に施されることもあった。治療を施す例は「熟練した術者」が決めた。広範囲の脳損傷が明らかな例は治療されなかった。術者の器具は、竹製の両刃ナイフ、鋭い縁のある多様な形をした火成岩の掘削器《くっさくき》、竹製の吹き筒、細い竹片を二つ折りにした攝子《せっし》、ココナツの殻でできた匙、オオコウモリの中空の翼骨でできた針、バナナ線維の単糸と双糸だった。

創傷はココナツミルクで慎重に洗い、骨折部の上にV字形の切開をおいた。術者は掘削石器で組織をはぎ、ココナツミルクを創傷に注ぎ続けた。次に、吹き筒で創傷の中に息を吹き込み、骨片の所在を探った。息が骨片に当たると半昏睡の患者は痛がると考えられていたからである。骨片を攝子でつまみ出しながら、組織を剥離して吹き込み続け、すべての骨片を摘出した。手術創はバナナの葉、コショウ、ライム、ビンロウの若い実を砕いて混ぜたもので被った。脳損傷が軽いと分かれば、術者はためらわず損傷部をえぐり出した。手術後の三日間、軽い食事を与えるとき以外は患者を安静にした。創傷被覆は後で除去したが、膿があれば抜糸し、骨片摘出を繰り返して改めて手術創を被覆した。

南太平洋で何年も過ごした宣教師J・A・クランプ牧師もニューブリテン島で行われた穿頭術を生き生きと描写した。この手術は種族の呪術医か魔術師が行った。穿頭術には貝殻か黒曜石の薄片が用いられた。皮膚切開は骨折の上におかれ、YかVの字形の切開が多かった。ゆるんだ骨片は指の爪先でつまみ取ったのだろう。助手に頭皮をめくらせ、折れた骨を剥ぎ取り、切ってはつまみ出し、半クラウン硬貨の大きさ〔直径約三センチ〕に脳を露出した。すべての骨片を摘出したら、頭皮を慎重にもどし、手術創を包帯した。患者は受傷時から意識のないことが多かった。包帯は五、六日後に交換され、二、三週間後には完治した。死亡率は約二〇％だそうだが、死亡の多くは受けた損傷が原因で、手術合併症が原因ではなかった。

ドイツの探検家R・パーキンソンもニューブリテン島で穿頭術を目撃し、同様のことを述べている。先住民が用いた器具は、黒曜石の欠片、サメの鋭い歯、二枚貝の殼だった。術者は手を洗い、手術創をココナツミルクで洗浄した。受傷部の上を横切る斜切開をおき、トウ〔籐〕の細いつるで一房の髪をかたく結んだ。頭皮をゆっくり慎重に開き、術者は頭蓋骨の円蓋部にできた孔の縁を削り、その角を取り、骨孔を円形か楕円形にした。骨孔は、一片のマル〔樹皮をむいた木の小枝を叩いてつくった一種の糊〕か、白熱した火にかざしておいたバナナ類のハート形の葉で被った。次に、頭蓋骨の上に肉の組織を引きかぶせ、トウの皮のヒモで編んだ網をその上にかぶせた。パーキンソンがある年老いた先住民から聞いた話では、三一例のうち二三例が助かっていた。パーキンソンは多くの患者を見たが、ひとりは穿頭術を二回受けていた。

Ｅ・フォード博士は、メラネシアで行われていた穿頭術の症例を検討し、「円形穿頭術をヨーロッパの現代外科医の手術に取り入れるのは容易だろう」と述べている。正確にいえば、太平洋の島々で行われる穿頭術は一様ではなく、地域、病気の種類、術者によって少しずつ違う。きわめて興味深いのは外科治療の目的だけで手術が行われることである。しかし、パーキンソンによれば、ニューアイルランド島では骨折以外にも穿頭術が行われ、ほかの病気〔てんかん〕や頭痛を緩和するために行われることがあるという。

未開人の穿頭術に関する説明をみるとすばらしいと思う。手術するべき患者を選ぶときの判断が的確で、手術が整然と行われているからである。簡単なものから器具をつくり出す勝れた才能があり、看護は合理的である。手術成績もすばらしく、一九世紀のヨーロッパ人の成績を上回ると述べている記述が多い。[15] 一八七〇年から七七年にかけて聖ジョージ病院とガイ病院で行われた穿頭術三二例の死亡率は七五％だった。メラネシアの未開人の外科医は七〇％以上の生存率を誇ることができた。未開人の手術に続発した精神障害やてんかんの頻度を示す証拠はほとんどないが、現代の病院の頭部外傷にみられるものよりは少ないと思われる。

おもしろいことに、この合理的な手術に不合理な要素が残っている。穿頭術を行う未開人の多くは魔術師か治療師で、僧医のあらゆる威光をまとう権力者である。治癒を促すため患者に護符を掛けたり、頭蓋骨から取った骨片を呪術的な意味のあるものとして大切に保管していた。

新石器人の外科医は穿頭術のほかにも頭頂T字紋と呼ばれる頭蓋手術を行っていた。この手術は女性だけに行われたようだ。頭頂T字紋は頭蓋骨のT字形の瘢痕《はんこん》で、前頭部に始まって矢状縫合に沿い、側頭骨の後縁に沿って左右に分岐している。直線や卵円形の瘢痕のある少数の頭蓋骨も発見された。これらの瘢痕は深い頭皮切開か焼きごてでつくられたと思われる。この手術の目的が治療か呪術かは分からない。あるいは刑罰だったのかもしれない。

カナリア諸島の先住民グァンシュ族は頭蓋骨に卵円形の瘢痕をつくる。彼らは石器のナイフで患部を大きく乱切し、その傷を沸騰した脂（ヤギの脂が好まれた）に浸したトウ類の根で焼灼した。

ギリシアの歴史家ヘロドトス（紀元前五世紀）によると、リビアの遊牧民は次のような手術を行った。「子供が四歳になると、羊毛の脂を燃やして子供の頭皮かこめかみの静脈を焼く。頭から流れ下る粘液に後で苦しめられないようにするためである。こうすれば子供たちはとても健康なのだという」。アレクサンドリアのギリシア人外科医は眼疾患の治療で額を深く乱切した。アラビアの医者はてんかんなどの神経疾患の治療で頭皮を焼灼した。おもしろいことに、ヘロドトスの記述に似た頭部の深部焼灼は、一八七四年になっても南海のロイヤルティ諸島の先住民が行っていた。

切断術

ヨーロッパの洞窟には、指が何本かない人の手や、指の一部がない人の手を描いた先史時代の壁画がいくつもある。これらの壁画から、先史時代には生贄《いけにえ》や神をなだめる儀式として指の切断が行われていたという考えが生まれた。しかし、同じような切断の儀式を行う蛮族は多いが、生存競争を行っていた石器時代の人間が自分を不具にするとは信じがたい。これらの壁画には凍傷などの病気による脱落が描かれていると考えるのが妥当である。

未開人は切断術をめったに行わないが、アフリカのマサイ族はやむを得なければ四肢の切断をためらわなかった。切断予定線のすぐ上できつく縛り、四肢を硬い平らな丸太の上にのせ、鋭い刀の一撃でみごとに切り落とした。ペルーのインカ族が切断術を行っていたという証拠があり、北アメリカのインディアンは負傷した指を切り落としたといわれている。宣教師のウィリアム・エリスは指の切断術を南海諸島で目撃した。また、エリスは先住民が大腿ヘルニアを自分で手術して腸の一部を切除した例を報告している。もちろん、この自前手術は致命的だった。旅行作家のA・H・サベッジ・ランドールによれば、チベットでは外科的な理由で四肢が切断されるが、結果は致死的だという。切断術はやむを得ず行ったに違いないが、未開人の多くは切断術のような手術に特別な怖れを抱く。少なくとも自分が手術されるときはそうである。

手足の切断は刑罰で行われることが多かったが、それは手術といえない。同じように、頭の皮剥ぎ、刺青《いれずみ》、種族特有の瘢痕模様の作成、鼻や耳の造孔、唇の裂開、および類似の儀式的な手術は、厳密な意味で手術とはみなせない。

包皮切除〔割礼〕も先史時代に始まったと思われる切断術である。一般にこの手術はユダヤ人が始めたと信じられているが、これは正しくない。その証拠として、古代エジプトで包皮切除が行われていたことを示す絵画や彫刻がある。しかし、ユダヤ人やイスラム教徒のように全男性に行われたのではないようだ。フランスの石器時代（マドレーヌ期）の遺跡に包皮切除か何かの切断術が行われていたと考えられる彫り絵がある。この解釈は一般に承認されていないが、これが正しければ悠遠な昔の手術記録になる。包皮切除術は衛生上の理由で行われるが、宗教的な儀式として始まったことはほとんど間違いない。未開人でもいわゆる文明人でも男女の性器に切断術が大昔から行われているが、これらが外科の歴史に入れられることはない。

帝王切開

一八七九年にウガンダで先住民が帝王切開[16]という大手術を行ったという報告は盛んに議論されたが、あまりに異常なので医学史家はつい最近までその報告の信憑性を強く疑っていた。この手術を目撃したのは医療宣教師のロバート・W・フェルキンで、彼はこれを詳細に記録し、見たことのスケッチもした。患者は二〇歳の若い女性で、初産だった。彼女はバナナ酒を大量に与えられ、ベッドに縛りつけられた。外科医は自分の手と患者の腹部をバナナ酒で洗ってから水で洗った。まず呪文を唱えた後に金切り声を上げ、すばやく切開を入れ、腹壁と子宮壁を切り開いた。出血点には助手が烙鉄を当てた。赤ん坊はすばやく取り出されて助手に手渡された。臍帯を切り、胎盤は手で取り出した。子宮は縫合しなかったが、腹壁を草でつくられた多孔性の網で一時的に被い、患者を立たせて羊水を流し出した。その後、手術創は七本の細いクギとヒモで縫合したが、それは鶏肉を串とヒモでくくる留め串とよく似ていた。赤ん坊は元気で、母親は全快し、手術創は一一日目に治癒した。今やこの例の信憑性はまったく疑われていない。自分で帝王切開を行って出産に成功したという何人かの女性の記録も信頼してよいかもしれない。フェルキンが目撃した手術で目立ったことは、患者にバナナ酒を与えて除痛したこと、消毒的な処置がとられたこと、あらかじめ手術手順が周到に計画されていたことである。

まとめ

先史人と未開人の外科をまとめると、創傷治療にはいろいろな共通点のあることが分かる。世界各地で行われる創傷治療は似た点が多い。止血に天然の止血薬を用いること、収斂《しゅうれん》作用や消毒作用のある粉薬や煎じ薬を用いること、保護包帯、加温やマッサージを行うことである。一般に創傷治療は成績がよい。体内の病気に対する未開人の治療よりはるかに成績がよい。これは、一般的な創傷治療が優れているからではなく、未開人には生来の頑健さがあり、文明人が出会う強い病原体に未開人は出会うことがないからである。

未開人の骨折脱臼の治療は合理的なものが多く、副木の使い方はかなり巧みだが、整骨は必ずしも上手ではない。瀉血と腫物や膿瘍の切開はよく行われるが、切断術や切除術はまれである。一見して不思議に思われるのは、手先が器用で穿頭術のような大手術は行うのに、未開人の外科には発展性がないことだろう。進歩がないおもな原因は未開人の解剖知識が貧困なことである。近代外科は解剖学、麻酔法、無菌法の三つを基盤にしている。未開人は全身麻酔や局所麻酔の方法は知っていた可能性があり、無菌法は知らなくても消毒作用のある被覆材をよく用いていた。また、彼らは頑健で、治療を離れで行っていたため、創傷感染を比較的免れていた。外科の発展が妨げられたのは、解剖生理に無知だっただけでなく、超越的なものを信じていたからである。手術は特別な治療ではなく、僧医や呪術医が行った。専門の外科医がいたのは先住民の中でも手術に長けたマサイ族だけである。未開人の手術には不合理な要素がかなりある。外科医は呪文を唱え、患者に治癒を保証する護符を掛ける。祖先の迷信を嗤《わら》う前に、今でも護符やお守りが各地で用いられ、星占いで凶と出た日は手術を断る患者がいるのを忘れてはならない。

旅行作家や宣教師が記録した先住民の驚異的な芸当の手術がいつも行われていたとは思えない。その多くは記憶に残った異常な出来事だったのだろう。しかし、未開人は創傷治療の根本原理を理解し、器具や用品には巧みな工夫が多かった。現代人の目には未熟にみえるかもしれないが、外科史からみれば彼らの技術は歴史上の金字塔といえる。

第二章　古代オリエント

先史人の手術に関する情報はおもに憶測で、未開人の手術についても情報は多いがまだ不明なことが少なくない。現代に生きる未開人のことより、紀元前約四千年から栄えたシュメール、アッカド、バビロニア、アッシリア、エジプトの古代文明の薬物や手術の方がよく分かる。文字の記録があるので、継承された手術手技が正確に分かるだけではなく、その背後思想も分かる。未開人の手術については、昔の旅行家の裏付けのない証言に基づく情報が多く、彼らは見たと主張することの意味を正確に理解していなかったのかもしれない。

エジプト

有史時代でも遠い昔の医療行為はまだ呪術・宗教的で不合理な性格が強かったが、その多くは合理的で、病気の知識は大量に蓄積されていた。古代エジプトの内科と外科については、比較的多くの史料が残され、墓や神殿から大量の遺物が発掘されたので、かなりのことが分かっている。不明なことが多く、断片的な記録もあるが、医療がすでに技芸となり学問になっていたことを示すには十分なものが残っている。古代エジプト人の医者は評判がよかった。ギリシアの歴史家ヘロドトスは、紀元前五世紀にエジプトを訪れ、専門医が多いことに驚いた。

彼らの医療は次のように行われている。医者が扱う病気はひとつだけで複数ではない。それゆえ、国中が医者であふれている。目の医者、頭の医者、歯の医者、腹の医者、患部不明病の医者がいる。

しかし、エジプトの指導的な医者は宮廷に仕え、名誉のある高い地位に就いていた。そのひとりイムホテプ——「平和に与《くみ》する者」という意味の名前——は、紀元前二九八〇年頃のジェセル王の高官で侍医だった。非常に有名だったので、ついには神に祭り上げられ、イムホテプはエジプトの代表的な治癒神のひとりになった。内科医と外科医（古代エジプトには多くの専門医がいたが、内科医と外科医の区別は曖昧だった）は、神殿の学校で修行し、死ぬまで僧侶だったと思われる。エジプト医学に呪術的な要素には多く、宗教がすべてに影を落としていた。ほとんどすべての病気と身体のあらゆる部分に専属の神がいた。病気をつくる神もいれば、病気から守る神もいた。

エジプト医学の史料はパピルスの巻物が多い。代表的なパピルスの年代は紀元前二千年から千二百年にわたるが、それに書かれた知識や思想がもっと昔に遡るのは確かで、おそらく五、六千年前のものと思われる。外科の視点でもっとも興味深いエジプトのパピルスはエドウィン・スミス・パピルスである。一八六二年にアメリカのエジプト学者エドウィン・スミスがルクソールで入手したので、この発見者にちなんで名付けられた。このパピルスは長さ約一五フィートを越える巻物〔長さ約四・六八メートル、幅約三三センチ〕である。大きな外科書の一部で、第一八王朝初期の紀元前千六百年頃に製作された。現存する部分には、損傷、創傷、骨折、脱臼、腫瘍に関する四八例の記述がある。症例を記述する順序は、現代医書に引き継がれ、伝統になっている。つまり、頭から爪先の順に症例が挙げられている。この巻物は脊椎損傷の治療に関する考察の途中から突然空白になっている。文の途中で筆記が止められた理由は決して分からないが、完結しなかったことは実に残念である。空白の部分で骨盤と下肢の損傷が扱われていることは間違いなく、腹部疾患に関するエジプトの外科医の考えが分かればおもしろかっただろう。たとえ未完の状態でも、この巻物はきわめて興味深く重要なものである。最古の外科書として知られているが、「書物」としても世界で最古のものかもしれないからである。

その記述はまず表題つまり主症状から始まる。その後、ほかの症状、検査、診断、予後、治療に進む。助言が合理的なことは、上腕骨の骨折治療〔第36例〕に対する次の指示から分かる。

上腕骨折に関する指示。上腕が折れた人を診察したとき、上腕が垂れ下がり、骨が離れているのを見たら、患者にこういいなさい。「あなたの上腕は折れています。私はその病気を治療しましょう」

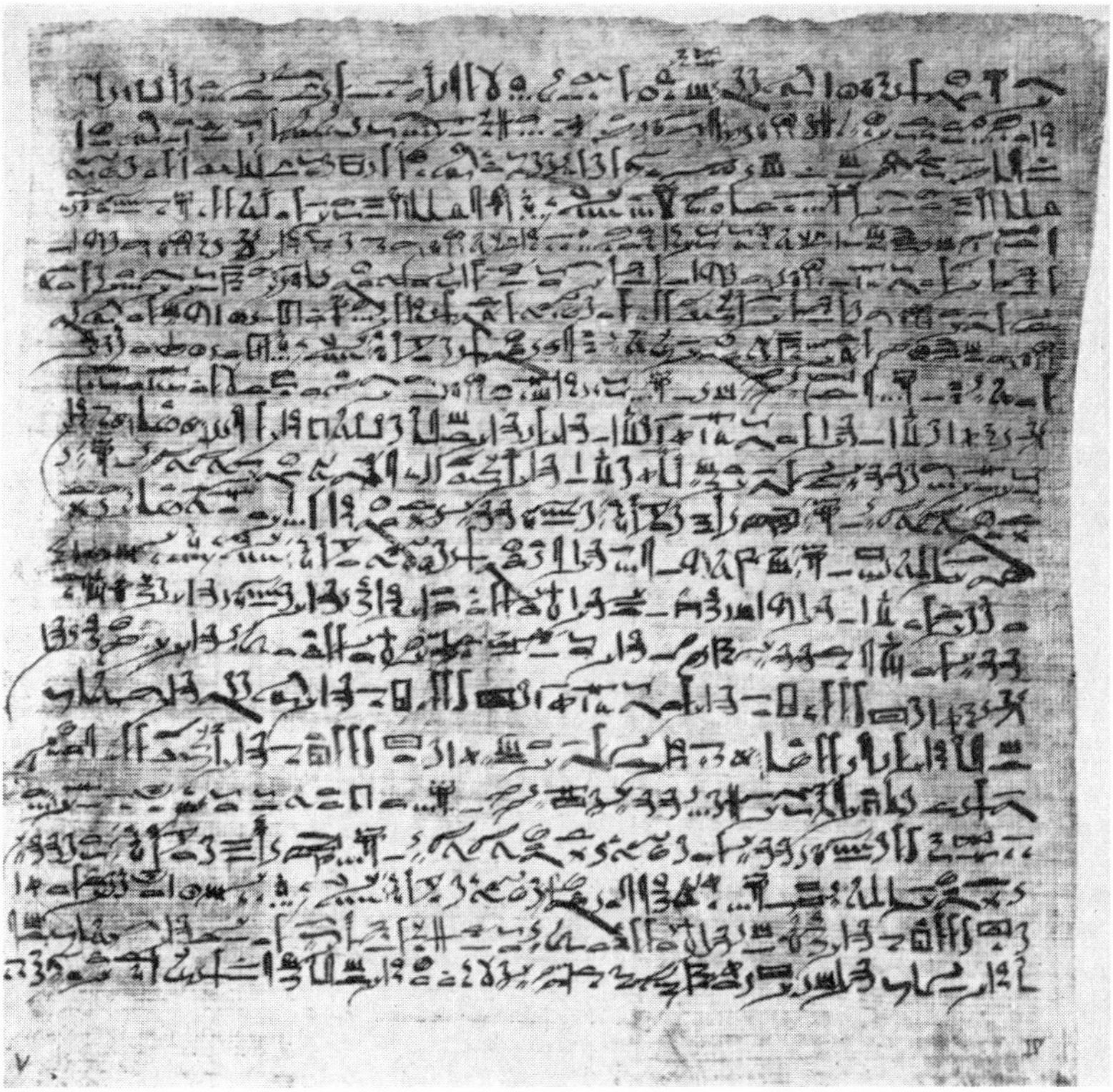

図 2　最古の外科書エドウィン・スミス・パピルスに記載されていた病歴（紀元前1600 年）。

患者を仰向けに寝かせ、両側の肩甲骨の間に何かを畳んで置きなさい。両肩を広げ、骨折がもとに戻るまで上腕を引き延ばしなさい。亜麻布で副木《そえぎ》を二つつくり、ひとつを上腕の内側に当て、もうひとつを外側に当てなさい。これをymrw（不明の金属）で縛りなさい。その後、治るまで毎日、蜂蜜で治療しなさい。

次は約四千年前のエジプトの外科医が行った鼻骨骨折〔第11例〕の治療である。

鼻柱が折れた人を診察したとき、鼻の形がくずれ、凹んだり、腫れて膨らんだり、両側の鼻孔から血を流していたら、患者にこういいなさい。「あなたの鼻柱は折れています。私はその病気を治療しましょう」。

二本の亜麻布の栓で鼻孔を浄め、脂に浸した別の二本の亜麻布の栓を鼻孔に詰めなさい。腫れが引くまでは、係留杭につなぎ止めて（「いつもの食事を与え、薬は何も与えずに」という意味の古代の慣用句）おきなさい。かたく巻いた亜麻布で、鼻を固定しなさい。その後は治るまで毎日、脂、蜂蜜、リント[1]で治療しなさい。

穿頭術は古代エジプトではきわめてまれにしか行われなかったようだが、頭蓋骨を陥没骨折した例では骨片を起こす器具で除去した。創縁はきちんと合わせられ、包帯が施された。エドウィン・

パピルスには最古として知られる脳回と髄膜に関する記述があり、脳が心の居場所とみなされていたことは間違いない。

次の指示は、頭蓋骨の複雑な粉砕骨折をきたした前頭創傷〔第9例〕の治療に与えられたものである。古代の外科医は全力を尽くしたが、この重症例には神の助け〔呪文〕が必要だと感じた。

額を負傷し、頭蓋骨を砕かれた人を診察したとき、ダチョウの卵を用意し、脂と混ぜ、傷口に塗りなさい。次に、ダチョウの卵を用意し、脂と混ぜ、傷を乾かす糊剤をつくりなさい。それに医者用の被い（つまり包帯）を当てなさい。三日目にそれを取り去れば、頭蓋骨はつながり、その色はダチョウの卵のようになっている。この処方のほかに次の呪文を唱えなさい。

傷に宿る敵は失せろ！
血に宿る魔物は立ち去れ、
ホルス(2)の敵はイシスの口元に。
この寺は屈しない。
ここに敵し得る者はない。
吾はイシスの庇護の下にある。
吾が救いの手はオシリスの息子〔ホルスのこと〕なり。

次は肩の割創治療〔第47例〕の指示である。

肩に割創のある人を診察したとき、創縁の肉が反り返って傷口が開き、肩甲骨のところが腫れていたら、傷を触診しなさい。亜麻布の巻物が開いたような傷口の開いた深傷《ふかで》があり、腕を挙げると痛むならば、傷口を引き寄せて縫いなさい……初日は新鮮な食用肉を傷に縛りつけなさい。縫い目がゆるんで傷口が開いていたら、二片の亜麻布で傷口を引き寄せなさい。その後は治るまで毎日、脂、蜂蜜、リントで治療しなさい。

エドウィン・スミス・パピルスでは、新鮮な食用肉の貼付《ちょうふ》が一六例に処方されている。この手当は一般的な治療として今も行われている。その証拠に黒ずんだ目は生の牛肉で治療される。古代エジプトの医療では、肉は前段階の治療で、その後で脂と蜂蜜などによる被覆が行われた。蜂蜜は単独で創傷にあてられることが多かった。このパピルスでは、蜂蜜を吸湿性リント布の上に広げた例が一七例ある。ちなみに、この蜂蜜の利用は現代に残された古代療法の格好な例である。一九三〇年代――古代エジプトの医者がその利用を勧めてから約三千五百年後――にドイツとロシアの多くの外科医が創傷被覆材として蜂蜜が有用だという論文を報告した。(3)

エドウィン・スミス・パピルスにある病歴でおもしろいのは、診断した後でこれからどうするかを決めることである。三つの判定のどれかが下される。

私はその病気を治療しましょう。
私はその病気と闘います。
私はその病気を治療できません。

医療者のこの保身的な態度は古代にはふつうだった。現代の医師は治る見込みのない患者でも可能な症状緩和をすべて最後まで行うが、絶望的な例には関わるべきではないというのが古代の考えだった。その理由は分からないこともない。古代エジプトの宮廷に仕える医者は、患者が治れば報酬は大きかったが、不運にも患者が死ねば串刺しの刑で殺される危険があったからである。

このパピルスによれば、古代エジプト人に解剖知識はなかったが、軍陣外科の経験はかなりあったといえる。創傷を調べ、異物と骨片を取り除き、創縁を引き寄せて縫合するか絆創膏《ばんそうこう》で接合し、骨折と脱臼を整復し、いろいろな軟膏、被覆材、副木、器具を用いていた。

外科のパピルスに比べ、内科のパピルスには呪文やまじないという不合理な医療の記述が多い。足の骨折や顎の脱臼はまじないで治したり整復したりできないが、体内の病気は治したり改善できるものが非常に多いからである。すなわち、自然治癒力を強化する心構えを患者にもたせることができる。昔の医者はこの事実をよく知っており、彼らの多くはその医療〔心理療法〕の技芸——学問に対置される——に、現代人と同じくらい長けていた。

メソポタミア

古代のバビロニアとアッシリアの医学も高い水準に達していた。紀元前二千三百年頃のバビロンの外科医ウルルガレディンの印章〔薬草に囲まれたナイフ二本の意匠〕がルーヴル博物館に保管されている。バビロニア王国初期のハンムラビ王（紀元前一九四八～〇五年）は、包括的な法典〔全二八二条〕を編纂し、それを硬い柱石に彫らせて神殿に設置した。このすばらしい柱石もルーヴル博物館にある。この法典には医療に関する法律があり、内科と外科が職業として成立していたことが分かる。報酬が規定され、失敗には罰則が定められていた。

〔第二一五条〕手術による傷について次のように記す。医者が青銅のナイフで貴人に大きな傷をつけて治したら、あるいは膿瘍をナイフで切開して患者の目を守ったら、医者は銀一〇シキル〔約八三グラム〕を受け取ることができる。

〔第二一七条〕患者が奴隷なら、その主人は銀二シキルを医者に支払う。

〔第二一八条〕医者が青銅のナイフで大きな傷をつけて貴人を死亡させれば、あるいは膿瘍をナイフで切開して目を潰せば、医者は両手を切断される。

〔第二一九条〕医者が青銅のナイフで自由人の奴隷に大きな傷をつけて死亡させたら、医者は別の奴隷でつぐなう。

〔第二二〇条〕奴隷の膿瘍を青銅のナイフで切開して目を潰したら、医者は奴隷代価の半額を支払わなければならない。

ハンムラビ法典は中世ヨーロッパの理髪外科医に相当するガラブ(4)にも言及しているが、ガラブは抜歯や奴隷の烙印などの小外科を扱っていた。

アッシリア王アッシュールバニパル（紀元前六六八〜六二六年）の蔵書は、一八四五年から四六年にニネヴェでサー・ヘンリー・レヤードが発掘し、今は大英図書館に保管されている。これは楔《せっ》形《けい》文字が彫られた三万の粘土板からなる。そのうち約八百が医書である。宮廷文書にもこの遠い昔の医療が一瞥できるものがある。

王の侍女バウ・ガメラットが重病を患い、一口も食べられません。王様から命令してくださ い。医者に彼女を見に来させてください。

エサルハドン王〔アッシュールバニパルの父親〕宛の手紙には抜歯に関するものがある。

王様の「正しい診断は何か」という私宛のお手紙にお答え申し上げます。王様に申し上げる私の診断は、一言でいえば「炎症(5)」です。彼の頭と手足に炎症があるのは歯のためです。彼の歯は抜かなくてはなりません。歯が原因で彼の体内には炎症があるのです。痛みは即座におさまり、満足できる体調になるでしょう。

ニネヴェでも青銅製の手術器械が発見されたが、この点でアッシリア人はエジプト人に及ばなかったといえる。エジプトではすでに紀元前千六百年に鉄が利用されていた。エジプトとアッシリアの医書は非常によく似ており、両者とも合理的な治療と不合理な呪文やまじないとの奇妙な混合である。ヘロドトスの証言によれば、バビロニア医学は紀元前五世紀に衰退していた。医者はおらず、人々は病人を市場に連れて行き、道行く人から助言や治療を受けていたという。

インド

インドの医学史は非常におもしろいが、その記録には不合理な説話もある。初期の医書は紀元前千五百年頃のもので、当時の治療はおもに呪文やまじないからなっていた。しかし、紀元前五世紀までに合理的な医療も発展した。古代インド医学にはギリシア医学を越える分野があった。インドの医書にある痔瘻《じろう》手術はヒポクラテス全集にはない。インド医学の特徴である形成手術にもいえることで、形成手術は中世後期までほかの世界では行われていなかった。

インドの医学史には有名な二人の人物がいる。チャラカは西暦はじめ頃の人で、おもに内科疾患について書いた。スシュルタは五世紀の人で、その著書は外科を扱っている。スシュルタは神々の医者ダンヴァンタリ(6)に師事して医術を学んだといわれている。スシュルタが述べた外科医の資質と手術器械は現在の考えとほとんど同じである。弟子には、死体の解剖を不可欠なものとして勧め、外科医に必要な手技を取得するための細かな助言を与えた。特殊な切開法はヒョウタン、スイカ、キュウリを切ることで学ばせた。右手でも左手でも上方にも下方にも切開できるように、弟子を訓練した。果実から種を取り出させたり、水を満たした袋、死んだ動物の膀胱、水や泥を満たした革袋を切開させ、切除と摘出を練習させた。果実から種を、植物の茎から髄を取り出させた。包帯法は亜麻布を詰めた等身大の人形で練習させた。

スシュルタは多様な手術器械を記載した。ナイフ、焼きごて、ノコギリ、注射器、ハサミ、フック、鉗子《かんし》、トロッカー〔入れ子状の二重の針〕、カテーテル、検鏡[7]、探り針、縫合針などである。身体各部の膿瘍切開は正確に指示した。切開したら患者を湯で洗い、膿瘍を指で圧して空にし、収斂薬の溶液で洗った。切開口にゴマと蜂蜜に浸した布きれを挿入し、その後まず糊剤で被い、さらに厚くも薄くもない布で被い、包帯した。三日目に包帯を取り、新しいものと替えた。

スシュルタが記載した外科手術のリストから、インド人は痔瘻手術、扁桃摘出術、帝王切開術を知っていたことが分かる。止血には、焼灼、熱油、圧迫を用いたが、植物線維による血管の結紮も行った。糸には、麻糸、亜麻糸、樹皮線維、毛髪の四種類が記載されている。針は丸針、角針、曲針の三種類である。骨折脱臼の治療はきわめて的確に記載されている。手足の切断術後には、鉄製の義肢があてがわれた。

膀胱《ぼうこう》結石についても詳しく書かれ、手術が細かく指示され、内科的な治療が無効なときは手術が必要とみなしていた。手術手技はヨーロッパで一六世紀末まで行われた切石術と同じである。患者の両足を広げて縛りつけた。[8]〔直腸に入れた指で押し下げた〕結石の上で、肛門から約二横指左の会陰《えいん》部を切開した。結石の大きさに応じて切開を広げ、鉄製の鉗子で結石を摘出した。結石を割って破片を体内に残したりしないように、注意を払った。精嚢、精管、直腸を傷つけないようにすることも重視した。術後管理には細心の注意を払った。

頸部腫瘍の手術、腹水症例の切開、扁桃摘出術にも指示がある。扁桃を鉗子でつかんで引き下ろし、半月ナイフで摘出した。直腸脱の治療にも助言している。

インド外科で際立つのは鼻の形成手術、造鼻術である。姦通者は鼻を切り落とされる罰を受けたので、この手術が必要だった。この手術は、おもに陶工の階級に属する者が行っていたようで、陶工の間で継承されていた。スシュルタの記載によれば、造鼻術は次の通りである。

まず、つる植物から、切り落とされた部分を完全に被うのに十分な長さと幅の葉を採取する。その葉の大きさに等しい肉片を頬から（下から上に）削ぎ取り、ナイフで乱切を加える。その後、この大切な肉片を切り取られた鼻にすばやく付着させる。医者は冷静にこれを包帯でしっかり縛り、見苦しくないように、鼻が使われていた目的によく合わせる。切り取られた部分によく付着しているのを確認し、鼻孔に二本の細い管を入れて呼吸できるようにし、付着させた肉片が落ちないようにする。付着させた部分には、スオウ、カンゾウ、インド産メギの粉を混ぜて散布する。鼻をシロバナワタで包み、ときどき精製油かゴマ油を散布する……併発した潰瘍が完治したら癒着は完了したと考えてよいが、癒着が半分か部分的なときは再び乱切して包帯を施す。付着させた鼻がもとの自然な長さより短くなったら、延長を試みる。肉が異常に新生したら、切り取って自然な大きさに修復する。

耳たぶの形成と切り離された口唇の修復にも同じ手技が用いられた。インドでは、額から肉片をとる別の造鼻術もはるか昔から行われていた。この手術は一九世紀はじめにイギリスの外科医ジョセフ・コンスタンチン・カーピュが再発見したが、これについては後述する（一六三頁）。スシュルタは腹壁の貫通創についても記載している。腸が外に脱出した例では、慎重に診察し、ミルクで洗浄して精製バターを塗り、静かにもとの位置にもどしたようだ。腸が破れていれば、黒アリを使って閉鎖した。すでに述べたように、未開人が行っている手術のひとつである。腸閉塞では、切開を行い、固まりや異物を取り除き、患部を蜂蜜とバターで湿らせてからもどし、切開を縫合していた。

スシュルタが説明した手術はほとんどが実際に行われたと信じてよいが、ほかの外科医が行った治療に関するスシュルタの話は簡単には信じられない。そのよい例がひどい頭痛に悩まされた王の話である。通常の治療はすべて施されたがまったく効果がなく、王は危篤になった。二人の旅人が宮廷に来て、二人とも医者だと告げた。呼び入れて診察させせると、彼らは手術しなければ王は助からないと判定した。

そこで、王を人事不省にするために、彼らはサムモヒニという麻酔薬を投与した。麻酔が完全に効いたとき、王の頭に孔を穿《うが》ち、症状の原因である脳の悪いところを切除した。切開を縫い閉じ、傷に癒しの香油を塗った。そして、サンジバニという気付け薬を与えると、患者はすぐに意識を取りもどして楽になった。

さらに驚異的な話は四世紀のセイロン王ブッダダーサの記録である。この名君は学問を奨励し、社会医学を開拓した。王国のあらゆる村に病院を建てて医者を派遣し、いつも手術器械を入った箱を携帯して出合った病人に助けをさしのべた。王の話でもっとも有名なのは慌てて水を飲んだ牧夫の例である。

水にカエルの卵が入っていた。そのひとつが鼻孔に入り、頭の中まで入り込んだ。頭の中で卵がかえりカエルが生まれ、雨のときはカエルが鳴いて牧夫の頭をかじる。王が男の頭を割ってカエルを除き、切開したところを寄せると、傷はすみやかに治った。

中国と日本

紀元前三千年頃の高名な皇帝神農[9]は中国医学の父である。神農は無数の薬物と毒物を発見し、三六五種の薬物を記載した『神農本草経』を著した。中国医学は、ほかの初期文明の医学と同じように、呪術と魔術の支配から徐々に脱した。しかし、複雑な理論がいろいろと発展し、もっとも重要なのは二つの活力または生命力——陽（男性）と陰（女性）——の理論だった。陰陽の活力あるいは対立する質が身体のあらゆる機能を支配しており、あらゆる病気の主因は二つの活力のバランスの破綻か、活力の流れの停止だと考えられていた。

病人の「気」[10]のバランスを修復するための代表的な方法は対向刺激療法[11]の鍼術《しんじゅつ》だった。鍼術は紀元前二千七百年頃から行われているといわれ、身体の特定の点に細長い針を刺入する。陰陽の活力を臓器に運ぶ経絡を何本か貫くためである。これにより、気の鬱滞《うったい》が除去され、邪気が放出されると考えられていた。針は金、銀、鋼、鉄でできており、長さは一インチから一〇インチ（約二・五から二五センチ）だった。針は加熱されることもあった。この対向刺激療法は今でも行われ、現代フランスではかなり人気がある。鍼術には灸法《きゅうほう》が併用されることが多く、灸法はヨモギの葉を砕いて香料を少し混ぜたものを皮膚の上で焼く方法である。この治療法は極東に広く普及している。鍼術が西洋で流行したのは比較的最近だが、灸法は一八世紀末までヨーロッパの外科医がいろいろな病状に用いていていた。

中国の史書[12]によれば、黄帝の治世に外科医の兪跗《ゆふ》は「皮を割き、筋肉を解き、脈管を通じ、腱を結び、髄脳をおさえ……腸胃を洗った」という。晋王朝〔二八〇～四二〇年〕の殷仲堪《いんちゅうかん》の弟子に外科医がおり、兎唇に形成手術を行っていた。患者は百日間流動食をとり、笑ってはならなかった。唐王朝（六一九～九〇七年）の詩人の方干《ほうかん》は兎唇の手術を受けて「補唇先生」と呼ばれた。周王朝後期〔紀元前四世紀頃〕には扁鵲《へんじゃく》が心臓と胃を手術したという。

去勢術は古代の一般的な手術だが、中国の記録では紀元前千年に遡るといわれ、宮廷の宦官《かんがん》をつくる専門医が手術した。何らかの全身麻酔か局所麻酔が行われたようで、性器は半月ナイフで切断された。ミョウバンと多様な樹脂からなる収斂薬の粉を切断創に散布し、出血が止まるまで圧迫した。その後、木管か金属管を尿道に挿入した。一般に治癒には三カ月以上かかった。死亡率は高かったようだが、推測値には二～五〇％のバラツキがある。切除した性器はアルコールに浸し、死亡時に遺体とともに埋めた。中国の信仰では、切断された身体は先祖と再会できないと信じられていたからである。この野蛮な切断術は一九世紀末まで宮廷で行われ、信頼できる目撃談によれば、当時の麻酔法は患者の顎を急に殴って気絶させるものだった。

中国でもっとも有名な外科医は華佗《かだ》（一一五～二〇五年）である。華佗の業績は伝説になり、実際に彼はよく外科の神として崇拝された。彼が若い頃、小山を歩いていたとき岩屋で二人の賢人に出会った。賢人は華佗の話に感銘し、医術のあらゆる秘密を書いた本を与えた。この貴重な本の内容を会得したとき、華佗の内科医と外科医としての経歴が始まった。華佗はほとんど薬を使わず、水治療を開発した。長引く熱病の女性患者を石室に座らせ、弟子に命じて桶百杯の水を患者にかけて治したという。

華佗は麻酔法を発明したことでも有名だが、その四百年前に扁鵲が麻酔薬を用いていたという話もある。華佗は麻沸散を酒に混ぜて患者に与え、しびれさせて人事不省にした。また、開腹して洗ったり患部を切除したという。縫合した後に特殊な軟膏を塗ると、数日で癒え、患者は一カ月以内に平常の活動にもどることができた。華佗は脾臓を摘出したことでも有名である。この手術は、ヨーロッパでは一九世紀まで行われず、今でも請け合いがたいと考えられている。この偉大な外科医の驚くべき治療の長いリストは中国史家が記録しているが、失敗例には言及がない！　華佗は無麻酔で手術することもあった。『三国志』の有名な将軍、関羽の例では、腕の毒矢を手術した。関羽は、痛む手術から気をそらすため、囲碁を打った。

魏王朝にはタタール人の皇太子妃に帝王切開を行った記録がある（二二五年）。母子ともに生き残った。唐王朝の後、中国の外科は発展せず、外科書は著されなかった。華佗らの外科医の業績にもかかわらず、中国の外科医の地位はつねに内科医より下位にあった。

中国医学は朝鮮を経由して日本に伝えられた。初期の日本の外科書は九世紀に書かれ、中国の医学書を手本にしていた。丹波康頼の『医心方』（八九二年）には、膿瘍切開、創傷や狂犬咬傷の焼灼、桑の線維でできた糸による腸の創傷縫合など、さまざまな手術手技が記載されている。[13] 炎症の治療には、ヒルの貼用、冷たい石や鉄、卵白が用いられた。[14] 白内障は「針」で治療された。一六世紀以降は、オランダ人などの外国の医者と接して多くを学び、ヨーロッパの標準書がいくつも日本語に翻訳された。華岡青洲[15]（一七六〇～一八三三年）は、日本ではじめて切断術を行い、腫瘍を摘出し、舌癌や痔瘻を手術した。青洲はトリカブトやチョウセンアサガオなどの植物の煎じ汁を麻酔薬として術前に投与したといわれている。

ヘブライ

聖書には、病気とくにペストなどの疫病に関する記述は多いが、手術については簡単な創傷治療のほかにほとんど言及がない。ヘブライ人は病気を神の怒りとみなし、人間が介入する余地はないと考えていた。しかし、公衆衛生については、明らかにヘブライ人が始めたことがある。旧約聖書〔とくにレヴィ記、民数記、申命記〕は個人の衛生の重要性にたびたび言及しており、はじめて衛生法を編纂したのはモーゼだと考えられている。

包皮切除術は、世界中で行われた唯一の手術だが、ユダヤ教徒が始めたわけではない。この手術は、昔は鋭利な石で手術されたが、青銅の器具が使われるようになっても石が使われていた。先祖の儀式が温存されたからである。

タルムードは二世紀から六世紀までの間にできた伝統的なユダヤ教の戒律書で、これに解剖と生理に関する興味深い記述があるが、手術に関するものは多くない。記載された手術器械は、大小のナイフ、ガラスの吸角器、穿頭器、ランセット〔薄刃のメス〕である。手術のとき、外科医に革製エプロンの着用を勧め、創傷には触れるなと警告している。「手は炎症を起こす」からである。感染経路に関する現代理論の先駆けとして興味深い。大手術の前に患者は眠り薬を飲んだ。創傷は、油、湯、香油で治療し、酢とワインに浸した圧定布を当てた。毒のある傷は吸引し、烙鉄で焼灼することもあった。瀉血は好んで行われた治療法で、切開かヒルが用いられた。このほか、帝王切開術、切断術、穿頭術、余剰脂肪の切除術、肛門狭窄への人工肛門造設術にも言及がある。しかし、これらの手術はすべて刑罰や儀式の視点から行われ、外科的なものではない。当時ユダヤの医者がどの程度まで実際に行っていたかも確認されていない。

第三章　古代ギリシアと古代ローマ

古代ギリシア人は、はじめて医療を不合理な呪術から切り離し、観察と探求に基づく合理的な医療を行った。しかし、それは古代ギリシアでも比較的遅い時期〔古典時代〕に始まった。

紀元前四千年から二千年には、クレタ島のミノア文明が栄え、医療は高い水準に達していたようだ。しかし、確かな証拠はない。クレタ島の発掘で多くの文書が発見され、特殊なミノア文字の解読が最近かなり進んでいるので、当時の内科と外科に関する知識はやがて増えるだろう。クレタ人の医者は評判がよく、古代エジプト医書の処方はクレタ人を模範としていた。このことからギリシアの前古典時代にエジプト人がクレタ人から恩恵を受けたとするなら、古典時代にはギリシア人がエジプト人から恩恵を受けることになる。近東のあらゆる古代文明がギリシアに伝来し、ギリシア人の天才がこれを徹底的に学んで変貌させたからである。

ギリシア前古典時代〔紀元前八〇〇年頃から紀元前五〇〇年頃〕

ギリシア医学の初期史は不明瞭で、〔紀元前八世紀頃の〕ホメロスの詩が唯一の史料である。すべては神話と伝説に包まれているが、彼の詩がトロイ戦争の頃の手術を印象的に描いている。

『イーリアス』[1]には多彩な一四七例の損傷が写実的に記され、これを研究したドイツの学者によれば、その死亡率は全体で七七・六％になるという。死亡率の高い創傷は刀傷と槍傷で、もっとも低い創傷は矢傷だった。戦場での創傷治療は誰でも行えたようだ。『イーリアス』では、腿に矢が突き立ったエウリュピュロスを友人のパトロクロスが助ける。

パトロクロスは短剣を振るい
刺さった矢を腿から切り出し、傷から抜く
ぬるま湯で血のりを洗い
血止めと痛み止めの草の根を
両手でほぐして当てる
これで痛みはすっかり治まった
傷は乾き、血で固まった

『オデュッセイア』では、イノシシの牙がユリシーズを突き刺し、腱を裂いて骨を露わにする。

彼らはユリシーズの膝に包帯をきつく巻き

秘伝の呪歌を詠じ、傷を閉じる
聖なる調べは力を現し
命の潮は紺碧の水路に還る

これは昔の治療が合理性と不合理性の混合だったことを示す典型的な例である――合理的な包帯と不合理な「秘伝の呪歌」。しかし、音楽の治癒力を簡単に片づけるべきではないだろう。現代には落ち着く調べの曲を流しながら手術するアメリカの外科医がいる。

素人の外科医だけでなく、ギリシアの遠征軍には専門の治療師も加わっていた。彼らは、刺さった武器の摘出、止血、鎮痛が巧みだった。これらの治療を司るのはアスクレピオスの二人の息子、ポダレイリオスとマカオンだった。マカオンが肩を矢で射られたとき、すぐに戦場からネストールの馬車に運び込まれた。というのは、

巧みに傷を治す名医は
皆の安寧には一人でも大軍に優る

合理的な治療と不合理な呪術・宗教との結合は「お籠《こ》もり」または「神殿臥床《がしょう》」というギリシアの儀式にもみられる。お籠もりは紀元前四世紀はじめには行われて紀元後まで続き、ギリシアの医

神アスクレピオスの神殿、アスクレピエイアで行われた。どの神殿も澄んだ空気と風光明媚で有名な場所にあり、大勢の病人がそこを訪れた。生贄《いけにえ》を捧げ、身を浄め、神殿の柱廊に横たわって眠りに就いた。病人の夢に神が現れ、助言したり、ときには手術を施した。飼い慣らされた蛇が病人の目や傷をなめて治療を助けた。翌朝、病人はよくなって帰った。治療を記録した（失敗例の記録はない）額が神殿に掲げられ、病人は感謝のしるしに患部を形どった粘土や石の彫刻を「奉納品」として納めた。下肢静脈瘤の患者なら、患っていた下肢にそっくりのものを納めた。目、耳、腕、足、胸などの身体の部分を形どった当時の奉納品が多く残り、博物館で見ることができる。当時は、理学療法、食事療法、入浴療法、運動療法が神殿の治療で重要な役割を果たしていたが、その内容は現代の鉱泉保養所で行われているものとほとんど同じである。

ギリシア古典時代〔紀元前五〇〇年頃から紀元前三五〇年頃〕

医術を不合理な迷信や呪術から切り離した最初の大きな一歩は、紀元前五世紀に「医学の父」ヒポクラテスが踏み出した。ヒポクラテスは遍歴《へんれき》の日々を送り、ギリシア各地で診療と教育を行い、観察の記録を書き残した。経験例に関する彼の説明は模範的な病歴で、手を加えなくても現代の教科書に載せられるものが多い。ヒポクラテスの名前を冠した著述がすべて彼ひとりの手になるわけではない。その多くは間違いなく彼の弟子が書いたものだが、どれにもヒポクラテスの考えが反映されている。

ヒポクラテスは、あらゆる種類の病気を治療し、外科的な疾患に関する記述も多い。彼は自然の治癒力を固く信じ、簡単な被覆法を好んだ。(2)ぬるま湯と冷水を用いたが、ときには酢、ワイン、油、蜂蜜を加えた。湿った傷よりも乾いた傷の方がよいこと、(3)脂ぎった被覆材は避けた方がよいことを知っていた。きれいな創傷は創縁をできるだけ近接させたので、化膿せずに治ることもあった。手術を手配するための規則を定め、多くの器具について述べた。当時の外科医は今と同じように昼夜の別なく呼ばれがちだったので、こう助言した。

往診に携帯する器具は別に用意し、すぐ使えるように整理しておきなさい。万端を点検する余裕はないからである。

いろいろな形のメスが箱で運ばれたようだが、箱はおそらく木製で、現代の製図用具入れのように観音開きになっていた。メスは箱の中に頭尾をそろえて入れられ、小さな仕切で互いに隔てられた。探り針と鉗子《かんし》を入れた円筒は、書記がペンを持ち運ぶ容器に似ていた。こうした携帯用の多くの備品が古代ローマの遺物にあり、中を小さく区切った薬箱も発見されている。

ヒポクラテスの骨折脱臼の論文は、長年の経験と骨関節の解剖生理に関する正確な知識に基づいている。単純骨折と複雑骨折を区別し、骨折は仮骨ができて治ると説明した。整骨、包帯、四肢の固定には細かな指示を与えた。肩の脱臼は、患者の腋窩《えきか》を助手の足で押さえたり、腕を梯子《はしご》や木の枝にかけて整復した。股の脱臼には、手足を引っ張る拷問台に似た木製の器具を用いた。牽引療法の原理はよく知られていた。脱臼した肩、手、指、顎の整復には有効な牽引方向を指示した。顎骨の骨折は歯といっしょに金線でしばった。

頭部外傷の説明は詳しい。穿頭術は脳を被う硬膜まですぐ到達しないように徐々に掘削が行われた。穿頭器は何度も冷水に浸し、〔摩擦熱による〕骨の過熱を避けた。直腸疾患は検鏡を用いて診断した。痔核は座薬や焼灼で治療し、最後には切除することもあった。

ヒポクラテスは概して静脈瘤の切除に反対し、できるだけ何ヵ所も静脈瘤を穿刺《せんし》するように勧めた例もあった。静脈瘤手術の最古の記録はローマ執政官マリウス（紀元前一五五～八六年）の例である。その記録は『プルタルコス英雄伝』にある。

> ローマ執政官のマリウス将軍は穏和で我慢強いと賞賛されていたが、その我慢強さは手術のときに発揮された。両足が大きな腫瘤で膨れたように見えていたので、マリウスはその醜悪さを嫌い、外科医の手に身を委ねることにした。縛りつけられることもなく、片足を投げ出した。手術の間、一言も発せず、表情を変えず、激痛に耐え、ひるみもせず文句もいわなかった。しかし、外科医がもう一方の足に取りかかると、マリウスはそれを拒否して、「痛みに見合うほどの治療ではない」といった。

ヒポクラテス派の外科医は、目、耳、鼻、咽喉、歯の病気の治療にも優れていた。しかし、すぐに手術するということはなかった。食事、体操、運動、按摩《あんま》、海水浴を重視していた。

ヘレニズム時代〔紀元前三五〇年頃から紀元前三〇年頃〕

アレクサンドロス大王の遠征後、ギリシア文化は古代オリエント文化と接触を深めた。紀元前三三二年に築かれたアレクサンドリアは、学問の中心都市となり、大きな医学校が建てられた。残念ながらアレクサンドリアの医学校から伝わる外科書はないが、その後の記録から大きな進歩があったことが分かる。その進歩はおもにヘロフィロスとエラシストラトスの業績で、二人は紀元前の四世紀末から三世紀半ばに活躍した。ヘロフィロスははじめて人体解剖を公開で行い、解剖学に重要な貢献をした。エラシストラトスは生理学の創始者とみなされることが多い。この傑出した二人の学者は罪人に生体解剖を行ったと非難されたが、そう断定する証拠はない。

ローマ時代

ギリシアの外科は〔古代ローマでも行われて〕一世紀に黄金時代を迎え、進歩した解剖や生理の知識が定着し、いくつかの手術の手技が改善された。

その頃の手術治療についてはケルスス(4)の浩瀚《こうかん》な著書『医学論』に詳しい。本書は、西暦三〇年頃にラテン語で書かれ、ギリシア・ローマ医学の金字塔のひとつである。しかし、古代ローマでは、

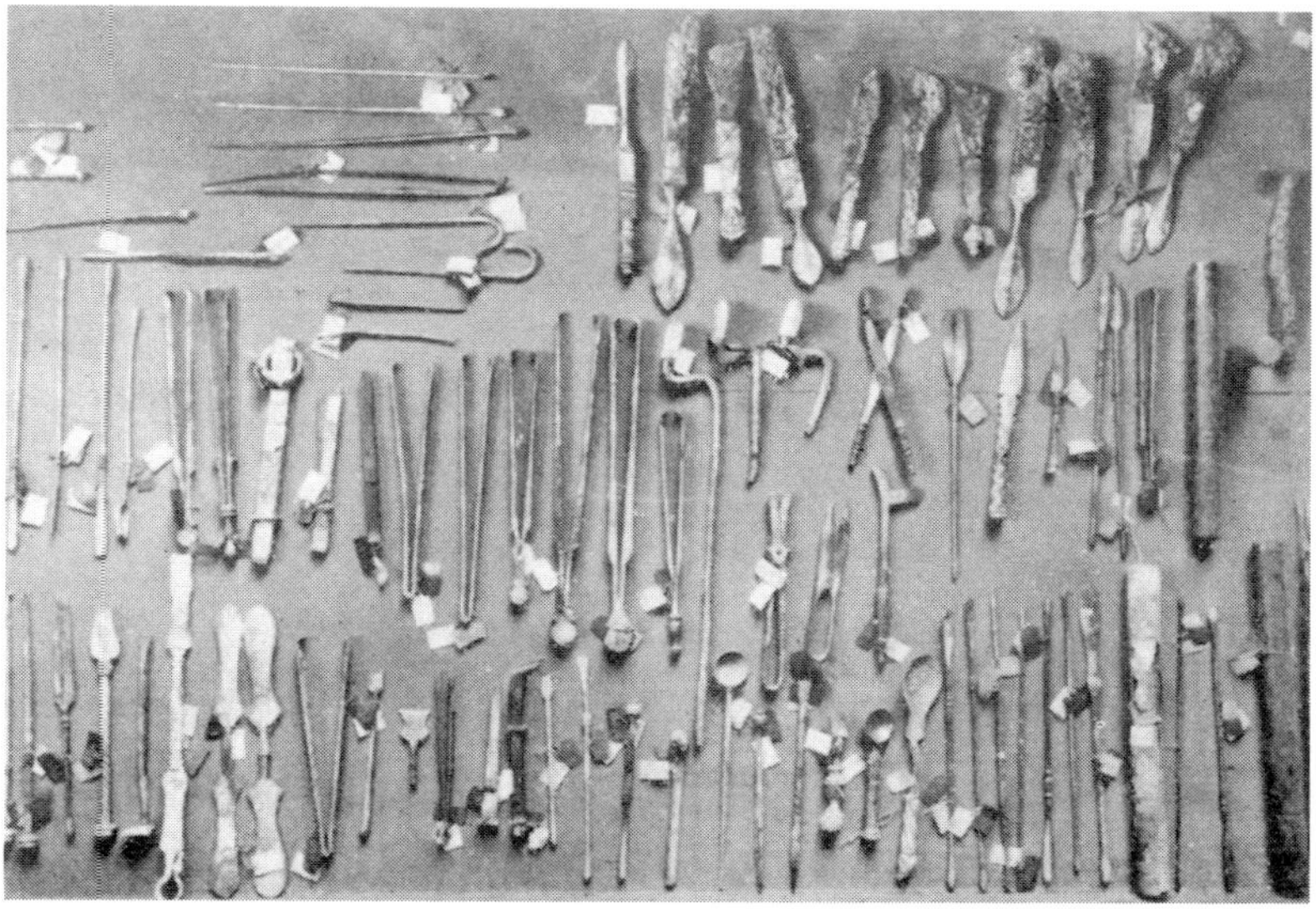

図3　ポンペイで発見された古代ローマの手術器械（1世紀）。

医業はまともな仕事ではなかった。医業はローマ市民の沽券《こけん》にかかわり、ローマの内科と外科はギリシア人にまかされていた。臨床医の多くはローマ人家庭の奴隷だった。医学について語るローマ人はきわめてまれで、ケルススはそのひとりだった。

ケルススによれば、外科医は「若者か、年配なら若い方がよい。手際が確かで力強く、左手も右手と同じように器用で、目がよくて曇りがなく、豪胆な者がよい。患者を哀れむ心を抑えて治すことに専念し、患者の泣き声で動揺して急いだり寸足らずの切開をしない者がよい」（『医学論』第七巻序）という。ケルススの時代の手術器械は、ポンペイの廃墟で大量に発見され、ナポリの博物館で見ることができる。

ケルススの頃の外科はヒポクラテスの頃よ

りかなり進んでいたことが分かる。ケルススは炎症の四主徴——熱感、疼痛、発赤、腫脹——をはじめて述べたが、今でも医学生はこれを学んでいる。これらに第五の徴候として機能障害がガレノスによって加えられた。ケルススは創傷に続発する丹毒や壊疽《えそ》などの併発疾患について述べた。

ケルススは傷ついた血管を二カ所で結紮してその間で切離することを勧め、若い外科医ヘリオドロス〔一世紀〕は血管断端の結紮と捻転にはじめて言及した。ヘリオドロスはヘルニア手術で「大血管は結紮し、小血管はフックにかけて何度もねじり管口を閉じる」と述べている。

ケルススは、頭部外傷に穿頭術を勧め、腹水に腹腔穿刺とドレナージを勧めた。腹部外傷の大腸損傷は縫合されたが、ケルススによれば小腸損傷は助かる見込みがなかった。乳癌には切除を勧めたが、それは早期に診断されたときだけだった。白内障の圧下手術など、目の手術をいくつか述べている。圧下手術には針を用い、「針を目の二枚の被膜〔結膜と強膜〕に刺し通し、手応えを感じたら水晶体を押し下げて下の部分に落とす」。ケルススが述べた扁桃摘出術は扁桃をくりぬく近代的な手術だった。形成手術とくに鼻やほかの頭部の形成手術は重視され、ケルススは隣接する皮膚を用いる修復法を概説した。切石術はかなり進歩し、結石の摘出や破砕に的確な指示を与えた。

古代ギリシアの外科医は切断術を敬遠した。(5)ヒポクラテスは厳密には切断術ではなく四肢の壊死部分の切除について述べた。ケルススも切断術は壊疽に対する「窮余《きゅうよ》の策」と述べた。しかし、彼の時代かすぐ後の時代には、近代とほぼ同じ方法で切断術が行われた。アルキゲネス（一世紀末）の手により、この手術は近代的になった。切断術を行うべき疾患として、壊疽だけでなく、慢性潰瘍、悪性腫瘍、重症の外傷、ひどい変形が挙げられた。手術の実際は、切除する部分の全体に冷水をかけて包帯を巻き、切断部位より上方で患肢をヒモできつくしばった。縛る余地のないところでは、切除される部分に向かう大血管を切り離して結紮した。

ローマ帝国の外科医は、輪状切断法も弁状切断法も知っていたらしい。ヘリオドロスはこう述べている。

肘や膝より上の切断は、切断される血管が太いので危険である。手術を急ぐ愚かな外科医は軟部組織をすべて一気に切り離す。私がよいと思うのは、まず血管をよけて筋肉を切り、次に骨を切断する方法で、大血管を切ったらすぐ止血できるようにする。手術前には、切断部位よりできるだけ上で〔患肢を〕きつく縛ることにしている。

弁状切断法については、多指症の切断術で明快に指示している。「余剰指の根元近くを輪状に切開する。指の両面に輪状切開から縦に二本の切開を入れ、剥離して肉弁をつくる。根元を露出したら指を切断鉗子で切除し、肉弁を縫い合わせる」。

古代人は消息子《しょうそくし》つまり探り針の使用に長けていた。ケルススは瘻孔《ろうこう》の検査法を次のように説明している。

まず消息子を瘻孔に挿入するとよい。瘻孔がどこに向かうか、どこまで深く達しているかが分かり、消息子を抜けば湿っているか乾いているかが分かる。また、骨が近くにあれば、瘻孔が骨に入るか否か、入っていれば瘻孔がどこまで深く及んでいるかが分かる。消息子の先が届いたところが柔らかければ、瘻孔はまだ筋肉の中にある。大きな手応えがあれば、瘻孔は骨に達している。消息子がそこで滑れば、まだ骨の腐食はない。滑らずに一様な手応えがあれば、骨の腐食があるが、まだ軽度である。下にあるものが粗くて凸凹していれば、骨はひどく腐食されている。下に軟骨があるか否かは、周囲の状況から分かる。瘻孔が軟骨に及んでいれば、手応えから分かる。

この一節が意味するものは重要である。ほぼ二千年前の外科医が治療を始める前に正確な診断を試みていたことを意味している。病歴、症状の経過、慎重な理学的検査〔身体検査〕、医者の観察と経験に基づく診断の模索。これはヒポクラテスの方法である。それは科学的な医療を未開な医療や偽医者から区別するものである。(6)

ケルススは、撚《よ》りの強くない柔らかい糸を用い、組織を傷めないようにすると述べた。亜麻糸が一般的だったが、ガレノスは羊毛の糸にも言及した。(7)腸線が手術の目的に使われたという記録はないが、ギリシアのハープに使われたことが知られている。創傷閉鎖には安全ピンや留め金も用いられた。焼きごては、止血だけでなく、対向刺激、切開、腫瘍の破壊にも用いられた。

ガレノス[8]はヒポクラテス以後の古代医学でもっとも偉大な人物で、一三〇年に小アジアのペルガモンで生まれた。ローマで成功し、マルクス・アウレリウス帝、コンモドゥス帝、セプティミウス・セウェルス帝と、ローマ皇帝の侍医を歴任した。ガレノスはもともと内科医で実験生理学者だったが、〔二六一年に〕ローマへ行くまで故郷で剣闘士の外科医をしていたので、創傷の経験は豊富だったに違いない。ガレノスの浩瀚な著書には手術に関する記述が多い。膿胸のドレナージを促す肋骨切除術、心臓を露出する胸骨切除術など、過去には記録のない手術について書いた。また、創傷治療に細かい指示を与え、患者の全身状態に注意を払い、切断術より保存[9]的な切除術を勧めた。とにかく、手術に関するガレノスの記述はかなり進歩的だった。

アンテュロス（二世紀）は最古の動脈瘤手術で有名である。彼は動脈瘤を二つに分類した。動脈が全体的に拡張する紡錘形の動脈瘤と、血管壁の病変から起こる球形の動脈瘤である。太い血管の動脈瘤は、露出して結紮するのが危険なので手術しなかった。四肢と頭部の動脈瘤に対し、アンテュロスは次のような手術を行った。

拡張による動脈瘤の場合、動脈の走行に合わせて皮膚にまっすぐな切開を入れる。創縁をフックで引いて開き、動脈を被う膜を慎重に切開する。鈍なフックで静脈を動脈から分離し、動脈の拡張部分の全周を露出する。消息子を動脈の下に通し、動脈瘤を持ち上げ、二つ折りにした一本の糸を通した針を消息子に沿って送り込み、針が動脈の下にあることを確認する。糸を針のところで切れば、糸は二本になり糸端は四つになる。一本の糸の両端を取り、動脈瘤の一側にそっと引き寄せ、慎重に結紮する。同じように、もう一本の糸を動脈瘤の対側に引き寄せ、そこで動脈を結紮する。かくして、動脈瘤はすべて二つの結紮の間にある。動脈瘤の中央に小さな切開を入れる。こうして動脈瘤の中身を空にする。出血の危険はまったくない。

白内障はギリシア以来の外科医に注目され、濁った水晶体の除去法が四つ挙げられた。

(1)単純に転位つまり「圧下」させる方法。
(2)完全摘出法、ガレノスが新発明としてはじめて述べた方法。
(3)水晶体を破壊し、自然吸収にまかせる方法。
(4)水晶体を破壊し、すぐに吸引して摘出する方法。

前述したようにローマ人は医業を蔑視したが、ギリシア人の医者を雇ったり、奴隷に治療させることは厭わなかった。ガレノスによれば、当時アレクサンドリアやローマのような大都市には各地を遍歴する専門医が群がっていた。マルティアリスが彼らを風刺詩に詠っている。

カスケリオスは虫歯を抜いて治す。ヒュギヌス、君は逆まつげを焼く。ファンニウスは腫れて伸びた喉ひこを切らずに治す。エロスは奴隷の烙印を取り除く。ヘルメスはヘルニアの名医ポダレイリオスそのものだ。

ローマ共和国では兵役は市民の特権だったが、軍医には言及がない。兵士は包帯を携帯し、多分ほかの備品も携帯したようで、簡単な外科の心得があったに違いない。帝国軍の医療はよく組織されていた。どの軍団にも外科医がおり、有能な外科医が部隊の相談にのっていた。軍の外科医は非戦闘員で多くの特権があった。任務中に死んだ医療者を記念する碑文がイギリスをはじめ多くの国で発見されている。トラヤヌス帝は自ら傷兵を治療し、包帯がなくなると自分の服を切って帯をつくり、兵士の傷に巻いた。[10]軍立病院は帝国領土の随所に残り、どんな患者でも受け入れる慈善病院ができるまで存続していた。

ビザンチン帝国

西ローマ帝国が滅亡した後、医学はコンスタンチノープル（ギリシア名ビザンティオン、現在のイスタンブール）の博識な医者たちに支えられた。

オリバシウス[11]（三二五～四〇三年）はユリアヌス帝の侍医で、内科と外科について七〇巻を著したが、そのうち二五巻が残っている。

アミダのアエティオス（六世紀はじめ）もビザンチン帝国の医者で、アレクサンドリアで学び、ユスティニアヌス帝の頃に診療した。耳、鼻、咽喉の病気、甲状腺腫、狂犬病、尿道疾患、痔核に関するすぐれた記述がある。アエティオスや同時代人の著述には当時の厚い信仰心が表れている。喉に刺さった骨を摘出するには、鉗子で引き抜くか、糸をつけた生肉を呑み込ませ、それを引き出せばよい、とアエティオスはいう。しかし、こうもいわなくてはならない。「骨は出でよ。ラザロが墓から、ヨナがクジラから、キリストに引き出されたように」。

トラレスのアレクサンドロス〔六世紀〕はアエティオスより若い同時代の人で、医学的な助言だけでなく、呪文を教えたり、次のようなバカげた指示を与えた。「生きたフンコロガシを捕らえ、赤いぼろ切れで包み、患者の首に掛けなさい」。

アエギナのパウロス（七世紀）はビザンチン帝国の最後[12]の偉大な医学者で、外科に独創的な貢献はほとんどないが、その著述は当時の手術治療を彷彿とさせる。切石術、穿頭術、扁桃摘出術、開腹術、乳房切断術については先人より説明が詳しい。パウロスによれば、癌の好発部位は子宮と乳房だという。子宮癌は再発が早いので手術はむだだと考えたが、乳癌には摘出した方がよい例があると教えた。癌に焼きごてを用いることは反対したが、肝膿瘍や脾臓疾患のような内科疾患にはこれを勧めた。扁桃摘出術が当時の標準手術だったことは、反りが反対になった右用と左用の専用のメスがあったことから分かる。パウロスは扁桃摘出術を次のように述べた。

患者をあかるみに座らせて口を開けさせ、助手の一人が患者の頭を抱え、もう一人が舌圧子で舌を押さえる。扁桃をフックに刺して引き出すが、その被膜はできるだけ残して扁桃をくりぬくようにする。使う手に合う扁桃メスで扁桃の根元を切り離す。反りが反対の二つのメスがあるからである。片方を切除したら、もう片方も同じように手術してよい。

まとめ

古代ギリシアと古代ローマの外科では、新しい手術がたくさん開発されたわけではない。当時の手術の大部分は昔の外科医も知っていた。古代ギリシア・ローマの偉人たちの業績は、技芸だけでなく学問として、外科の基礎を築いたことである。外科学は、解剖生理を土台にし、病気や損傷に対する生体反応の詳しい研究を基礎にし始めた。とくに診断の重要性が認識された。理学的検査法が改良され、詳しい病歴が保存され始め、外科の文書が書かれるようになり、自分と他人の経験を比較することが可能になった。しかし、いくつかの手術は術式が大きく改善されたが、手術の疼痛を緩和する方法が話題になることはほとんどなかった。

第四章　中世ヨーロッパ

西ローマ帝国滅亡後の千年間、医療の技芸も学問もほとんど進歩しなかった[1]。西ヨーロッパに医学校はなく、医者もほとんどいなかった。真剣に医学を学んだのはせいぜい聖職者だった。残念なことに、キリスト教会の権威に盲目的に依存したため、思想や観察の自由は抑圧されがちだった。さらに、人体が神聖視されたので、人体解剖は禁止された。これは、あらゆる医学知識の基礎である解剖生理を実際的な方法で研究できないことを意味していた。

中世初期の外科

未開人や初期の文明人の間では、医療は宗教と密接な関係があった。キリスト教が広まったときも医療をになったのは聖職者だった。病人の癒しはキリスト教の基本理念のひとつだが、病気は耐え忍んで甘受すべきもの〔原罪の報い〕とみなされた。それゆえ、病気の原因の合理的な探求は妨げられた。聖職者による治療は、静かな環境での休息、神へのとりなし、祈り、聖人信仰だった。聖人や殉教者を祭った教会や僧院は巡礼地となった。癒しに関わる聖人が無数にいた。守護聖人は特

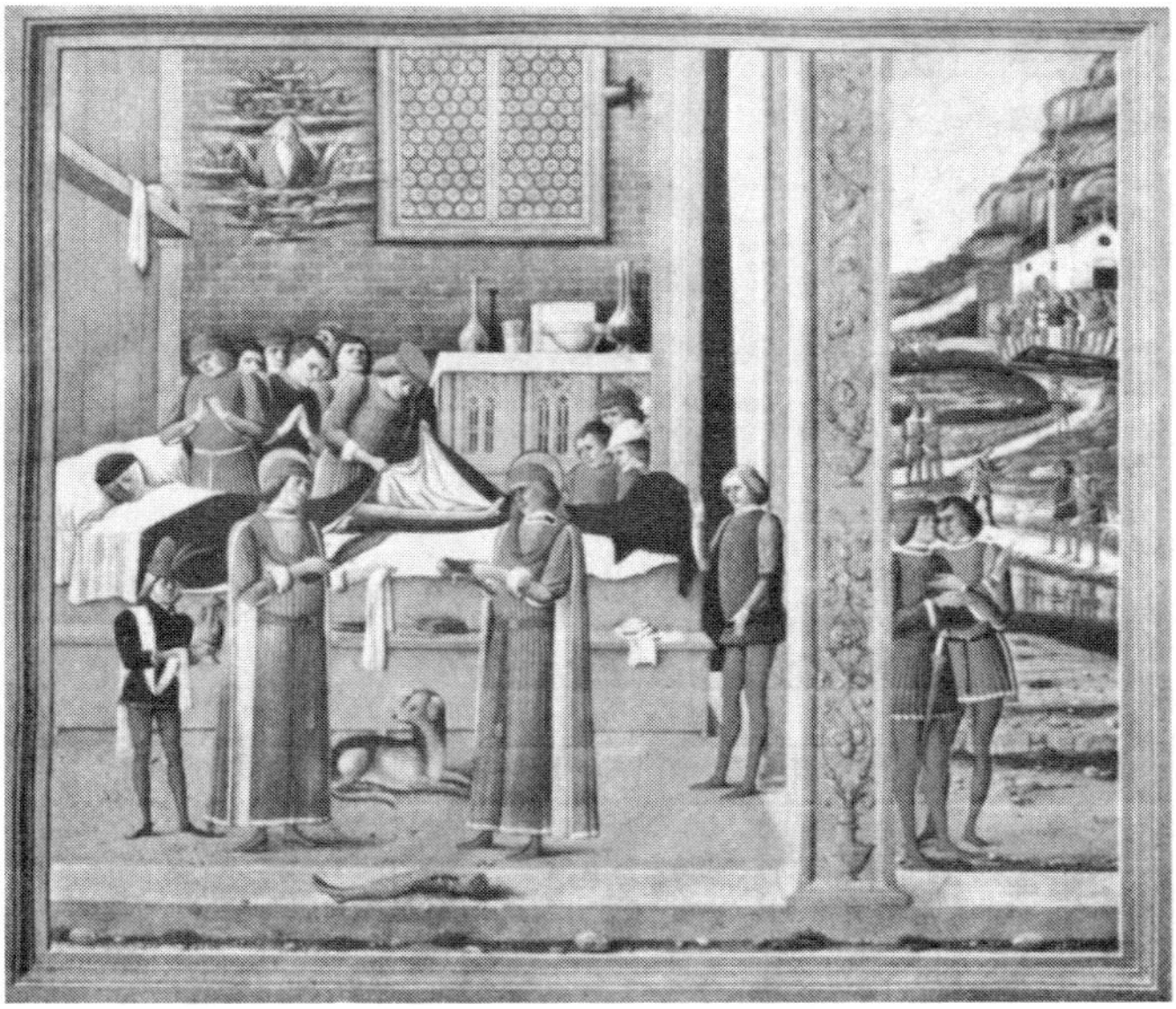

図 4　聖コスマスと聖ダミアンの奇跡の手術。15 世紀の［クワイア・ブックにある］細密画。アンドレア・マンテーニャかフランチェスコ・マンテーニャの作品といわれている。

定の臓器や身体部分の病気を治す力があると考えられていた。

聖アポロニアが歯痛に悩む人々の守護聖人なのは、彼女が殉教したとき大きなペンチですべての歯を抜かれたからである。聖アガタが乳房疾患に関わるのは、乳房を切り落とされたからである。聖セバスティアヌスと聖ロクスはペストの守護聖人である。アルメニア地方のセバステの僧侶、聖ブラジウスがあらゆる喉の病気で加護を求められるのは、(三一六年頃に) 魚の骨が喉に刺さって窒息した少年を彼が救ったからである。聖ブラジウスの日 (二月三日) には咽喉感謝祭がロンドンの聖エセルドレダ教会で今でも行われている。

聖コスマスと聖ダミアンは、もっとも有名な医療聖人で、キリスト教に改宗したアラビア人の双子である。多くの驚異的な治癒をもたらしたが、三〇三年に棄教を拒否して殉教した。理髪師、外科医、薬剤師の守護聖人になり、今日の医療団体の紋章には二人の肖像を入れたものが多い。コスマスとダミアンの奇跡的な治癒でもっとも有名なのは、癌に冒された足を切断し、死んだばかりのムーア人の足と交換した手術である。この驚くべき手術を描いた一五世紀の美しい細密画は、有名な画家アンドレア・マンテーニャか息子のフランチェスコの作品といわれている。

聖職者が手術することは禁じられ、外科は理髪師などの無教養な者の手に委ねられるようになったが、身分の高い外科医もわずかながらいて王族や貴族を診ていた。(2)

中世初期の外科治療は余計なお節介だった。膀胱結石、白内障、ヘルニアを手術する遍歴外科医もいたが、多くの外科医はおもに創傷、骨折、脱臼を治療した。外科書にはほかの外科治療も記載されているが、実際に行われていたとは思われない。

興味深いことに、中世の外科書は催眠海綿に言及している。(3)この海綿は催眠作用のあるいろいろな薬草に浸してつくられた。好んで用いられた薬草はマンドラゴラで、シェイクスピアはその有名な薬効を熟知し、クレオパトラに次のようにいわせている。

マンドラゴラを飲ませておくれ
空しいだけの今は眠っていたいから

私のアントニウスはいないのだ

ディオスコリデス（一世紀）の『薬物誌』には「切開や焼灼のため」のマンドラゴラの調理法が特記されているが、これは外科麻酔に関する古い記述のひとつである。ベルナール・ド・ゴードン（一二六〇年頃～一三〇八年）によれば、サレルノ人はケシの実とヒヨスを練り混ぜて膏薬をつくり、焼灼する部分の感覚を麻痺させるために用いた。ヴィラノヴァのアーノルド（一二三五年頃～一三一一年）は次のように処方した。

患者を深い眠りに落とし、切られても何も感じず、死んだような状態にするには、阿片、マンドラゴラの草皮、ヒヨスの根を等量ずつ取り、いっしょに潰して水に混ぜる。ノコギリで挽いたり切開したいときは、布きれをこれに浸し、患者の額と鼻孔に当てる。患者はすぐに深い眠りに落ち、何でも望むことができる。目を覚まさせるには、強い酢に浸した布きれを用いればよい。

ルッカのウーゴはこれを改良した方法を用いた。ウーゴは上記のものに、レタス、ツタ、クワの実、スイバ、ドクニンジンの汁を加え、これらを新しい海綿といっしょに煮た。この海綿を乾燥させ、必要なとき湯に浸して患者の鼻孔に当てた。しかし、中世の外科医が麻酔薬を用いていたとしても、その知識は彼らとともに亡びたようだ。中世以降、麻酔作用のある薬が使われたという形跡は一九世紀までまったくない。

外科の進歩は長らく停滞していた。創傷の治癒[4]には化膿が不可欠と信じられていたからである。汚くて不快な軟膏と調剤は何でも用いて創傷を化膿させ、排膿させるため傷口を開いたままにするように手を加えた。ギリシア人は結紮による止血法を知っていたが、後世の外科医の多くはこれを放棄し、烙鉄か熱油で焼灼する止血法を好んだ。この恐ろしい治療を生き抜くのは奇跡で、手術はよほど必要な場合か、苦しみのあまり楽になる試みなら何でもかまわないという患者にしか行われなかった。しかし、すべての外科医がお節介で過激な治療法を好んだわけではない。〔処方が複雑なべたつく軟膏を用いない〕簡単な被覆法〔乾燥療法〕などの保存的な方法を勧める賢明な者も若干いた。解剖生理の正確な知識がないことは大きな障害だったが、多くの外科医は当時の戦争で経験を重ね、簡単なものなら創傷と損傷の治療技術は高かった。

イタリア

西洋で最初の医学校はサレルノにできた。この美しい海辺の町は、ナポリから約三五マイル〔約五六キロメートル〕南にあり、第二次世界大戦で悲惨な戦闘の舞台になった。伝説では、サレルノの医学校は四人の教師——ユダヤ人、ギリシア人、アラビア人、ラテン人——がつくったという。この医学校は九世紀に現れ、一一世紀に最盛期を迎えたらしい。五年間の履修課程があり、最後は試験を受けなくてはならなかった。合格した学生はドクター[5]の称号と診療資格を授与された。興味深いことに、サレルノの教師には明らかに数人の女医がいた。

一一、一二世紀には西ヨーロッパに立派な大学が次々に設立されたが、古いのはパリ、ボローニャ、オックスフォード、モンペリエ、ケンブリッジ、パドヴァの大学である。どの大学にも医学部が設けられたが、医学はそれだけを学ぶに値する教科とはみなされなかった。長い間、医学は哲学の一部として教えられ、教養人が身につけるべき知識の一部だった。医学の教育はほとんど机上の学問も同然で、古代ギリシアの古典を読み上げて解釈を講じることだった。病気の原因に関する考えは、「元素」と「体液」の理論と占星術に密接に関わっていた。星の位置で診断、予後、治療が決められたので、ひどい弊害が生じた。瀉血、投薬、手術を行う日時には吉凶があった。しかし、中世の医師をそしる前に、今でも健康と病気について似たような迷信が横行しているのを忘れてはならない。〔ヴォルテールがいったように〕いつでも人々は「ほとんど分かっていない身体の中に、よく知りもしないさまざまな薬を流し込む」ものなのである。

上述した医[6]学教育はすべて医師の教育である。医師はみな学識があり、大学で自由学芸《リベラル・アーツ》と医学を習得した。彼らは決して手仕事をしなかった。外科医は、少数の例外〔学卒外科医〕を除けば下級な職人集団であり、自分たちの組合で教育と訓練を行った。

ボローニャ大学は高度な外科教育を行ったまれな大学のひとつだった。ルッカのウーゴとその息子のセルビアのテオドリックはこの大学で研究した。ウーゴは十字軍の時代にシリアとエジプトでボローニャ軍の軍医だった。一二五二年にウーゴは惜しまれつつ亡くなった。彼の著書は、まったく残っていないが、息子が引用している。テオドリックは当時の指導的な医師と同じように聖職者だった。ドミニコ修道会に属し、一時はセルビアの司祭だった。彼の著書『外科学』は独創性が際立っている。創傷治療にはじめて簡単な被覆法を用い、治癒に化膿は不要で、複雑で汚い膏薬は治癒を妨げると主張した。また、手術中に眠らせる催眠海綿の使用にも言及した。テオドリックは六百年後にはじめて広まる考えの創始者で、消毒法と麻酔法の先駆者といえるかもしれない。当時の習慣に従い、テオドリックも宗教的な処方をつけ加えた。「身体から矢を抜くとき、主の祈りを三度くり返しなさい。さらに、合わせた手の間で矢を抜き、こう祈りなさい。『ニコデモよ、主の手足から爪を抜け』そうすれば、すぐに抜ける」。しかし、この司祭は、祈りの効能を保証する識者が多いので書いたが、自分で実行したことはないと認めている。

グリエルモ・ダ・サリチェト（一二一〇〜七七年）はボローニャのもうひとりの偉大な教師で、内科と外科[7]の再統合を目指す者のひとりだった。切れた神経を縫合し、噴出する動脈出血を静脈出血から区別した。アラビアの外科医と違い、焼きごてよりナイフを好んだ。軍医だった若いときに診た症例について次のように述べている。

> 器械から放たれた大きな矢がベルガモ〔北イタリアの自治都市〕の兵士に当たるのを見た。矢は首の右側の血管近くに刺さったが、血管は傷つけず、左肩の上に突き出た。私は、頭部の矢

傷について教科書に書いてある方法で矢を抜き、よく知られた方法で傷を治療した。患者は完治して長生きし、私は大きな報酬を得た。

昔の外科書の著者たちと同様に、サリチェトのグリエルモは読者に診療の仕方を訓示した。いわく、外科医は「思慮深く、もの静かで、伏し目がちにし、賢そうに見せる方がよい。患者の友人や親族とはあまり話さない方がよい」。

フランス

ミラノのランフランク(一三一五年没)はパリのサンコーム学院の校長になった。ランフランクといえばサンコーム学院だが、この外科団体は一二六〇年より少し前に彼が結成した。一二九六年にランフランクが書いた外科の大著は一四九〇年にはじめて印刷された[8]。彼は注意深い観察者で腕のよい術者だった。師匠のサリチェトのグリエルモと違ってナイフより焼きごてを好み、穿頭術、白内障手術、切石術、ヘルニア手術などを行うときの注意を教えた。瀉血《しゃけつ》などの小手術を理髪師にまかせる内科医が多いことを嘆き、「手術を知らなければよい内科医にはなれない。内科を知らなければ手術はできない」と述べた。記録によれば、子供がナイフを手にしたまま落下し、首の静脈を傷つけたとき、助手が止血薬の乳香、アロエ、卵白、ウサギの毛を持ってくるまでの一時間、ランフランクは出血点を指で押さえ続けたという。

ランフランクは、脳、心臓、肺、膀胱、胃、小腸の傷は致命的だというヒポクラテスの考えを引用している。そんな場合に呼ばれた外科医は逃げ出すべきなのだろうか？　彼はこう回答した。名声を得た外科医がこうした例に祖国で遭遇したのなら、患者の友人たちに適切な警告をしてから全力を尽くすべきで、さもなければ是非とも避けるべきだ、と。当時の外科医に冒険心がなかったことは理解できる。外科医の手にかかって死ぬのを患者が嫌がれば、外科医は明らかに危険だったからである。失敗の責任免除が保障されなければ、危険な症例の治療を拒否する臨床医は多かった。

一二五〇年頃、ボローニャの貴族が脇腹に傷を負い、肺の一部がはみ出したことがあった。この治療を引き受ける者は誰もおらず、ようやく最後に当時の有名な二人の外科医ルッカのウーゴとパルマのローランドが懇願を引き受けた。二人の剛胆な外科医は、司祭の許しを得て、患者の友人三〇人から彼らに危害を加えないという誓約を取り、はみ出た肺を大胆に切除し、癒合剤の粉を散布した。患者は回復し、エルサレムへ巡礼に出かけた。

昔の法典には、治療を引き受ける前に契約と誓約を医療者に要求したものが多い。西ゴート人の法典には次のような条例がある。「医者が自由人を傷つけて出血させたら、一〇ソリドゥス〔約三六万円〕を支払わせよ。患者が死んだら、医者を親族に引き渡して存分にさせよ。奴隷を傷つけたり死なせたら、医者は同等な奴隷と交換しなければならない」。このような荒っぽい法令は二千年前のハンムラビ法典を彷彿とさせる。これらは虚仮《こけ》おどしではなかった。有名な患者の治療に失敗して処刑された内科医や外科医の記録はあまたある。〔一三一七年〕理髪外科医のジャン・ダマン

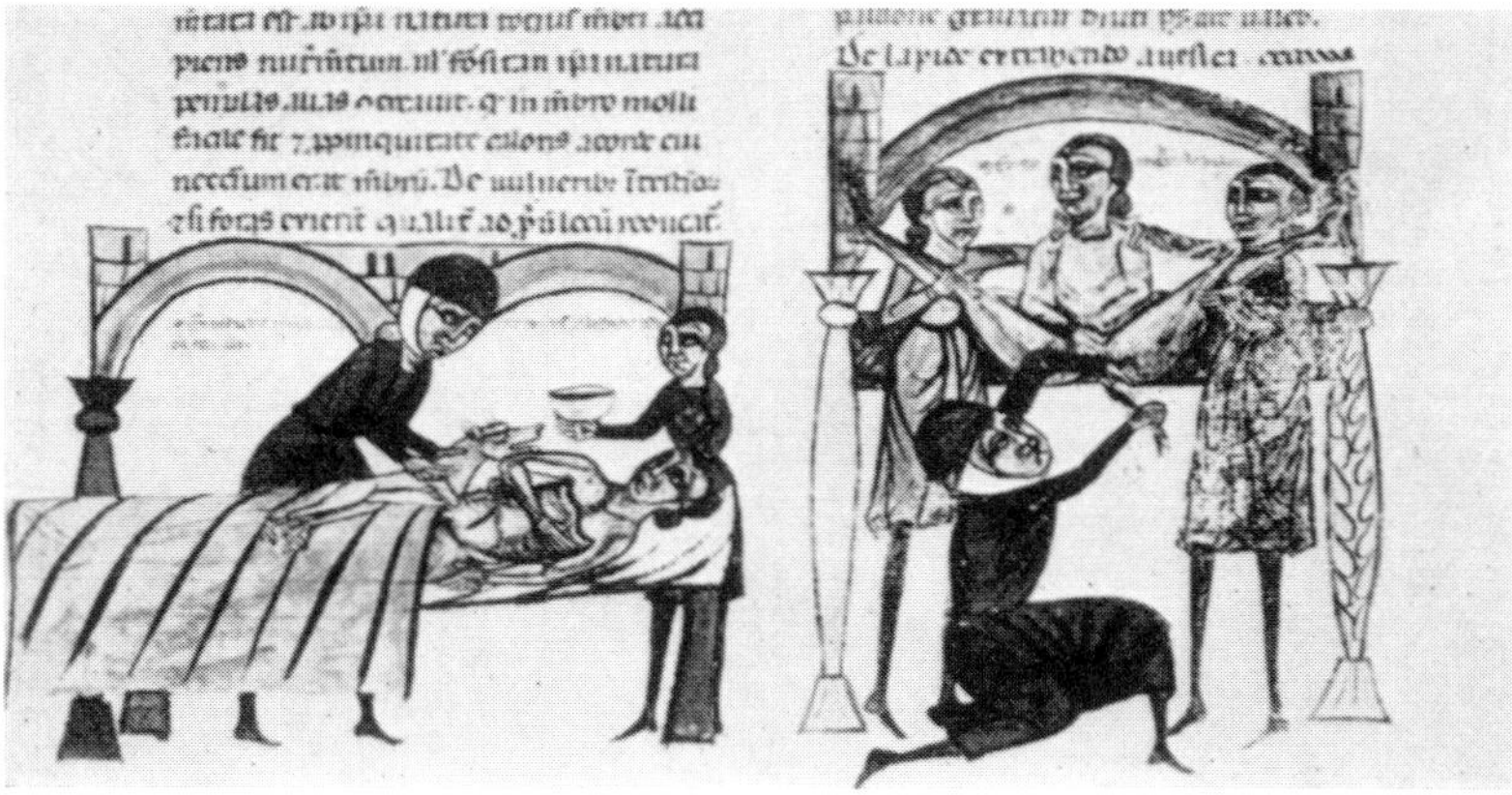

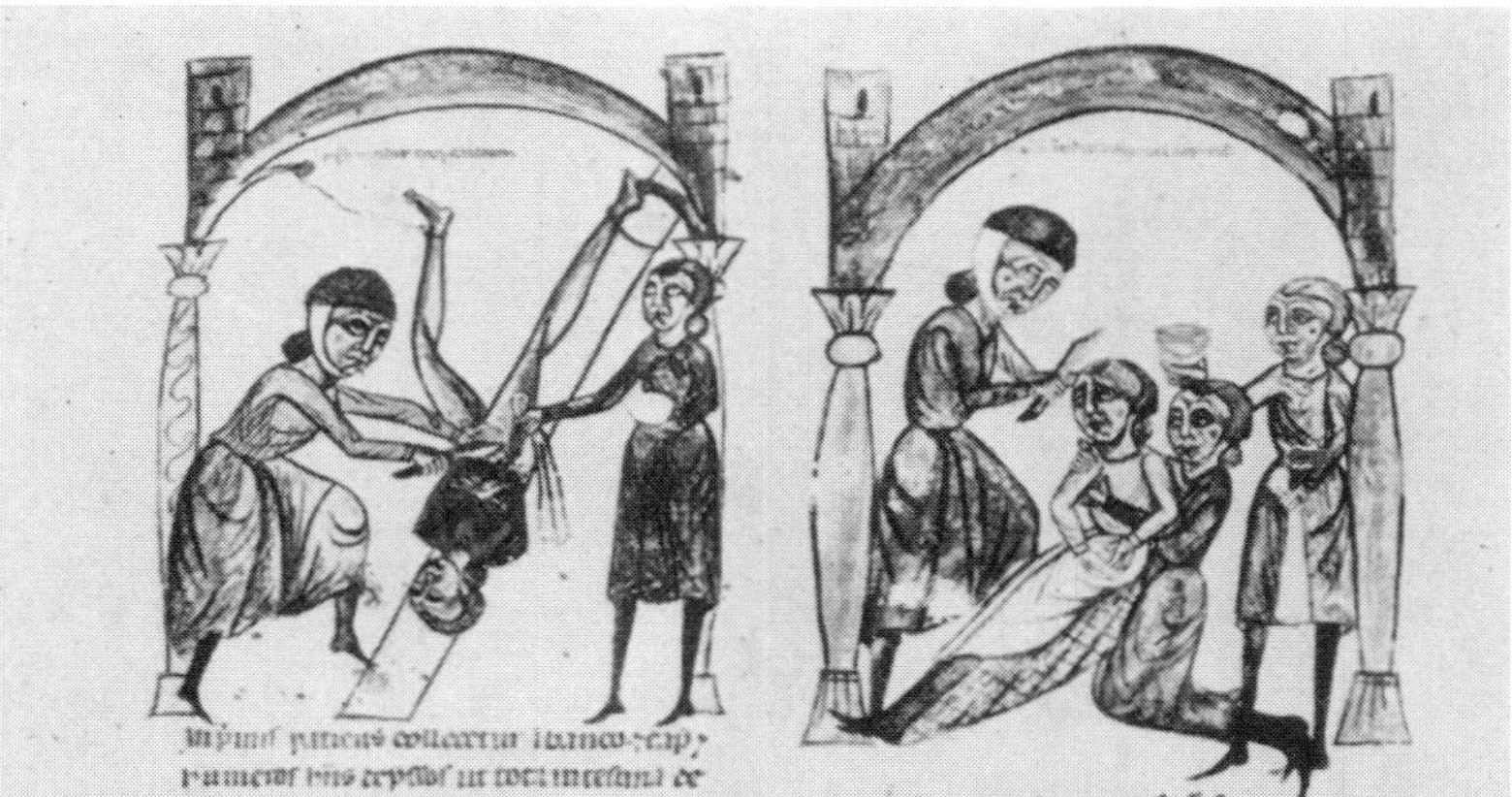

図 5、6　パルマのローランドの外科書を書き写した 13 世紀の写本に描かれた外科手術。

は教皇のヨハネス22世に毒を盛ろうとした罪で生皮を剥《は》がれた。一三三七年、盲目のボヘミア王ヨハンがクレシーの戦いに出陣して戦死する直前、遍歴目医者が盲目を治しましょうと申し出た。彼は失敗し、すぐ袋詰めにされてオーデル川に投げ込まれた。一四六四年、ハンガリー王マーチャーシュは腕の古い矢傷の中に矢尻が残っていたので、おとぎ話のような布告を出した。王を治したら大きな褒美が与えられるが、失敗すれば死ぬことになるという。四年間は誰も冒険しなかったが、アルザス地方ドッケンブルクのハンスが来て鉄片を取り出した。王は多大な報酬とナイトの称号を与えた。しかし、お姫様と結ばれました、という話は聞いていない。

アンリ・ド・モンドヴィル（一二六〇〜一三二〇年）はテオドリックの有名な弟子で、フランスの美王フィリップ4世とその息子ルイ10世の外科医になり、モンペリエで教えた。解剖知識を重視し、彼の外科診療は当時としては進んでいた。焼きごての代わりに血管結紮を用い、化膿は創傷治癒を妨げると教えた者のひとりだった。乾燥療法を勧め、新しい手術の採用には慎重だった。「一般的ではない方法で手術するのは、名声のない外科医にとって危険だ」からだった。ド・モンドヴィルがいつも最高級の診療をしていたわけではない。患者の気力を保つため、「患者の敵が死んだとか、患者が参事会員なら再選されたというような、嘘の手紙を出すとよい」と教えた。気落ちした患者を元気づける、もっと有名な方法は「十弦琴《プサルタリー》を弾いて慰める」ことだった。彼は高額の診療報酬を要求した。「事故の診療では、患者の友人は排除した方がよい。卒倒したり騒ぎを起こすからである。もっとも、卒倒して頭を打った友人からは、当の患者より高い料金が取れるかもしれない」。彼にはユーモアのセンスがあったようだ。治療が長引いて効果のない難しい例では、次のように言えと内科医に勧めた。「私の専門ではないので、これ以上あなたを診ることはできません。外科医を呼ぶようにお勧めします」。

人体解剖は一三世紀の末頃に再開し、最初は一二八一年頃にボローニャで、その後はパドヴァ、ヴェニス、フローレンス、モンペリエなどの大都市で行われた。一三一六年にはボローニャの教師モンディーノが最初の解剖マニュアルを著わした。解剖研究はおもに処刑された罪人の遺体で行われたが、検死のために行われる解剖のほうが多かった。死因を確かめるため、とくに毒殺が疑われるときに行われた。解剖は内科医の監督下で外科医か理髪外科医が実施した。解剖研究が重要性を増し、一四四六年には特別に解剖講堂がパドヴァに建設された。[9]

もっと後の時代に生体解剖の唯一の例があり、その記録はかなり確かなようだ。それはトロワのジャンが書いた『ルイ11世伝』にある。

[10]一四七四年一月、ムードンの射手が強盗を重ね、とくにムードンの教会を襲った罪によってパリで絞首刑を宣告された。彼は判決を承認した高等法院に上訴した。パリの内科医と外科医も王に次のような陳情をした。「多種多様な人々が結石、腹痛、脇腹の痛みにひどく苦しんでいますが、例の射手にも同じ症状があり、〔年代記作家〕コミーヌによれば寵臣の）デュ・ブシャージュ卿もこの病気にひどく悩んでおられます。結石のある場所が分かれば役に立つで

しょう。それには人間の生体解剖が最適ですが、処刑される例の射手で行うのが有益でしょう」。かくして、射手の腹部が切り開かれ、この病気の場所が探査された。腸はもどされ、手術創はもと通りに縫われた。王の命令で手術創に十分な治療が施され、二週間以内に完治した。射手は許されて自由の身になり、いくばくかの金も与えられた。

ギー・ド・ショリアック（一三〇〇～六七年）は中世後期のもっとも有名な外科医である。彼はモンペリエとボローニャで学んだが、アヴィニヨンで生涯のほとんどを過ごし、教皇のクレメンス6世と二人の後継者に内科医および聖職者《チャプレン》として仕えた。彼は教養人で、観察と経験に基づいて本を著した。彼の『大外科学』はラテン語で書かれ、一四七八年にフランスで印刷された。簡単な被覆法の代わりに軟膏と硬膏および焼きごての使用を勧めた点では遅れていたが、ほかの点では改革者であり高徳な人だった。「よい外科医は、礼儀正しく、落ち着いて、敬虔で、慈悲深く、進取的で、威厳をもたねばならない」。彼はヘルニア根治術に興味をもっていたが、全例に手術を勧めたわけではなく、むしろ可能ならば脱腸帯の着用を好んだ。大腿骨折については次のように述べている。「副木《そえぎ》を装着したら、足に鉛の固まりの重しをつなげるが、慎重にヒモを滑車にかけて重しを支え、足を垂直方向に牽引する」。また、つなをベッドの上に下げ、患者が体位を換えやすいようにした。骨折の治療に牽引を用いたのは彼がはじめてかもしれない。彼は解剖知識の重要性を強調し、「それなしでは手術で何もできない」と述べた。ヘルニア、結石、白内障の手術は、遍歴する

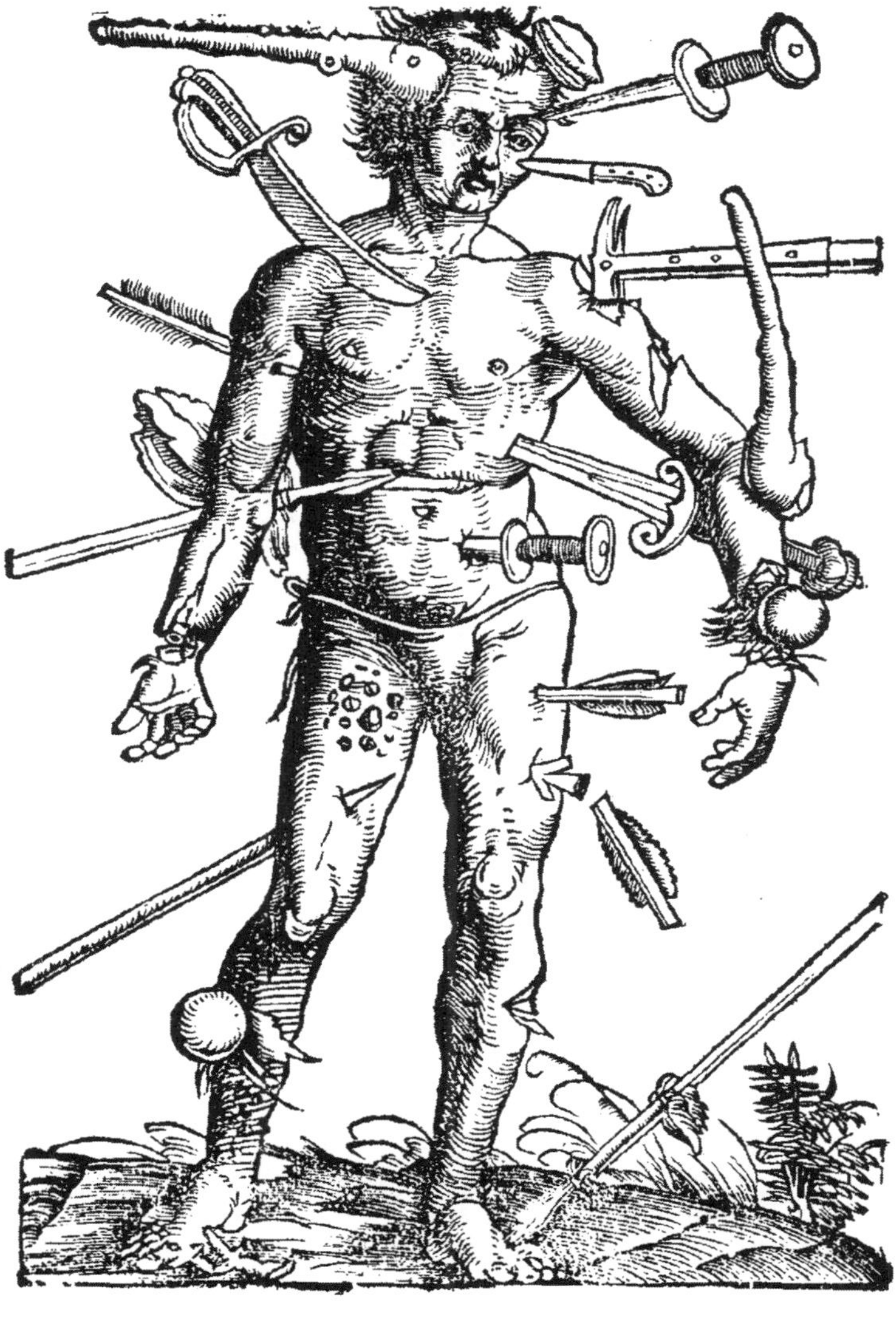

図 7　怪我男。シュトラスブルクのハンス・フォン・ゲルスドルフ著『軍陣外科書』（1530 年）から。

クワックに委せることを反対した。腹部の貫通創では、内臓が傷ついていれば、引き出して（必要なら腹壁創を広げて）洗浄し、縫合して静かにもどすように勧めた。アリの頭部で縫合する方法に言及したが、これには反対している。彼自身は腸管縫合に「皮革縫合」を勧めた。ギー・ド・ショリアックは歯科に顕著な貢献をしている、虫歯を防ぐ歯の手入れ法やみがき方を教え、歯が抜けたら他人の歯や骨製の入れ歯で置換することを勧めた。

ギーの著書には外科史の概説がある。いろいろな手術器械を記載し、外科症例の内容を正確に記している。器械は六種である。ハサミ、検鏡、カミソリ、メス、針、ランセット。ギーは止血法を五つ挙げた。縫合、タンポナーデ、圧迫、結紮、焼灼。彼は自然治癒が治療の主役で、外科医は異物の摘出や分離部分の結合などを行って自然を助けると考えていた。

イギリス

ヨーロッパのほか（イタリアとフランス以外）の国々はほとんどが未開な状態にあった。当時イギリスで有名な外科医はアーダーンのジョン（一三〇七～九〇年）だけで、彼はモンペリエで学んでフランスで何年か診療し、クレシーの戦いに居合わせた。イギリスにもどると、まずニューアークで診療し、その後ロンドンに移った。彼は直腸疾患の専門医で、痔瘻《じろう》の手術を行った。瘻孔の壁を大胆に切り開き、海綿で圧迫止血するという手術だった。直腸癌を知っており、症状を和らげることしかできないと述べている。彼はおもに裕福な貴族と生粋《きっすい》の商人を診療した。彼は遠くまで手術しに出かけ、高い料金を請求した。痔瘻を治したら百マルク[11]（六八ポンド一三シリング四ペンス）以上を受け取ると公言し、さらに毎年百シリング〔約三六〇万円〕の年金を請求した。当時の貨幣価値を考えると途方もない金額である。しかし、世界が痔瘻患者で溢れているわけではないので、外科医は簡単な処置を行うだけでも暮らせるように備えなければならない。アーダーンは浣腸を勧め、年に二、三回行えば絶大な効果があると述べた。さらに、浣腸を行うのは、浣腸器を改良した自分のような大家がふさわしいと述べ、最後に料金表を掲げた〔頻回に行えば巨額になる料金〕。アーダーンは確かに強欲だったが、品格のある価値観を重んじ、謙虚さ、慈悲心、勤勉な習慣を身につけ、服や身なりに細かく気を配ることを外科医に教えた。

病人やその友人が援助や助言を求めて医師のもとに来たら、粗野でも気安くもない態度で、相手の地位に合わせて応対し、敬意を払って好意的に振る舞うべきである。「なれなれしくすれば侮られる」と賢人がいっているからである……医師の服装は仕立ての良い上品なものにすべきで、道化師や詩人のようではいけない。また、手は清潔にして爪を整え、汚れていたり不潔であってはならない。聖餐式の食卓では上品に振る舞い、言葉や態度で近くに座った客を怒らせてはならない。多くのことを聞き、話すのは少しにした方がよい。「舌より耳を使え」と賢人もいっている。

ジョン・アーダーンも当時の迷信を信じ、いろいろな呪文に言及した。先人の引用も多いが、自分自身の経験に基づくことも多い。たとえば次のように述べた。

向こう脛《ずね》を蹴られた男がいたが、皮膚は破れていなかった。しかし、三日後に腫れて痛み始めた。彼が診てもらったのは経験医で、ついには脛に大きな丸い穴が生じ、穴の奥まで焼けた肉のような黒い汚物で満たされていた。私のところに来たとき、次のように治療した。まず、患部を温かい白ワインで洗い、ワインには薬草キャベツの芽とオオバコの汁を加えた。その後、オオバコ、ダイオウ、パセリ、蜂蜜、ライ麦粉、卵白を混ぜた膏薬を貼付した。患部を洗い、「クレオフェロベロン」(12)の粉を黒石鹸、硫黄、砒素《ひそ》からなる膏薬と合わせて用いた。足のどこかを強く打っても傷ができない事故は、馬に蹴られたり、石や棒などで打たれて起こることが多いが、はじめは患部に聖油を塗り、貯まった血を抜き取り、その後に痛みと腫れを抑える膏薬を塗る……できるだけ治療に専念すれば、治療後のよい報酬が期待できる。

アーダーンは興味深い破傷風の例も記録している。

カンタベリー大司教の聖トーマスの(墓を移した)夏の記念日(七月七日)が過ぎた後の金曜日、ブドウ畑で働いていた庭師がフックで手を切った。親指が手の関節のところだけ残して手から切り離されたので、親指を腕まで背屈でき、大量の血が流れ出ていた。治療を始めるにあたり、まず親指をもとにもどして縫合した。ランフランクの紅粉とウサギの毛で止血し、第三日までこの被覆を取らなかったが、取ったときには血は止まっていた。傷には造血剤を塗り、毎日一回被覆を交換した。傷は自浄を始め、膿を流し出した。第四日の真夜中ごろに出血し、約二ポンド〔約九〇〇グラム〕の血を失った。止血してから、前のように被覆を毎日交換した。第一一日の夜にも最初のときより大量の出血があった。それでも血は固まったが、朝まで両頬と腕が痙攣し、食事を口に運ぶことも口を開けることもできなかった。第一五日にまた出血し、第一八日にも再び出血が起こった。どんな治療をしても痙攣が続き、第二〇日に死亡した。[13]

中世初期には、傷兵はまず従軍世話婦《キャンプ・フォロワ》や外科の心得がある戦友が手当し、その後で専門の外科医が診た。内科医と外科医は、少数が王の臣下に配属され、そのほかは一般の召集兵に加えられた。戦闘で診療する機会があり戦利品も手に入るという理由で入隊する若い外科医もいた。エドワード1世がスコットランドに侵入したとき（一二九九～一三〇一年）少なくとも七人の医療者がいた。侍医の内科医と二人の見習い、侍医の外科医と二人の助手、そして一般の外科医である。侍医の内科医と外科医は地位が高く、給与は騎士と同じ（一日二シリング）だった。一四一五年、内科医のニコラス・コルネットと外科医のトーマス・モーステッドは、ヘンリー5世につき添ってフランスのアジャンクールに行った。二人にはそれぞれ三人の騎上射手、モーステッドには助手として一二人の同業者も随行した。コルネットとモーステッドは一日一シリング、随行員は一日六ペンスを受け取った。また、略奪品の分け前と戦闘中の報奨金つまり三〇人につき三カ月ごとに百マルクを受け取った。これらが全部もらえれば本当に高給取りだったが、給与は滞ることが多かったようだ。[11]その後、もうひとりの外科医ウィリアム・ブレッドウォーディンがモーステッドに同行したが、彼らは荷馬車二台と軽馬車一台の使用を許された。

野戦病院と救急車は中世の末までなかった。一四八四年にイサベル女王が導入したスペインの軍陣医療はよく整備されていた。女王は大きな天幕を六つと備品を用意し、内科医、外科医、薬剤師、従者を配属し、経費はすべて女王が支払うので、彼らが払う必要はないと通達した。

ドイツ

一五世紀の末に三人のドイツの外科医がいたが、彼らは軍陣外科の経験が豊富だった。ハインリッヒ・フォン・フォルスポイントはバイエルンの軍医で、一四六〇年に包帯法と創傷治療の本を書いた。彼のおもな関心は矢傷にあったが、この本では簡単だが銃創の弾丸摘出にはじめて言及し、顔面の形成手術にも言及した。ヒエロニムス・ブルンシュヴィヒは一四九七年に銃創についてもっと詳しい解説書を出版した。ハンス・フォン・ゲルスドルフは四〇年の従軍経験があった。彼は従軍外科医のために野戦用の本を一五一七年に出版した。弾丸の摘出には特殊な器械を用い、銃

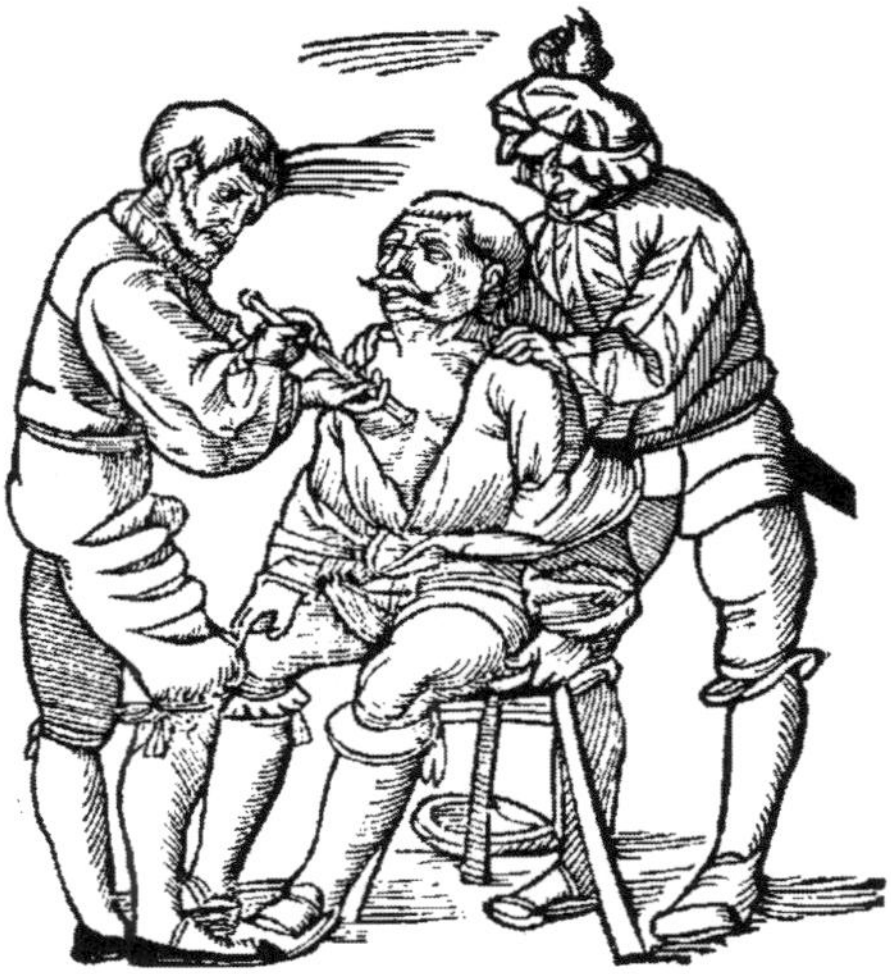

図8　胸部から引き抜かれる矢。シュトラスブルクのハンス・フォン・ゲルスドルフ著『軍陣外科書』（1530年）から。

創には熱油ではなく温かい油をかけた。切断後の断端は圧迫や止血薬で止血してから動物の膀胱で包んだ。ブルンシュヴィヒとゲルスドルフの著書には、手術場面、手術器械、被覆材の印象的な図譜がたくさんある。当時は精巧な義肢がつくられた。有名なドイツの騎士ゲッツ・フォン・ベルリヒンゲンは一五〇五年のランツフートの戦いで右手を撃ち落とされた。鉄製の義手を着用したので、その後は鉄腕ゲッツとして有名になった。

イスラム帝国[14]

今まで見てきたように、中世の傑出した外科医の多くは聖職者だったが、教会組織は聖職者が内科や外科を行うのを好まなかった。聖職者が金もうけで医療を行うことを禁じる多くの教会法[15]が公布された。一二一五年の第四回ラテラノ公会議は、焼いたり切ったりしなければならない手術治療を行うことをすべての副助祭、助祭、司祭に禁止した。一二一九年には教皇ホノリウス3世があらゆる聖職者〔在俗聖職者と僧院聖職者〕にいかなる医療行為をも禁じた。しかし、これらの法令はほとんど効果がなく、傑出した聖職者の外科医には診療を続ける者が多かった。

最終的に医療は教会から分離するが、それには教会法より大きな理由があったと思われる。たとえば、医術が複雑になっていったこと、世俗社会に立派な大学ができたこと、好評な医書は多くがイスラム教徒の著作を翻訳したものだったことなどである。(16)

西ローマ帝国滅亡後の暗黒時代、西ヨーロッパの医療はかなり衰退した。これに対し、予言者マホメットが築いたアラビア帝国では、内科も外科も大きく進歩した。この帝国は七世紀から一三世紀まで続き、最大版図はスペインからサマルカンドにまで及んだ。アラビア人はもっと昔から医学を研究していた。四三一年にエルサレムの大司教ネストリウスが異端として追放され、支持者の一派とともに小アジア東部のエデッサに逃れてきた。その後、ペルシア南西部のジュンディ・シャプールにたどり着き、有名な医学センターを興した。

アラビアという言葉は、イスラム帝国の言語だけではなく、医者にも冠されることが多い。しかし、純粋なアラビア人の医者はまれだった。シリア人もいればペルシア人もいた。イスラム教徒ということさえなかった。多くはキリスト教徒かユダヤ教徒だった。当初、イスラム教徒はほかの宗教に寛容だった。また、彼らは学問を重んじた。ジュンディ・シャプールでギリシア医学を熱心に

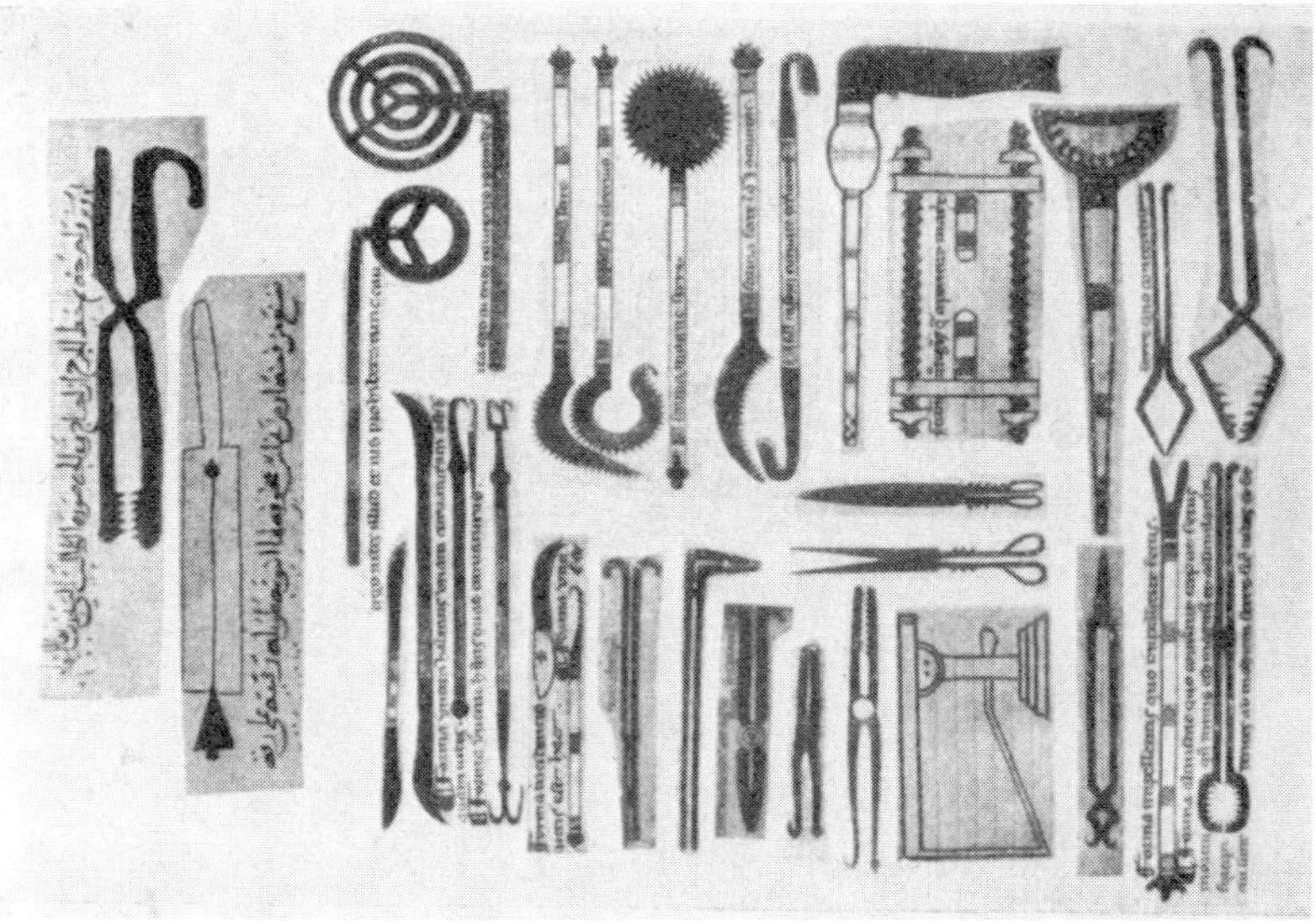

図9　アルブカシス（963-1013）の著書に描かれたアラビアの手術器械。

学び、自分たちの医学にも貢献した。ペルシア語とアラビア語に翻訳することにより、多数のギリシアの医書を温存した。初期のアラビア医学では、ギリシア思想が顕著だった。その後、アラビア医学は最盛期に達し、医学史に数人の偉人を輩出した。

ペルシア人のラーゼス（八六五～九二五年）がもっとも有名で、バグダッドの内科医長だった。この病院の立地選択を頼まれたとき、町のあちこちに肉片をぶら下げ、腐敗の発生がもっとも遅かった場所を選んだといわれている。彼の偉大な業績に、天然痘を麻疹から区別したことがある。縫合に動物の腸〔腸線〕を用いた開拓者でもあり、水銀軟膏などの新しい治療薬も開発した。

イサク・ユダエウス〔八三二～九三二年〕は、ラーゼスの同時代人で、チュニジアで診療したエジプト出身のユダヤ人だった。彼の『医師への手引き』には含蓄のある金言がいくつかある。たとえば、「病気が最悪のときに報酬を要求しなさい。病気がよくなると、患者はあなたがしたことを忘れてしまうからである」。また、「病人の治療は真珠に穴を穿《うが》つようなものだ。医師はあずけられた真珠を壊さないように注意しなくてはならない」。

アヴィセンナ（九八〇〜一〇三七年）は医師の王子と呼ばれたペルシア人で、彼の時代にアラビア医学は頂点に達した。一〇歳でコーランを暗記し、一八歳で王宮の医師に任命されたという。ハマダーンにある墓所は最近修復され、今も巡礼地になっている。アヴィセンナは東洋の大賢のひとりだが、同時代のオマル・ハイヤームと同様に、酒と女と歌を好み、深酒が彼の命を縮めたという伝記作家もいる。それはともかく、医師、哲学者としての彼の名声は大きく、『医学典範』と呼ばれる立派な著書は数百年間も権威とみなされた。

アルブカシス（一〇一三年頃没）はアラビア医学の偉大な外科医で、スペインのコルドバの近くで生まれた。彼の著書は三部からなり、多くの器械の図を記載し、当時の外科を伝える貴重な史料である。アエギナのパウロスに基づく記述が多いが、彼自身の観察も多い。アルブカシスは、アラビア人が解剖をよく研究しなかったこと、ガレノスらの古典を軽視したことを嘆いた。彼はガレノスを頻繁に引用した。

第一部では、焼きごてと腐食剤を説明し、多くの外科的な疾患に使うことを勧めた。

第二部では、手術を取り上げたが、とくに手術を行うには病因の予備知識と手術手順の会得が必要だと教えた。仕事ぶりを神が見ていることを忘れるなと外科医に教え、それゆえ報酬のためだけに手術すべきではないと教えた。切石術、ヘルニア手術、腹部創傷の治療に関する彼の適応は興味深い。腸損傷では、創縁を引き寄せて大アリで接合するのを勧めた。穿頭術と切断術および痔瘻、甲状腺腫、動脈瘤の手術を詳しく説明している。歯科に関する興味深い記述があり、骨製義歯の使用を勧めた。膀胱障害には、それまで使われてきた青銅製のカテーテルに代え、銀製のものを用いるように勧めている。創傷縫合に二重結紮などの方法を述べ、器械について詳述した。

第三部では、骨折と脱臼についてよく説明されているが、この部分はガレノスから多くを学んでいる。アルブカシスの言葉に次のものがある。「手術には二種類ある。一方は患者に有用だが、他方は患者を殺すことが多い」。彼が保存的な外科医だったことは、著書の最初と最後に掲げた「注意」という標語から明らかである。

血友病をはじめて記載したのはアルブカシスだと思われる。

私はある村の住人たちに会った。彼らの話では、村人が大怪我をすると、出血し続けて死ぬという。子供が歯茎をこすると、出血が始まり、死ぬまで血を流し続けるともいう。また、瀉血師に静脈切開を受けた者は出血で死んだそうだ。ほとんどの村人はこうして死ぬのだという。そんなことはこの村のほかに聞いたことがない。それについて書いた古い本も知らない。その原因は分からないが、その治療には、すぐに焼きごてを使うべきだと思う。しかし、それを試みたことはないし、私にとってはすべてが不思議である。

イスラム教徒のもとで医学教育と医療は高度に組織化された。(千一夜物語で有名な)カリフのハルン・アル・ラシッドの治世にはバグダッドに大きな病院があった。帝国の全盛期には、すべての大都市に大きな病院があった。一二八三年に建てられたカイロ病院には、創傷患者、眼疾患者、熱病患者(熱病患者の部屋の空気は噴水で冷やされた)、女性患者のための専門科があった。大きな図書館、孤児院、礼拝堂もあり、教会では五〇人の病院付僧侶がコーランを吟唱し、聞きたい人すべてのために日夜休むことがなかった。楽士と語り部が不眠に悩む人のために派遣され、回復した患者は退院後すぐ働かなくてもすむように金五粒〔約三万円〕を受け取った。病院は医師の院長が管理したが、ほかにも院長の部下に何人か医師がおり、多くの看護士と看護婦がいた。医学生は毎日講義を受け、難しい試験に合格しなければならなかった。

アラビア人が外科の進歩に大きく貢献したとはいえない。彼らは烙鉄で焼灼するのを好んだ。眼疾患は東洋に多く、彼らも大きな関心を寄せたが、もっとも大きな成果は内科の治療で得られた。アラビア人は化学にすぐれ、蒸留法や昇華法など多くの処理法を発明し、調剤に応用した。彼らが開発して広めた薬物には、ベンゼン、樟脳《しょうのう》、センナ、ジャコウ、阿片《あへん》チンキがある。

第五章　ルネッサンス

ルネッサンス[1]という文明史の大転換点では、ほかの知識と同様に、内科と外科にも大きな変化が起きた。とくに目立つのは、思想の自由が発見された結果、人体の構造と機能に関心が向いたことである。それまでの手術治療では解剖知識の欠如が大きな障害だった。古代ギリシア人をはじめ昔の人々は、死体を本能的に恐れ、きちんと埋葬することを重視した。骨折や脱臼の診察から得られる骨と関節の解剖知識はわずかで、内臓は封印された書物に等しかった。

人体解剖がはじめて体系的に行われたのはアレクサンドリアの大きな医学校だが、この都市が栄えたのは紀元前三〇〇年頃から、最後の支配者クレオパトラが死んだ紀元前三〇年までだった。アレクサンドリアが衰えた後、中東のいくつかの大都市で解剖が続けられたが、紀元後の二百年間は人体の代わりにサルなどの動物の身体が用いられた。動物から得られた解剖知識でも、その頃に行われていた手術にはかなりよい手引きになっただろう。ヒトの腹部、胸部、頭部が外科医のナイフで開かれることはほとんどなかったからである。

人体解剖の復興

一四世紀はじめ、イタリアのいくつかの医学校で公開の人体解剖が始められた。しかし、名ばかりの解剖で、おもな目的は千年前のガレノスの教説を記憶するのに役立てることだった。当時から後も長く続いた公開解剖のやり方は、ガレノスの写本の写本やそのまた写本を教授が読み上げ、その部分を解剖示説師が杖で指し示すというものだった。実際に解剖したのは身分の低い理髪外科医で、解剖は手早く行われた。[2] 死体が腐敗するからである。ガレノスの記述はサルやブタの解剖に基づくものが多かったので、当然ながら実際に見えるヒトの解剖構造はガレノスの記述と合わないことが多かった。しかし、それでもガレノスが批判されることはなかった。教師がこう説明していたからである。人体はガレノスの時代から変化した！

解剖をはじめて科学的に研究した者には何人かの有名な画家がいた――ドナテッロ、ミケランジェロ、ラファエロ、万能の天才レオナルド・ダ・ヴィンチ。彼らはみな解剖を行い、絵筆を取る前にメスを振るった。レオナルドは美術に関わる骨と筋肉の研究を始めて関心を深め、脳と内臓とくに心臓血管の解剖と生理に大きな貢献をした。赤いチョークで書かれたレオナルドの解剖スケッチは、七五〇枚以上もウィンザー王宮図書館に保管されているが、おそらく最初の正確な人体描写だろう。しかし、レオナルドのスケッチは最近まで公刊されなかった。この偉大な芸術家が近代解剖学の創始者とみなされていない理由はそれだけである。

近代解剖学の創始者という栄誉に浴したのはアンドレアス・ヴェサリウス（一五一四～六四年）

である。彼はブリュッセルで生まれてパリで医学を学び、後にパドヴァとボローニャで外科と解剖学を教えた。ヴェサリウスは解剖を研究したいという情熱的な意欲に満ちていた。子供のときでさえネズミなどの小動物を解剖した。研究材料を手に入れるために大きな危険を冒した話がいくつも伝わっている。解剖用の死体の供給はまだ絶望的なほど不十分で、ヴェサリウスがきわめて危険な非常手段に訴えざるを得なかったことは間違いない。たとえば、ルーヴァン市の城壁外にあった絞首台につるされた罪人の骸骨《がいこつ》を盗んだが、この戦利品は彼の研究で大いに役立った。一五四三年、彼はわずか二八歳で偉大な著書『人体の構造について』を出版した。このフォリオ版の大きな本は、ヴェサリウスの詳細な記述に、すばらしく正確で生き生きとした木版画の図譜がよく調和している。この図譜はティツィアーノの弟子ステファン・ファン・カルカールが描いたものである。医学史上はじめて、医師たちは詳細で正確な記述と有名な画家の手になる図譜がある本を手にした。ヴェサリウスの著書に無謬を望むのは無理な話だが、彼の本は解剖学の基礎、まさにあらゆる現代医学の礎である。人体構造に関する確かな知識がなければ、健康と病気における人体機能を本当に理解することはできないからである。

ヴェサリウスは解剖医であり臨床外科医でもあった。一五五九年七月、フランスのアンリ2世がモンモランシー伯爵との馬上槍試合で負傷したとき、彼は診察に呼ばれた。伯爵の槍は王の面頬《めんぼお》に入り、額を貫いていた。宮廷の内科医と外科医は大きな木片をいくつか取り出して傷に包帯をしたが、急使が遠方各地に送られ、優れた熟練医療者が呼び寄せられた。ヴェサリウスもブリュッセルからパリへ急行し、診療を委託された。損傷の程度を明らかにするため、先日断首された四人の罪人の頭部を騎槍で突く実験が行われた。あらゆることが行われたが、王は受傷後一一日目に死亡した。ヴェサリウスがきわめて綿密に病理解剖を行ったところ、王の脳はかなり損傷を受け、致命的な結果は避けられなかったことが明らかになった。

アンブロワーズ・パレ

ルネッサンスの外科医は当時の宗教戦争で経験を重ねた。彼らは多くの新しい問題に直面した。たとえば、火器による創傷の治療の問題である。百年戦争の時代に、フランス人は一三三八年のピュイギヨーム包囲戦で火薬を用い、イギリス人は一三四六年のクレシーの戦いで大砲を用いた。銃創が増えるのは一五世紀に火縄銃が発明されてしばらくしてからである。はじめて銃創に言及した外科医は一四六〇年のフォルスポイントで、ヒエロニムス・ブルンシュヴィヒは一四九七年に出版した外科書で言及し、ハンス・フォン・ゲルスドルフは一五一七年に言及した〔彼らはドイツ語で書いた〕。当時の銃創は低速の大きな弾丸によるものだった。傷口はギザギザで、衣服の切れ端が傷の中に引き込まれた。こうした傷は重症で、化膿しやすかった。当時の外科医の間では、火薬そのものが有毒だと広く信じられていた。毒を中和する一般的な方法は熱油を銃創に注ぎ込んで焼灼することだった。ヒエロニムス・ブルンシュヴィヒの著書には、油を注ぎやすく膿が出やすくするため、銃創を広げて大きくする手術器械の図がある。止血にもいまだに烙鉄や熱油を用い、創傷には

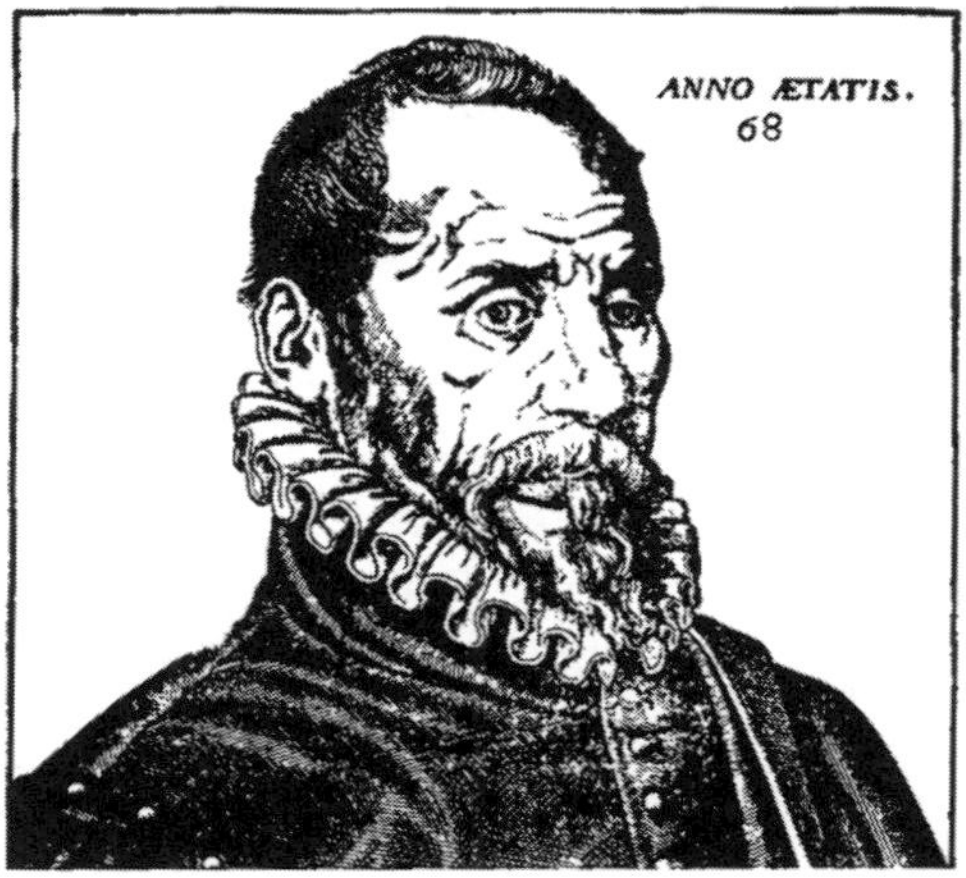

図10　アンブロワーズ・パレ。フランス外科の父。

ありとあらゆる不快で汚い膏薬を塗りつけて化膿をうながした。

「鉄で治らぬ病気は火で治る」という古い教義〔ヒポクラテス『箴言』第7章87節〕から最初に離脱した男はアンブロワーズ・パレ（一五一〇～九〇）だった。パレはもと理髪師の徒弟で、〔一五二九年に〕パリの大病院オテル・デュで外科研修医《ドレッサー》になり、史上最高の外科軍医になった。一五三六年から四〇年間の大部分をフランス軍に随行し、フランス、フランダース、イタリア、ドイツで過ごした。最初の遠征〔一五三七年のイタリア遠征〕で、当時の創傷治療を革新する発見をした。フランス軍がヴェイアン城を攻略した後のことをパレは次のように生き生きと描写している。

　当時[3]、私は未熟な兵士で、銃創の最初の手当をまだ見たことがなかった。「ジョヴァンニ・

ダ・ヴィゴー」の本は確かに読んでいたが、第一巻「創傷概論」の第八章によれば、火器による創傷は火薬の毒があるので、その治療は沸騰したニワトコの油で焼灼する必要があり、油には解毒剤を少し混ぜるとよいという。私はこの熱油を使えば患者がひどく痛がることを知っていたので、実行する前にほかの外科医が最初の手当をどうしているのか知りたかった。彼らは、できるだけ沸騰させた熱油を傷に注ぎ込み、テントや串線《かんせん》を留置していた。私も勇気を出して彼らと同じようにした。やがて油がなくなり、代わりに卵黄、バラ油、テレビン油からなる化膿薬を使わざるを得なくなった。その夜、私は安眠できなかった。熱油で焼灼しなかった患者は毒で死ぬのではないかと恐れた。そのせいで早く目が覚めたので、患者を見に行くと、化膿薬を使った患者は死ぬどころかほとんど痛みがなく、傷には炎症も腫れもなく、前夜はよく眠れていた。一方、例の熱油を使った患者は発熱し、傷口にひどい腫れと痛みがあった。私は哀れな銃創患者に残酷な焼灼は行うまいと決意した。

パレは自分の銃創治療にまだ満足できず、あらゆる機会に先人や達人からよい考えを得ようと努め、次のように述べている。

〔イタリア遠征で〕トリノにいた頃、銃創の治療で誰よりも有名な外科医に出会った。彼が銃創治療に用いているという膏薬の処方を教わろうと彼に取り入ったが、教えてもらえるかどうか分からないまま、私は二年間も待たされた。さんざん貢ぎ物をした末に教えてもらったが、その処方は次の通りである。生まれたばかりの仔犬をユリ油で煮て、ミミズを加え、ヴェニス・テレビン油と混ぜる。これを知って、私は歓喜し、心がはずんだ。私には彼の処方が理解できた。まったくの偶然で知っていた処方に似ていたからである。私がどのようにして銃創治療を学んだか、これでお分かりだろう。本からではないのである。

一五五二年春、今や熟練の外科医となったパレは、従軍してドイツにいた。次の例には彼の腕前と優しさが躍如としている。

ロアン閣下の部隊の兵士たちが、農民を脅したり宥《なだ》めたりして食料を調達しようと考え、農民が引き籠もる教会に行った。しかし、兵士のひとりが袋だたきに遭い、頭部に七つの刀傷を受けてもどってきた。小さな刀傷も頭蓋骨の内板を貫き、腕にも傷が四つあり、右肩の傷は肩甲骨の半分以上の長さに切れていた。仲間は彼を隊長の宿舎に運び込んで傷を調べ、夜が明けて朝になったら出かけることにした。傷が治るとは思えなかったので、墓を掘って彼を葬るためで、農民が彼を殺しただの何だのと話していた。私は哀れに思い、うまく手当すれば治るかもしれないと彼に話した。私に治療する意志があるのを見て、この部隊の士官たちは手荷物を持って移るように彼を説得した。彼は同意した。私が手当した後、彼は馬車に移されて寝台に寝かされた。一頭立ての馬車で、寝具もよく寝泊まりには十分だった。私はひとりで内科医、薬剤師、外科医、調理師の役をこなした。完治するまで、私が手当し、神が癒したもうた。ほかの部隊もいっしょになって全軍がこの治療を賞賛した。ロアン閣下の騎兵隊が召集され、騎兵は各人が一クラウン、射手は半クラウンずつ、私にくれた。

次の話は、一五五二年の年末にメッス籠城戦で起きた出来事に関する話で、新しい形の銃創と当時の軽信がよく分かる。

パレはフランス王の手紙をもって敵の包囲網を潜り抜け、メッス市内に入った。市内にいた貴族のひとり、ラ・ロッシュ・シュル・ヨン公と親しくなったが、ラ・ロッシュの部下が戦闘中に大砲で撃たれて足を折り、傷に触れなくても治せるというペテン師の治療[※1]を受けていた。パレはラ・ロッシュからこの怪我人の診察を依頼された。パレは次のように述べている。

ベッド上の患者は、足が折れ曲がり、まったく手当を受けていないことが分かった。彼の名前とガードル腹帯があれば、呪文で治せると保障されていたからだった。四日間、哀れな患者は痛みで泣き叫び、夜も昼も眠れていなかった。私はこのペテンと欺瞞を嗤った。すぐに手早く足を整復して手当した。彼は痛むことなく眠れた。（神のご加護で）治癒したので、今なお健在で王に仕えている。ラ・ロッシュ・シュル・ヨン公は私の宿舎に酒樽を送り届け、飲み干したらもう一樽を送ると言ってくださった。

一五六四年[4]にパレは著書『外科十巻』で第二の大改革を報告した。血管結紮を復活させたのである。結紮止血は古代に行われたが、その後は行われなくなっていた。切断術のとき、パレは烙鉄で焼灼する代わりに血管を結紮した。切断術における結紮がパレとともに標準手技となったことは次の話から分かる。また、外科医が弟子をどのように指導していたかも分かる。

一五八三年一二月一〇日、ロワンヴィル生まれで今はドゥルダン近くのボーヴェに住むトゥーサン・ポソンは、片足全体に潰

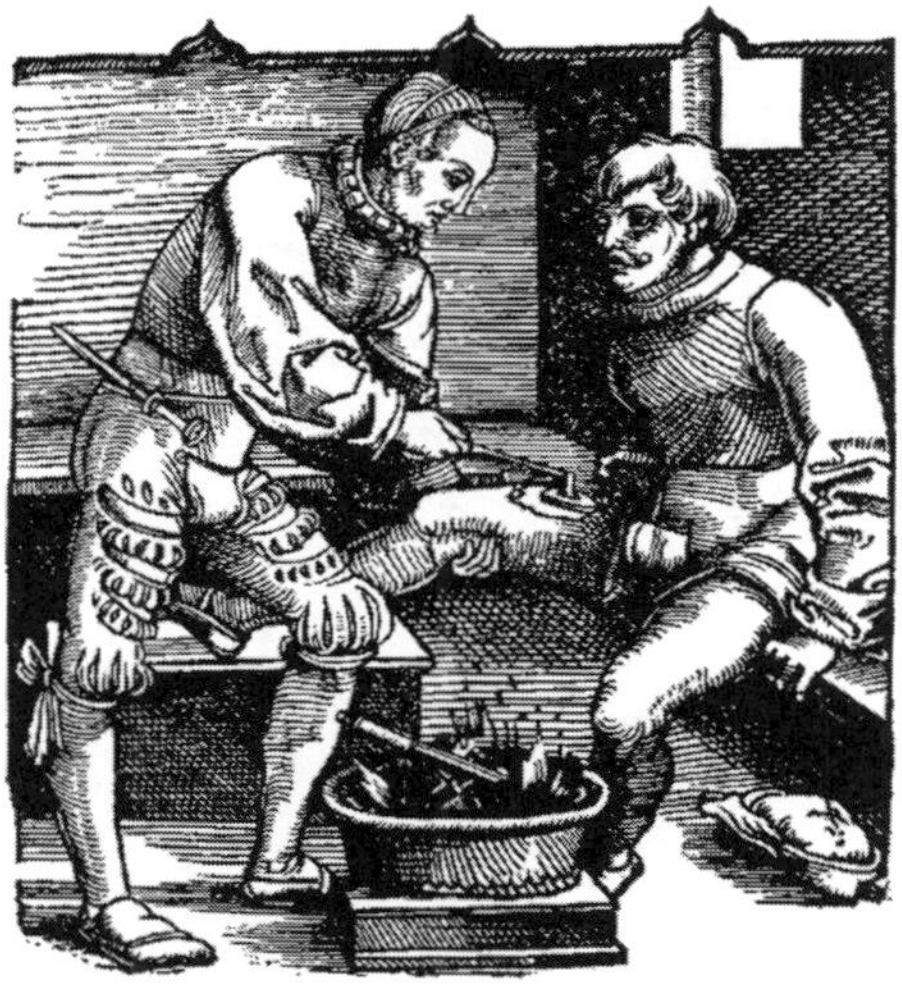

図 11　焼きごての使用。イブン・ブトラーン著『健康の手引き』（1532 年）から。

原注1　この例でペテン師が行った治療は共感呪術のよい例である（一二二頁を参照）。

瘍ができ、骨が浸食され腐っていた。彼は後生だから足を切り落としてくれと私に懇願した。痛みがひどく、もう耐えられなかったからである。私は、彼の身体に前処置を施して膝蓋骨《しつがいこつ》から四横指下で足を切断することにしたが、従者のダニエル・プーレに手術させた。彼にこの手術を教え、実施に自信をもたせるためである。プーレは止血に血管結紮を用い、烙鉄は用いなかった。手術には王の外科正侍医ジャック・ギユモーとパリの理髪外科医ジャン・シャルボネル師が立ち会い、術後はパリ医学校の二人の指導医師、ラフィーレ師とクールタン師が往診した。この手術を行ったところは、グレーヴ広場の白馬の看板のあるところに住む宿屋の主人ジャン・ゴエルの家である。忘れずにいいたいのは、モンパンシエ王女が私の治療を受けた患者が貧しいことを知り、宿代と食事代を出したことである。ありがたいことに彼はよくなり、木製の義足をつけて自宅にもどって行った。

次は切迫した緊急事態にパレがどう対処したかである。

聖アンドレ・デ・ザールの近くに住むシャトレー城塞の軍曹は、プレ・オ・クレール〔決闘で有名だったパリの牧草地〕で喉に剣の一撃を受け、外頸静脈を両断された。傷を受けるとすぐに彼はハンカチを傷に押し当て、私の家へ診察を受けに訪れた。彼がハンカチを取ると、血液が勢いよく吹き出した。私は急いで静脈の根元あたりを結紮した。これで出血は止まり、ありがたいことに彼は治癒した。

パレはよい考えなら誰の考えでも積極的に採用した。それは次のような逸話から分かる。

〔イタリア遠征のとき〕モントジャン元帥の炊事夫が何かのはずみで沸騰せんばかりの油の大釜に落ちた。私が呼ばれて彼に手当し、こうした場合によく使われる冷却薬を取りに、近くの薬品庫に行った。たまたま田舎の老女がいて、私が熱傷の薬を求めているのを聞き、最初の手当には塩を少しまぶした生のタマネギを使うとよいと私に説いた。そうすれば水疱や膿疱はできないというのが、豊富な経験から得た老女の教えだった。それゆえ、その治療法の効果をこの油まみれの下男に試すとよいと考えた。翌日、タマネギを当てたところに水疱はなかったが、そうしなかったところはみな水ぶくれになっていた。

興味深いことに、パレは巨大化した乳房の形成手術について論じている。アエギナのパウロスとアルブカシスによれば、十字切開をおき、余分な脂肪を切除し、切開を縫い閉じることは可能だという。パレの辛辣な批評は、これは「女性の生皮はぎも同然で、私はしたことがない。若い外科医に勧めたこともない」。この偉大な外科医の慎重な態度はよく分かるが、このような手術が必要なこともあるし、現在は実施されてうまくいっていることが多い。

パレは四代のフランス王の外科正侍医だった。過酷な環境の戦場にいても贅沢な宮廷にいても、彼はいつも平静だった。名医のアンブロワーズ・パレは、王子や貴族が受傷すると必ず派遣されたが、卑しくても彼を必要とする者には同じように心を込めて手当をした。一五七二年の聖バーソロミュー虐殺のとき、パレは助命された唯一のユグノーで、それは王じきじきの命令によるものだった。パレの示した手本と著書は大きな影響を及ぼした。パレの本が広く読まれたのは、当時の大部分の医書と異なり、ラテン語ではなくフランス語で書かれていたからだった。しかし、彼自身は本による学習をそれほど重視しなかった。彼がいうには、

外科医がなすべきことは五つである。余計なものを取り去ること、ずれたものをもとにもどすこと、くっついたものを離すこと、離れたものを合わせること、もともとないものを補うことである。これらに関する知識を得るのは、実行し続けて経験を積めばよく、多くの本を読んだり毎日講義を聴くことより簡単だろう。どんなに明快で簡潔な話であろうと、自分の目と手ほど生き生きと教えてはくれないからである。

パレは偉大な外科医だったうえ人柄がきわめて魅力的だった。実際、彼には大外科医の特質がすべてあった――手術手腕、経験、判断力、勇気、同情心。根っからの謙虚さは（著書に繰り返し現れる）有名な言葉から分かる。「私が手当し、神が癒したもうた」。

今までみたように、パレの功績には経験と知識を自国語で書き留めたことがある。他国の手本になり、とくに軍医がこれをまねた。自国語で書かれた簡潔で実用的な軍陣外科の手引きはどの国でも一般の外科医に必要だった。彼らの教養はそれほど高くなく、分厚いラテン語の教科書は読めなかったからである。自国語で実用書を書いたドイツ人外科医がいたことはすでに述べた。有名なファブリキウス・ヒルダヌスもそのひとりで、彼は三〇年戦争のとき多くの経験を積んだ。[5]止血帯をはじめて用い、壊死部分より近位側の健康な部分で患肢を切断したといわれている。

イタリア

ルネッサンス時代に外科は以前より地位が上がり始めた。[6]外科はほとんど理髪師の手で行われていたが、今や高度な教育と訓練を受けた者も行い始めた。当時の有名なイタリアの外科医には、ファブリキウス・アプ・アクアペンデンテ、ジョヴァンニ・ダ・ヴィゴー、ピサのグイド・グイディがいた。

ファブリキウスはパドヴァ大学の外科学教授で、後に解剖学教授を兼任した。動脈を結紮し、気管切開、胸腔ドレナージ、尿道手術の手技を説明した。彼の著書『外科学五書』（一五九二年）には、脊柱弯曲や斜頸などを治療する整形外科的な器械の図がある。危険な手術を避けた慎重な外科医で、相談医として名声をはせ、二〇万ダカット〔約二〇〇億円〕以上の財産を遺した。

ダ・ヴィゴーは教皇ユリウス2世の外科侍医だった。彼の外科書は一五一四年に出版され、四〇回以上も版を重ね、フランス語、イタリア語、スペイン語、ドイツ語、英語に翻訳された。銃創を毒創《どくそう》と信じ、焼灼治療を勧め、カエル、虫、毒ヘビを砕いて入れた膏薬を勧めた。

アンドレア・デラ・クローチェの外科書（一五七三年）には、手術の光景を描いた印象的な絵がある〔図12〕。

ルネッサンス外科については、近代形成外科の創始者といわれる人物に言及しなければ、完全とはいえない。それはボローニャのガスパル・タリアコッツィ(7)で、その手術は腕の皮膚弁を移植し、腕を鼻に接して包帯で固定し、皮膚弁の生着を待つものだった。この手術は、久しく忘れられたインドの方法ではなく、明らかにブランカ一族が開発したものだった。ブランカ一族は一五世紀前半にシチリアで外科を診療していた。このシチリアの手術については、イタリアの詩人エリシオ・カレンツィオが一四四二年に友人に出した手紙で述べている。

オーピアヌスよ、君の鼻をもとにもどしたければ、こちらに来たまえ。本当に世界でもっとも驚異的な手術だ。シチリアのブランカはすばらしい才能の持ち主で、新しい鼻をつくってあげる方法をみつけた。患者の腕からつくるか、奴隷からもらうのだ。これを見たとき、君に手紙を書こうと決めた。これほどよい話はないと思ったからだ。君がこちらに来れば、満足のいく鼻をつけて帰れると保障するよ。飛んで来たまえ。

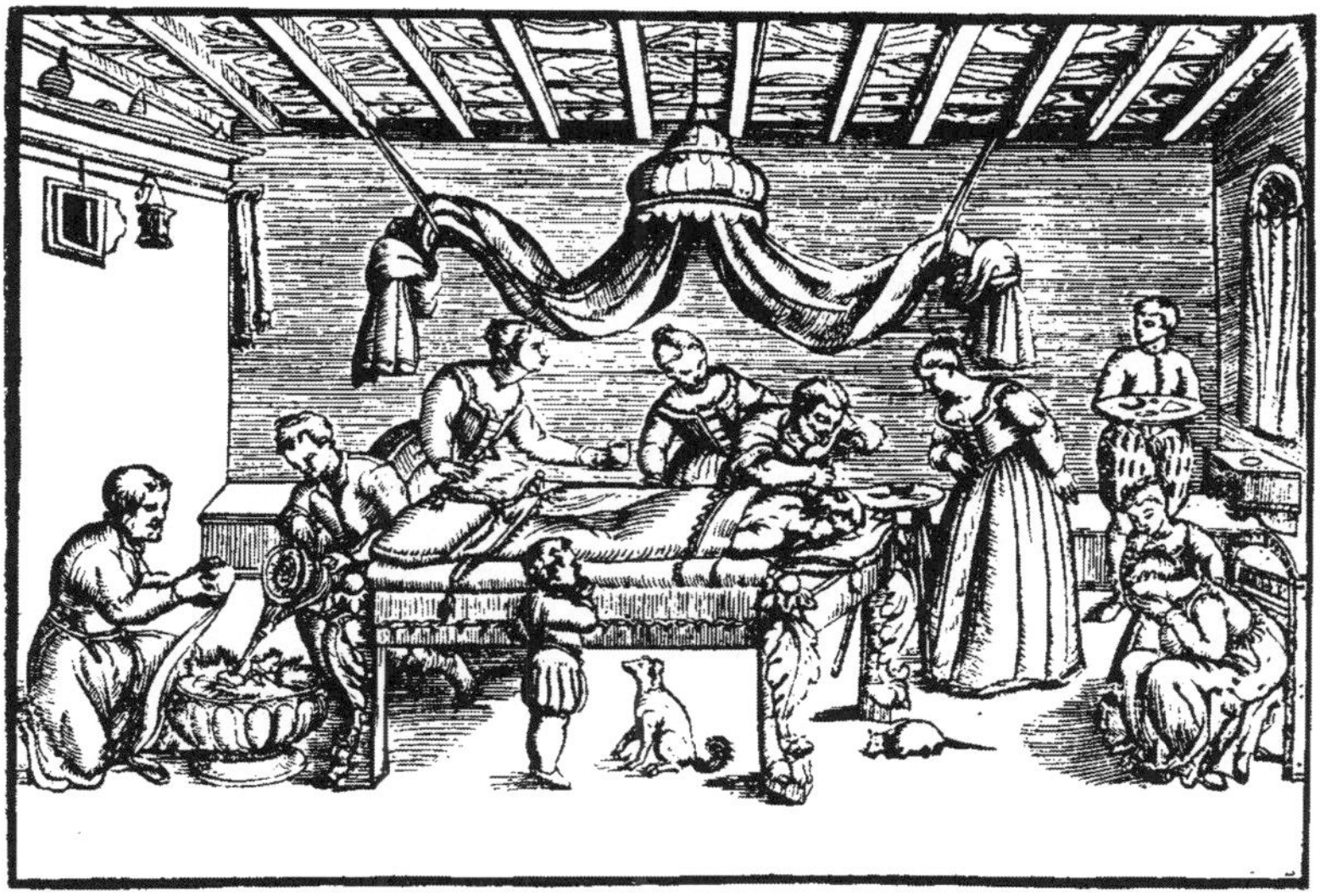

図 12　住宅で行われる手術。ヴェニスのジョヴァンニ・アンドレア・デラ・クローチェ著『外科学』（1573 年）から。

この手紙は一五〇三年に公開され、奴隷か自主的な「提供者《ドナー》」から鼻を移植できるという考えを広めた。しかし、皮膚や組織を人から人に移植するのは不可能である。他人の皮膚弁は「根づく」ことがない。患者自身の腕や額の皮膚なら、鼻や耳をつくることができた。タリアコッツィが行ったこの手術は大成功だった。一五九七年に彼が出版した美しい図入りの鼻形成術の本は、形成外科のもっとも初期のものと位置づけられている。一六世紀にはこの形成手術の需要は大きかった。決闘や路上騒動が多かったからである。また、鼻や耳の切断は窃盗に対する一般的な刑罰だったし、おそらく梅毒のために失われた鼻も多かった。しかし、タリアコッツィの時代以降、鼻形成術は忘れられたようである。復活したのは一八世紀末で、復活の原動力になったのはこのボローニャの有名な手術ではなく古代インドの手術だった〔一六三頁参照〕。

もっとも古いものとして知られる嵌頓《かんとん》ヘルニアの手術に関する記述は、一五五六年にプロヴァンスのユグノーで有名な外科医ピエール・フランコ[7]が書いた。当初フランコは遍歴切石師だったが、後にベルン共和国に外科医として雇われた。彼は仲間の遍歴医の社会的地位が低いことを苦々しく嘆いている。「内科医や外科医、薬剤師でさえ、何か不運なことがあっても自分を守ることができる。しかし、われわれは必死で逃げなくてはならない」。

イギリス

イギリスほど外科的な才能が大きく開花した国はなかった。当時の多くの外科書は「ブラックレター」という書体の本として残っており、魅力的な木版画で飾られることも多かった。これらは自国語で生き生きと書かれている。これらの書物はエリザベス朝の代表的な偉業の一部だった。科学史の視点から見ると、伝統になった古代人の教えから離脱し、独自の観察と経験の成果を発表しようとする最初の努力の現われだった。

トーマス・ヴィカリー（一四九五〜一五六一年）は英語で書かれた最初の解剖書を著した[8]。『イギリス人のための人体解剖便覧』という題名の本で、初版は一五四八年に出版され、一七世紀まで教科書に使われた。ヴィカリーは当初メイドストーンの理髪外科医で、その後ロンドンで指導的な外科医のひとりとして認められた。また、ヘンリー8世の侍医と聖バーソロミュー病院の外科医に任命された。一五四〇年、理髪師と外科医の組合合併に王の許可を得るために協力し、新設の理髪外科医組合の初代組合長に選出された。

イギリスの理髪師と外科医は一四世紀にはすでに組合を組織していた。ロンドン理髪師組合には一三〇八年の記録があり、外科医の組合は一三六九年以前から存在していた。これらの団体の主目的は、あらゆる商業組合と同様に、会員の利益の保護と拡大だった。組合は、弟子の募集、教育、品行を管理し、会員の業務に規則を定め、「会員雇用独占《クローズドショップ》」の維持に尽力した。(9) 理髪師と外科医の組合は別々で、各種の医療は国の管理下になかったため、紛争が際限なく続いた。理髪師と外科医は互いに争い、内科医や薬剤師とも衝突した。理髪師は瀉血や抜歯などの小手術を行うのが常だったが、やがて難しい手術も行う者が現れ始めた。そのため、ほかの組合とくに外科医の組合――その会員は高い教育と訓練を受けていた――と紛争が生じた。外科医は地位向上のためにあらゆることをしたが、理髪師組合の地位と特権は長らく安定していた。実際、その会員は当時の一般臨床医として活動し、彼らに取って代わる団体はなかった。

一五四〇年に妥協が成立した。その年の法令により「ロンドンの理髪師と外科医の合同組合の親方会または理事会」という名称のもとに、理髪師と外科医の両組合は正式に合併した。外科医はもはや理髪業を行わず、理髪師が行える手術は抜歯だけ、と布告された。新しい組合には、ロンドンで無資格の臨床医に罰金を科する権限が与えられ、刑死した罪人の遺体を毎年四体解剖する権利を与えられた。この組合——理髪外科医組合と短く呼ばれることが多い——は一七四五年まで存続した。一七四五年に合同は解消され、以前のように独立した状態にもどった。理髪師組合はシティ・オヴ・ロンドンの古い同業者組合《リヴァリ・カンパニー》のひとつとして今も存続している。外科医組合は、外科診療の管理団体として存続したが、シティの同業者組合としての性格は次第に失われた。一八〇〇年にジョージ3世の勅許状によりロンドン王立外科医師会として再編され、一八四三年にヴィクトリア女王が下した新しい勅許状によりイングランド王立外科医師会と改名された。

理髪外科医組合の古い記録を見ると、昔のロンドンにおける彼らの仕事ぶりや社会生活についておもしろい一面が分かる。組合の理事会の重要な任務には、理髪外科医の親方と徒弟との間のもめ事の仲裁があった。これが体罰の行使を意味したこともあり、その例として一五六九年八月二二日の法廷記録がある。

> 原告リチャード・アプトンは徒弟ウィリアム・フィッシュを次の件で告訴した。すなわち、先月二〇日にフィッシュは親方のもとから脱走し、ここに提出された手術器械などを持ち逃げした。フィッシュは、親方から逃げる理由はなかったが、航海に出るつもりだったと自白した。罰として、古式に則り彼は棒叩きの刑を受けた。

一方で、組合は徒弟の利益を守り、冷遇や虐待の明らかな証拠があれば、師弟の束縛から解放した。一六〇一年六月三〇日、ロバート・ウォリスは「親方から十分な肉、飲み物、衣服を与えられなかったことが法廷で認められ、師弟関係を解消された」。

一五七三年一〇月一五日、法廷は親方のジョン・ステイプルズの苦情を聞き入れた。

弟子が親方の家で女中と悪行に及んだと告訴された。法廷で、弟子は膝を屈して恭順の意を示し、親方の許しを懇願した。弟子は条件つきで許された。すなわち、弟子は行いを改め、不平などは述べてはならない。さもなければ、法廷から処罰されることになる。

一五五六年四月二七日、弟子は一五日以上ひげを伸ばしてはならず、これに違反すればその親方が半マルク〔約二四万円〕の罰金を支払うという指示が出された。立派な理髪外科医は髪型について確固たる方針を取っていたようで、それは一七世紀のテディボーイ〔着道楽の反抗的な青年〕と思われる弟子の取り扱い方からうかがえる。

一六四七年八月九日、この法廷でヘイドン氏は臨席の弟子を告発した。すなわち、弟子は親方に悪質で反抗的な態度をとり、昼も夜更けも仕事をよくさぼるという。答弁に出廷したこの弟子は、親方と全法廷に対して不作法できわめて無礼な態度をとり、生意気な口をきき、何が起ころうとも親方に仕える気はないと呪いを吐いて反抗した。それゆえ、法廷はこの弟子に

〔不相応に長い〕髪を短く切るように命じた。

徒弟期間は短くても七年間に及び、その実習過程はすばらしかった。徒弟期間を終えると、若い外科医は理髪外科医組合会館で試験を受けなければならなかった。免許には三つの段階があった。[10] 第一は地域や期間が限定の仮免許で、第二は解剖学と外科学の修士がもつ永久的な本免許。第三は大免許で、現代の王立外科医師会の上級会員《フェロー》に相当する資格である。外科教育はこれで終わりではなかった。理髪外科医組合の全会員〔大免許の所持者でも〕は、組合の会館で行う公開解剖や外科講義を受ける義務があり、不参加には罰金が科せられていた。こうした教育により、外科の診療と社会的地位は大いに向上した。信頼性の高い熟練外科医の団体が誕生した。彼らは内輪でよくけんかもしたが、職務に献身し、団結して偽医者に対抗した。

ジョン・バニスター（一五三三～一六一〇年）は古い伝統から脱却した初期の解剖学者だった。〔大学卒業後に〕ノッティンガムでの診療で名声を博し、一五八一年にロンドンの理髪外科医組合の会館で講義を行った。外科と内科の再統合に熱意を持ち、次のように述べた。

近年、外科医は内科を行ってはならないと盲信している人がいる。そうした気配りは外科と内科の友好関係を壊すことになる。……一方は他方がなければうまくいかないし、両方の協力がなければ他方もうまくいかないからである。

もともと医学はひとつだと考える先進的な外科医は多く、彼らは負傷した患肢を患者の全身とは別物のように扱うことに不条理を感じていた。

一五四〇年の条例で、理髪外科医の親方は「体表のあらゆる創傷や病変」の取り扱いを許されたが、「体内愁訴」に投薬することは許されなかった。一方、内科医は少人数の排他的な団体をつくり、薬の調合は行わず、どんな手仕事も行わなかった。患者が浣腸を必要としたり、「瀉血」する必要があるとき（ほとんどがこれだった）は、こんな簡単なことでも理髪外科医に代行させた。内科医が処方する薬は第三の団体が調合を代行した。それは薬剤師で、さらに彼らは材料を薬種商から調達した。こうした代行により、医療費は大きくふくらみ、臨床医の団体間で対立が激しくなった。しかし、当然ながら、この法律が厳守されることはまれだった。純粋な内科医は王族、貴族、裕福な商人の家族を診療し、身分の高い外科医（彼らも少数だった）もおもにこの階級の人たちの病気を診療した。庶民の病気は[11]理髪外科医が〔外科も内科も〕診療し、後には薬剤師も診療した。理髪外科医と薬剤師はまさに当時の一般臨床医だった。

イギリスの外科医たち

内科や外科を診療する法的権利のある人たちとは別に、何の資格も修練の経験もなく診療を行う多くの人たちがいた。ロンドンと田舎には、クワック、経験医、大道薬売りがおり、膀胱結石、ヘルニア、白内障を手術する遍歴医が群がっていた。行政府はこれらの違法な診療者に厳しい措置をとったが、彼らは一所に長く逗留することがなかったので（どう考えても長逗留は彼らに得策ではなかった）、何年も商売を続けることができた。

トーマス・ゲイル（一五〇七〜八七年）はテューダー朝の理髪外科医で、軍医の経験が長く、一五四四年にヘンリー8世がモントルイユを包囲したとき目撃した悲惨な状況を報告している。ブタ去勢職人、鋳掛《いか》け屋、靴修繕屋が外科医のお株を奪い、恐ろしいことに、馬の足に塗る油の調剤、靴屋のロウからなる軟膏、古いやかんのサビで傷を治療していた。ほんの小さな傷でも負傷者の多くが死んでいった。戦争からもどり、ゲイルはロンドンで診療に成功し、エリザベス女王の近習外科医になった。(12)良識的で実際的な教え方で好評だった彼の著書には、『銃創卓論』（一五六三年）と『名外科医トーマス・ゲイルの新編外科著作集』がある。名医ゲイルはクワックや藪医者がイギリスの貧民に施した劣悪な診療についても鮮やかに描写した。

一五六二年、私はロンドンにある聖トーマス病院と聖バーソロミュー病院の二つの病院で、四肢や手足などの身体に傷のある患者を三百人余り診たが、感染がひどく、そのうち一二〇人は回復しても、四肢、手足、指趾が失われたり、曲がったりし、不具になって永久に零落した。その不幸はみな、治療を請け負った魔女、賢女、ペテン師（ごろつき）がもたらしたもので、彼らは金銭ばかりか手足と健康までも奪ったのである。さらに、私はこの哀れな人たちに、どうして傷がひどくなったのか、彼らを診た外科医は誰か、詳しく尋ねた。それは呪文で全快すると保障した魔女、薬草などで全治させようとした賢女、治癒を保障して金銭をだまし取りながら諸国を放浪するペテン師だった。

ウィリアム・クローズ（一五四〇～一六〇四年）もテューダー朝の有名な理髪外科医で、エリザベス女王の侍医、聖バーソロミュー病院の外科医だった。フランダースでは陸軍に入り、スペイン無敵艦隊と戦った海軍に従軍して名を挙げた。彼の最初の著書は一五七九年に出版された性病論だが、性病の治療は当時の外科医の重要な仕事だった。もっとも重要な著書は銃創に関するものである。これはアルマダ海戦の年〔一五八八年〕にはじめて出版され、冗長な題名がついている。すなわち、『火薬熱傷、銃創、刀創、鉾創、騎槍創などに関する若い外科医のための適正な診療』である。クローズは銃創が毒創か否かに強い関心を持っていた。

ジョン・ウッダール（一五六九～一六四三年）は東インド会社と欧州で勤務し、海上でも陸上でも経験が豊富だった。ポーランドのポズナニに近いイギリス商人の居留地で理髪外科医として何年間か勤務した。〔一五九九年から東インド会社に勤務し〕一六〇四年にロシアのツァーリのもとへ教師として派遣されたが、当時はジェイムズ1世がモスクワ大公国との交易拡大を交渉しているときだった。彼は二冊の興味深い本を著した。『外科医の友』（一六一七年）と『外科往診鞄の必携書または手引き』（一六二八年）で、これらには器械と装備およびその使用法について貴重な説明がある。彼は頭蓋手術用に新しい様式の穿頭器を考案したが、彼の名を高めたのは、ビタミンCが発見される三百年前、壊血病の治療にレモンの果汁を勧めたことである。外科医としてのウッダールは見境なく切断術を行うことに強く反対した。腿より足で切り、足より趾を切り落とす方がよいと信じていた。おもしろいことに、この保存的な外科医が記録した切断術の中には、〔一六二八年に〕聖バーソロミュー病院で行った多肢切断術の記録がある。[13]

聖バーソロミュー病院で私が風変わりな切断術を行った〔六五歳頃の〕女性の話である。ある朝、彼女の両腿と指七本を壊死部で切り落としたが、痛みも出血も精気の喪失もなく、これを記録している今も健在である。彼女はロンドンの貧しい女中つまり使用人で、名前をエリン・フレンチといい、彼女について本が書かれたり、バラードがつくられて街で歌われたりした。この女中は窃盗癖があり、それを主人と女主人にとがめられ、日頃からののしられ、呪いの言葉を浴びていた。盗みを働いたなら責められて当然だ、その手足は朽ち落ちよ、と。そして、間違いなく神の摂理で、その裁きが彼女に下った。両腿の付け根近くまでと指七本が腐敗したのである。しかし、この哀れな女は治療のため、聖バーソロミュー病院の私のところに紹介された。私は両腿と指七本を壊死部で切り落とし、神のお慈悲と許しにより彼女を完治させた。前述したように、すべては午前中に行ったが、切り落としたとき彼女には疼痛も恐怖も出血もなかった。彼女は三カ月足らずの短期間で全治した。神のお慈悲を受けるに値しない不道徳な存在のわれわれに、神はかくも慈悲深い。

スコットランドではほかの国と同じように外科医と理髪師が手術を行った。一五〇五年に王のジェイムズ4世は理髪外科医の組合を設立して権利と特典を与えると布告した。この団体は、刑死した罪人の遺体を解剖用に毎年一体を要求する権利と、エディンバラ市の城内で「生命の水（ウィスキー）」を製造販売する独占権を与えられた。今ではいずれの権利も廃止されている！　理髪外科医の組合は最終的にエディンバラ王立外科医師会になった。ジェイムズ4世は内科と外科に強い関心があり、臣民に素人治療を施すことを好んだ。彼の家計簿に次のような項目がある。「王に瀉血をさせたドミニコに二八シリング」、そして「王が抜歯した男に一四シリング」。一五一一年には、王は侍医の理髪外科医にさえも手術した。「王に歯を二本抜かせた理髪師キンナードに一四シリング」。ジェイムズは創傷治療、瀉血、抜歯しか行わなかった。大手術を行っていたら、もっと高い料金を払ったことだろう！[14]

一六世紀のスコットランドでもっとも有名な外科学者はグラスゴーのピーター・ロウだった。彼の『外科手術書』（一五九六年）は英語で書かれた最初の包括的な外科書といってよい。ロウはグラスゴーで生まれ、フランスとフランダースで大学生や軍医として二〇年以上を過ごし（一五九〇年代に）生まれ故郷にもどって診療した。彼は、一般の内科医と外科医の統合と、クワックと藪医者の統制を切望した。この目的のため、一五九九年、ロウはグラスゴー王立内科医外科医教授会を設立する許可を王のジェイムズ6世から得た。当初この団体の職務には貧民の無料診療があった。大英帝国の医療団体史ではユニークなものだが、この職務は二世紀間守られた。[15]すなわち、貧しい病人が病院と診療所を利用できるようになるまで続いた。

第六章　一七世紀

一七世紀の前半は外科に大きな進歩はなかった。[1]

イギリスの外科

切断術の適応は相変わらず壊疽《えそ》だけで、一世紀のケルススの方法と変わらない輪状切断術が行われることが多かった。止血法も手荒で、面倒で、痛みを伴うものだった。傑出した外科医のひとりジョン・ウッダールは、テューダー朝からステュアート朝にかけて活躍し、『外科医の友』（第三版、一六三九年）で輪状切断術を生き生きと説明している。

　切断すると決まり、準備がすべて整ったら、手術を始める前に、外科医は助手とともに手術の成功を神に祈ることを忘れてはならない。患者にも、手術の前日に時間をとって心身を整え、手術を受ける決意を固めるように勧めなさい。手術には死の危険が必ず伴うからである。その後、外科医は助手とともに仕事に取りかかる。助手は少なくとも五人いる。第一助手は患者の背後に座って抱きかかえる。第二助手は患肢を抱え、外科医の指示で患者のすぐ前に立ち、切断する患肢にまたがってこれを抱える。第三助手は切り落とされる患肢の先の方を抱えて固定する。第四助手は鋭利な手術器械を受け取ったり渡したりする。第五助手は術者につき添い、針、縫合用ボタン、緊縛包帯、小枕、ブタの膀胱を術者に手渡す。断端に塗る薬を術者の手掌《しゅしょう》にできるだけ早く渡すのも第五助手の役割である。第六の者は患肢を切断する術者自身である。このように六人以上が必要なのは、銃創でズタズタになっても壊死が不完全な部分で患肢を切り落とす場合である。完全に壊死した部分で切り落とす場合は、助手は三人でよく、無理なら二人でもよい。ひとりが患肢の上部を抱え、もうひとりが下部を抱える……外科医は切断に適した手術器械、ノコギリ、切断用両刃ナイフ、小切開用ナイフ、丈夫なハサミ、三つ四つの焼きごてを用意しなさい。助手のひとりに患肢の上部を持たせ、両手でしっかりと抱えさせなさい。つまり患部に近い健康な部分を持たせ、もうひとりには別の部分、つまり切断する腐敗部分を抱えさせなさい。外科医は、まず輪状に切開し、腐敗した肉を骨から切り離す。健康な部分に近いが近すぎないところ、健康な部分から約一インチ〔約二・五センチ〕は十分に離れたところで切る。壊疽（脱疽または壊死）になっているのを確認したら、恐れずにノコギリで骨を両断してよい。しかし、壊疽を確認するために針で探るとき、鋭利な手術器械が健康な部分に触れないようにしなさい。ノコギリの歯で引きちぎるような失敗はしないように、健康な部分を骨から切り離しなさい。その後で術者は骨を切断する。

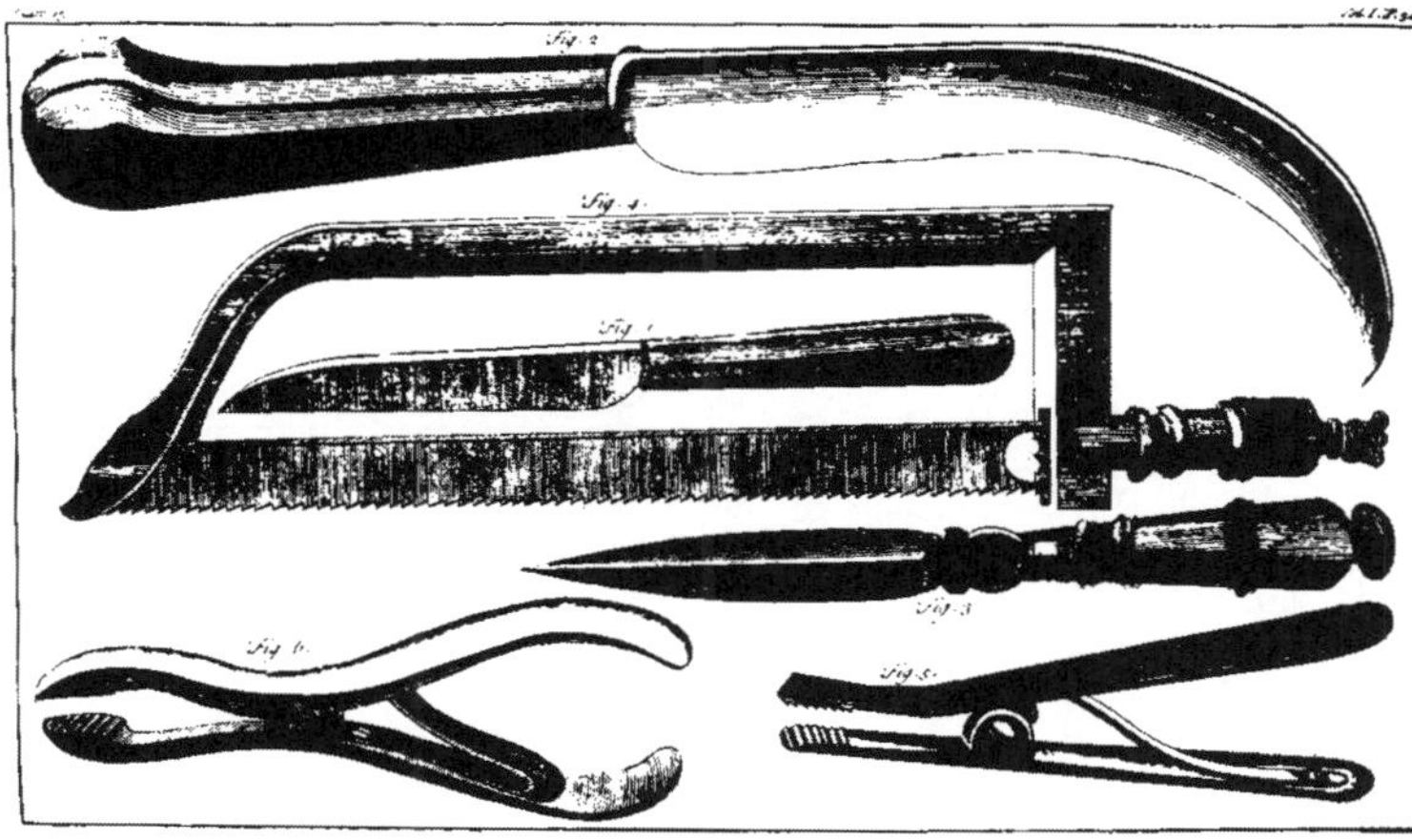

図 13　切断用の手術器械。ロレンツ・ハイスター著『外科学大系』(1753 年) から。

輪状切断術という古い方法に対する最初の大きな進歩〔弁状切断術の復活〕は、デヴォン州プリマスの海軍外科医ジェイムズ・ヤングの提唱によってもたらされた。一六七九年にヤングは『新しい切断法および一般の方法より早くて便利な断端治療法、軍医に勧める若干の有益なことを含む』を出版し、その新しい方法のヒントを同じデヴォン州エクセターの外科医C・ローダムから得たと認めている。その手術法〔単弁作成法〕は次の通りである。

緊縛包帯と把持（すなわち止血帯と助手による把持）がいつも通りに整ったら、カトリンつまり切断用の長い両刃ナイフを手に取る。（下肢の場合は）ふくらはぎの筋肉を被う膜状の肉で肉皮弁〔全層皮弁〕をつくるため、切断予定線より下で切開し、断端を被うのに十分な長さの肉皮弁を起こす。その後、肉皮弁を折り返し、患肢をもっている助手の手で押さえなさい。患肢を切断したら、すぐに肉皮弁を断端にかぶせ、対側の創縁に四針か五針でしっかり縫いつけなさい。そして、リント糸のダースル〔糸束〕をすばやく深部まで押し込め、隙間に貯まる血液や膿が外に出られるようにしなさい。その後、樹液、キリン血〔鮮紅色の樹脂〕、乳香、テラシギラタ〔赤い陶土〕からなる一般の保護薬を卵白と酢とともに塗り、十字形の絆創膏で創縁を引き寄せ、いつものように圧定布を当てなさい。

この弁状切断術はすぐに普及したが、多くの変法が行われた。単弁作成法は双弁作成法に取って代わられ、当初は下肢だけだったが他肢にも行われるようになった。しかし、軍陣外科では、弁状切断術は銃創や粉砕骨折創に限られ、輪状切断術が好んで行われた。

ジェイムズ・ヤングは非凡な人物で、一六四六年にプリマスの外科医ジョン・ヤングの息子に生まれた。田舎のグラマー・スクールを出て、海軍外科医の徒弟になり、数回の航海で外科助手として実際の診療を観察した。一六六二年のアルジェリア砲撃戦に居合わせ、まれな冒険を経験した。陸に上がった短い期間に、ロンドン東部のワッピングで薬剤師の助手として働いた後、プリマスで父親の診療を手伝った。その後、ニューファンドランドとアフリカ西海岸への航海に出た。一六六五年、オランダに拿捕《だほ》され、一年近くアムステルダムで収監された。一六七〇年、最後はプリマスに定住し、日給五シリング〔約四千円〕で海軍病院の外科医に任命された。一六七四年に海軍の軍医総監補になり、一六九四年にはプリマスの市長になった。一七〇七年、海軍大将クロズリー・ショヴェルがエンド島とシリー諸島の間にあるビショップ岩礁に座礁した自艦アソシエイションに殉じて溺死し、ヤングはその遺体に防腐処置を施した。ヤングは一七二一年七月二五日に死亡し、プリマスの聖アンドリュース教会に葬られた。

一六三三年、負傷者の応急処置に関する最古の本、スティーブン・ブラッドウェルの著作が出版された。これは小著だが、長い題名がついている。『生命を脅かす唐突な事故への対処法。この本により、近所に内科医や外科医がいない人々は、医者が完全な治療を施してくれるまで、哀れな友人や隣人を生き長らえさせることができる』。しかし、本書の助言はおよそ実用的とは思われず、なかには現代の救急法から見て奇妙に思える治療法が勧められている。たとえば、「第一〇章、狂犬の咬傷」では、患者を水に投げ込むという。[2]「この治療法では、患者が泳げなければ、かなり水を飲んでから引き上げる。泳ぎが上手なときは、したたかに水を飲むまで、しばらくの間、水の中に沈めておく」。

リチャード・ワイズマン

一七世紀のイギリスで傑出した外科医にチャールズ1世とチャールズ2世の外科医だったリチャード・ワイズマン（一六二二〜七六年）がいる。彼は、しばらく海軍の外科医をした後、一六五一年にウースターでクロムウェルに敗北するまで、チャールズ1世の軍隊にいた。その後、スペイン海軍に勤め、王政復古〔一六六〇年〕の頃にロンドンにもどり、チャールズ2世の外科医に任命された。ワイズマンの著書『外科諸論』は、彼が死んだ一六七六年に出版されたが、その頃までに英語で書かれた外科書としては最大の本だった。

宮廷外科医としてのワイズマンの任務には、王の悪疾《あくしつ》と呼ばれる頸部リンパ節結核のため「王のお手触れ《ロイヤル・タッチ》」を受けに来た患者を診察することがあった。これは多かった病気で、瘰癧《るいれき》とも呼ばれていた。聖別式を終えた王は触ることでこの病気を治す力があると昔からいわれ、この病気を治療した最初のイギリス王はエドワード懺悔《ざんげ》王だった。この習慣はステュアート朝に最盛期を迎え、チャールズ2世は平均すると毎年四千人の人々にお手触れ治療を行ったという。治療は大きな式典として行われ、祈祷書に記載されている儀式も行われた。患者は「お手触れ金《タッチピース》」と呼ばれる金貨を受け取ったので、「王の悪疾が治った患者には貧乏以外の悪疾にかかったことのない者もいた。そのため、患者は増え、不当にも王たちは臨床医として有名になった」という言葉が妥当である。「陛下《ソヴリン》が治せなくても半ポンド金貨《ハーフ・ソヴリン》なら治せる」というジョークにもなった。チャールズ2世がオランダに追放されたときでさえ、救いを求める病人が押し寄せ、六人が踏み殺されたことがあった。オレンジ公ウィリアムはお手触れの効力に懐疑的で、数人にしかお手触れをせず、「神があなたに健康と分別をお与えになる」と述べた。ワイズマンは、「外科の助けを借りずに陛下のお手触れだけで治った者を何百人も私自身が目にしてきた」と述べたが、王の悪疾を詳しく説明し、王がいないとき外科医はどうすべきかを教えている。

ワイズマンは銃創を詳しく説明したが、広い経験から多くの例について述べている。次の報告は海上で勤務していた頃〔スペイン海軍にいた一六五〇年代末〕のものである。

われわれの艦隊が〔ダンケルクの〕突堤に碇を降ろして停泊していたとき、スペイン王の軍隊に新しく模様替えした三隻の船にハンブルク人と称するオランダ人が乗ってきた。そのひとりが陸上でわれわれの乗組員と仲良くなっていっしょに飲んだが、このオランダ人の甲板長は信仰についてしゃべり出し、乗組員のひとりが十字架を着けているのを毒づいた。その後、飲むほどに熱くなり、喧嘩腰になった。自分は神に誓って十字架なんか着けない、さもなきゃ地獄に堕ちると毒づき、それを何度も繰り返した。乗組員のひとりが彼を殴り倒し、いっしょに倒れ込んだ。彼の胸に馬乗りになって頭を押さえ、帯に差してあったナイフを抜き、耳から口、頬骨から顎にかけて切り刻んだ。そして、こういった。お前は十字架を着けたが、地獄に堕ちてはいない。近くの店から私が呼び出され、傷口を縫い合わせ、少量のガレノス粉[3]を振りかけた。増肉軟膏をつけたプレジェットを当て、止血薬と包帯で治療した。翌朝はまだ血まみれだったが、三日目に包帯を取ると、傷は固まってすじになっていた。私は何本か抜糸して、前と同様に粉を傷に振りかけて増肉軟膏を塗り、圧定布と包帯を施した。翌々日、再び治療し、残りの糸を抜糸した。その後、一、二回の治療で治癒した。これは造物主のなせる業で、われわれがなすべきことをすれば、造物主が失敗することはほとんどない。すなわち、創縁をしっかりと合わせ、化膿しないようにすればよい。患者は治ったのをとても喜び、十字の痕が少し残ったが、こういう人たちは顔の痕を勇気の印として誇りにしている。

次の事故の話は一七世紀に起こった生命の危機を描いている。

三〇歳ほどの紳士が、ハートフォードシャーを出発してトッテナムを通り、街道を馬で進んである宿屋の近くまで来た。宿屋のそばを通ったとき、誰かが窓から便器の中味を投げ捨てた。馬は急に走り出し、看板柱と看板を支えていた木との間に勢いよく飛び込んだ。哀れにも、紳士は馬から打ち落とされ、気絶して地面に横たわった。

ひとりの理髪外科医がすぐに呼ばれたが、ワイズマンが到着するまで負傷者に大した治療は施されていなかった。

紳士が地面に横たわり、人々と外科医が彼をのぞき込んでいた。紳士の脈はひどく弱り、右目を打撲していた。瀉血をしたかと訊くと、外科医が腕の静脈を切ったが血は出なかったと答えた。静脈を切断してでも瀉血しなければならないと私は返答した。紳士の頭を横に向けると打撲した右側の静脈が怒張していたので、これを切開した。ドッと出血した。一二オンス

〔三四一ミリリットル〕ほど瀉血すると、切っても出血しなかった腕から血が流れ出した。紳士が蘇生するまで瀉血したところ、彼はうわごとをいってあらがった。

傷を手当し、さらに瀉血したが、患者は回復しなかった。

ワイズマンは銃創の経験が多かった。銃創が毒創だという考えには反対したが、異物とくに布きれが傷の中に残ると危険なことはよく知っていた。次はその例である。

ある貴族の従僕が追い剥ぎに太腿を撃たれて負傷した。最初に手当した田舎の外科医は弾丸を摘出できず、次に試みた私も取り出せなかった。激痛と炎症が起こり、焼けるような発熱があったが、観察を続けた。ほかにも長引くひどい傷が多かったが、何より彼を悩ませたのは銃創だった。私が弾丸と引き込まれたボロ切れを取り出すまで悩まされた。ピストルの弾丸にすぎなかったが、これを抜き出すと私の消化薬[4]（化膿薬のこと）が効果を現した。包帯を均等に巻いて患部を軽く圧迫し、傷口を合わせると、一〇日から一二日で治癒した。私は三カ月しても治らないかもしれないと思っていた。

ワイズマンはまれな銃創をよく知っていた。弾丸が頬から入って項から取り出された例や腕から入って肩甲骨の下から取り出された例を紹介している。

切断術を行う理由があるなら、戦闘の最中に行った方が患者は手術によく耐えるという理由だけでも、すぐに行うべきだとワイズマンは主張した。海戦の最中に男の腕を切り落としたことがあったが、すぐ後に戦闘が激化すると、男は立ち上がって大砲の移動を手伝いに走った。

花火は今と同様に当時もよく事故を起こした。ワイズマンの著書に次の例がある。


一〇歳ほどの若い紳士が数マイル先の学校に寄宿していた。一一月五日〔火薬陰謀事件記念日〕の前夜、彼は右のポケットに爆竹とかんしゃく玉を一杯に詰め、そのひとつを暖炉の残り火に投げ込んだ。それは爆発したが、火が飛び散ってポケットに飛び火したのか、かんしゃく玉が発火したのか、ともかくポケットの中のものも爆発し、服が燃えだした。それを見ていた同室の子は助けを求めて走り出た。その子がいない間に、騒ぎを聞きつけたほかの部屋の子がやってきて、火だるまの仲間を見て、ボール一杯の水を彼に浴びせ、助けを呼びに走り去った。ほかの者が来て、燃えた服から彼を助け出した。近くの外科医が呼ばれ、彼に手当した。

翌日、この少年はワイズマンのところに連れてこられた。脇の下から膝に及ぶ右半身に熱傷があり、燃える花火をポケットから引き出そうとしたため、手と腕にも熱傷があった。苦扁桃《くへんとう》油、ニワトコ油、卵黄、シロバナチョウセンアサガオなどに浸した薄布で手当し、彼は完治した。

特殊な外科治療

ワイズマンは一七世紀の外科医がよく行った二つの治療法に頻繁に言及した。打膿法《だのう》（発泡法とも呼ばれた）と串線法《かんせん》である。

打膿法は、病毒を排出させるため、烙鉄、ランセット、ハサミを用いたり、腐食物質を当てたりして、小さい潰瘍をつくる方法である。打膿法は、うなじ、腕、膝下でよく行われ、つくった潰瘍が治らないように潰瘍の中に異物が入れられた。金銀の粒、亜麻仁、ロウ、ショウブの根茎などだが、マメがよく使われた。

串線法は特殊な打膿法で、皮膚に〔トンネル状の〕傷をつくり、細長い絹布や亜麻布を通す方法である。ウィリアム・サーモンの『外科術』（一六九九年）によれば、次のような方法である。

先端に穴のある鉗子で皮膚をつまみ上げ、かなり強く挟んで鈍麻させる。鉗子の穴のところで挟んだ皮膚に赤熱した針を通し、それから別の針で絹の布きれかヒモを通す。その後、このヒモを毎日こっちに引いたりあっちに引いたりすると、膿が傷から現れる。こうすれば、必要な間だけ傷を開いたままにできる。

この荒療治の背後にある思想は、瀉血の思想と同じ「余剰体液の排出」だった。どんな創傷にも〔余剰体液の〕膿の排出が必要と考え、膿の排出口を残すため意図的に創傷が閉じないようにしていた。一六世紀と一七世紀の外科医が好んで行った治療法は、創傷に「テント」[5]を入れることだった。それは亜麻布の切れ端や亜麻布を丸めたものだった。

いい残した特殊な治療法がもうひとつある。それは灸法で、一七世紀に〔来日した〕オランダの医師ウィレム・テン・ライネ[6]がヨーロッパに伝えた。モグサは乾燥させたヨモギの葉から取った柔らかい綿毛である。このモグサで小さな円錐をつくり、皮膚の上に載せて火をつける。中国の鍼術も好まれたが、灸法も鍼術も同じ対向刺激療法である。

共感呪術

一七世紀には迷信が盛んだった。魔女狩りの最盛期で、ワイズマンのような外科医の巧みで合理的な治療がある一方、まったく不合理な迷信に基づく治療が行われていた。きわめて異常な信仰として、衣服のような無機物とその所有者との間、創傷とその傷をつくった武器との間など、かつて接触していたもの同士には「感応力」があるという信仰があった。このバカげた迷信はいろいろな形で表れた。すでにアンブロワーズ・パレの症例で述べたように、藪医者は患者の腹帯を使って足の骨折を治せると主張した。腹帯を締めてしっかりした輪にすれば、折れた足が完治するという考えだった。こうした共感呪術[7]〔感応力の信仰〕の表れでおもしろいのは、武器軟膏の普及である。武器軟膏は、傷ではなく、その傷をつくった武器に塗られた。サー・ウォルター・スコットはこれを『最後の吟遊詩人の歌』で次のように詠った。ブランクサム夫人は、部下のウィリアム・デロレインが重傷を負い、その傍に折れた槍があるのを見て、この治療を行う。

彼女は、傷から破片を取り出し
呪文を唱えて出血を止め
深傷《ふかで》を洗って包帯した。
もうベッドの傍にいる必要はない。
今度は折れた槍を手に取り
その血のりを洗い落とし
取り出した破片に膏薬を何度も塗った。

武器軟膏は変人のパラケルスス（一四九〇～一五四一年）の発案とされている。彼は長らく藪医者とみなされていたが、今では当時の独創的な医学思想家だったと認められている。

野ざらしの頭蓋骨に生えたコケとヒトの脂肪を各々二オンス〔約五六・七グラム〕、ミイラとヒトの血を各々半オンス、オリーヴ油、バラ油、アルメニア赤石脂《せきしゃくし》(8)を各々一オンス、亜麻仁油を二ドラム〔約七ミリリットル〕取りなさい。これらで軟膏をつくり、箱に入れて保存しなさい。創傷を治療する必要があるときは木片を血に浸し、木片が乾いたら、この軟膏に漬けなさい。患者の尿に浸した新しい布で毎朝傷を包帯しなさい。そうすれば、ほかには何も塗らなくても傷は治る。患者の血さえあれば、一〇マイルから二〇マイル〔約一六から三二キロメートル〕遠くにいる患者を治療できる。患者を傷つけた武器があれば、ある種の軟膏をそれに塗ると、傷は痛まずに治るだろう。

批判されたにもかかわらず、この迷信は蔓延した。ファブリキウス・ヒルダヌスのような優れた外科医でも信じがちだった。

一六一三年、リューデスハイム・アム・ラインの貴婦人アンナ・シドニア・ブレムセリナは、無事に出産を終えて回復したが、左の乳房をナイフで少し傷つけた。彼女の友達は、傷には何もせず、ナイフの方に軟膏を塗って包帯した。傷はすぐに治ったが、それは表面だけで、膿瘍ができて高熱が続いた。彼女の親族は怖くなり、彼女を私のところに送ってきた。

ファブリキウスは切開してドレナージし、彼女は治った。この例では武器軟膏が効かなかったといえると述べ、効かなかった理由をファブリキウスはこう述べている。「武器軟膏をパラケルススに教えたのは悪魔だといわれているが、患者が一途な信心深い女性だったので、悪魔は彼女に何の力も発揮できなかったのだ」。

ドイツの外科

ファブリキウス・ヒルダヌス（一五六〇〜一六三四年）はベルン市所属の理髪外科医で、個人病院も所有し、臨床教育を行っていた。大きな博物館を所有し、耳鏡、副木、異物摘出用の鉗子などの新しい手術器械の発明に巧みだった。彼の主著の題名は『六百例の手術治療と観察』である。次の例は一六二四年四月二五日付の病歴〔第四二一例〕である。

村人のベネディクト・バーキンが鉄を手に取り、鉄同士を打ち合わせて品質を確かめた。そのとき、破片が彼の目に入って角膜に刺さり、激しく痛んだ。村の外科医があらゆることを何日も試みたが無駄だった。痛みと炎症がひどくなったので、三月五日にベルンの私のところに来た。数日の間、私が考えつく方法はすべて行ったが、破片はきわめて小さく、手術器械を使って取り出すことができなかった。そのとき、なんと妻がいいことを思いついた。私が両手で患者の目を開け、妻は磁石をできるだけ目に近づけた。何度か試みると（患者が光に長く耐えられなかったからである）、鉄片は目から飛び出て磁石にくっついた。

この利発な女性は夫を大いに助け、夫が不在のときは、女性の病気だけではなく、肋骨や足の骨折まで治療できたという。

ファブリキウスは、スザンナという名のしとやかで敬虔な女性についても語っている。一五九〇年にサヴォイア公がジェノバと戦ったとき、彼女は兵士の手に落ちた。兵士たちは彼女の鼻を切り落とした。二年後、ジョヴァンニ・グリフォニという敏腕の外科医が、ローザンヌで彼女に新しい鼻をつくってやり、皆から喝采を浴びた。〔一六一一年に〕ファブリキウスは「彼女の鼻を診察する機会がよくあった。鼻には何の変わりもなく、手術の痕もほとんど見えなかった。しかし、とても寒い冬には、鼻先が少し青くなった」と書いている。

ファブリキウスの名を広めたのは、おそらく赤熱したメスで切断する方法だろう。この考えはすでに実行され、少なくともアラビアや中世の外科医によって推奨されていたが、ファブリキウスはこれを改良した。メスの厚みを増し、手術の間ずっと熱が保たれるようにしたのである。彼の主張によれば、これには大きな利点が三つある。①痛みが少ない、②筋肉が強く収縮するので骨をもっと高位で切断できる、③ほかの焼きごてや結紮を用いた場合より出血が非常に少ない。彼はこの熱メスを用いて、膝の上で下肢の切断に成功した例を述べている。患者は、赤痢の後で壊死を起こして疲弊し、ふつうの出血量でも命取りになりかねなかったという。

ウルムのヨハン・シュルツ（別名スクルテトス、一五九五～一六四五年）〔アクアペンデンテの教え子〕は、義肢、義眼、義鼻、手術器械の作製が巧みなことで有名な医師で、当時の診療で光を放つ観察を数多く残した。彼は若いときから大胆に手術した。

〔一六一六年から二三年まで〕パドヴァで医学を学んでいたとき、貴族の学生が数カ月も左手の

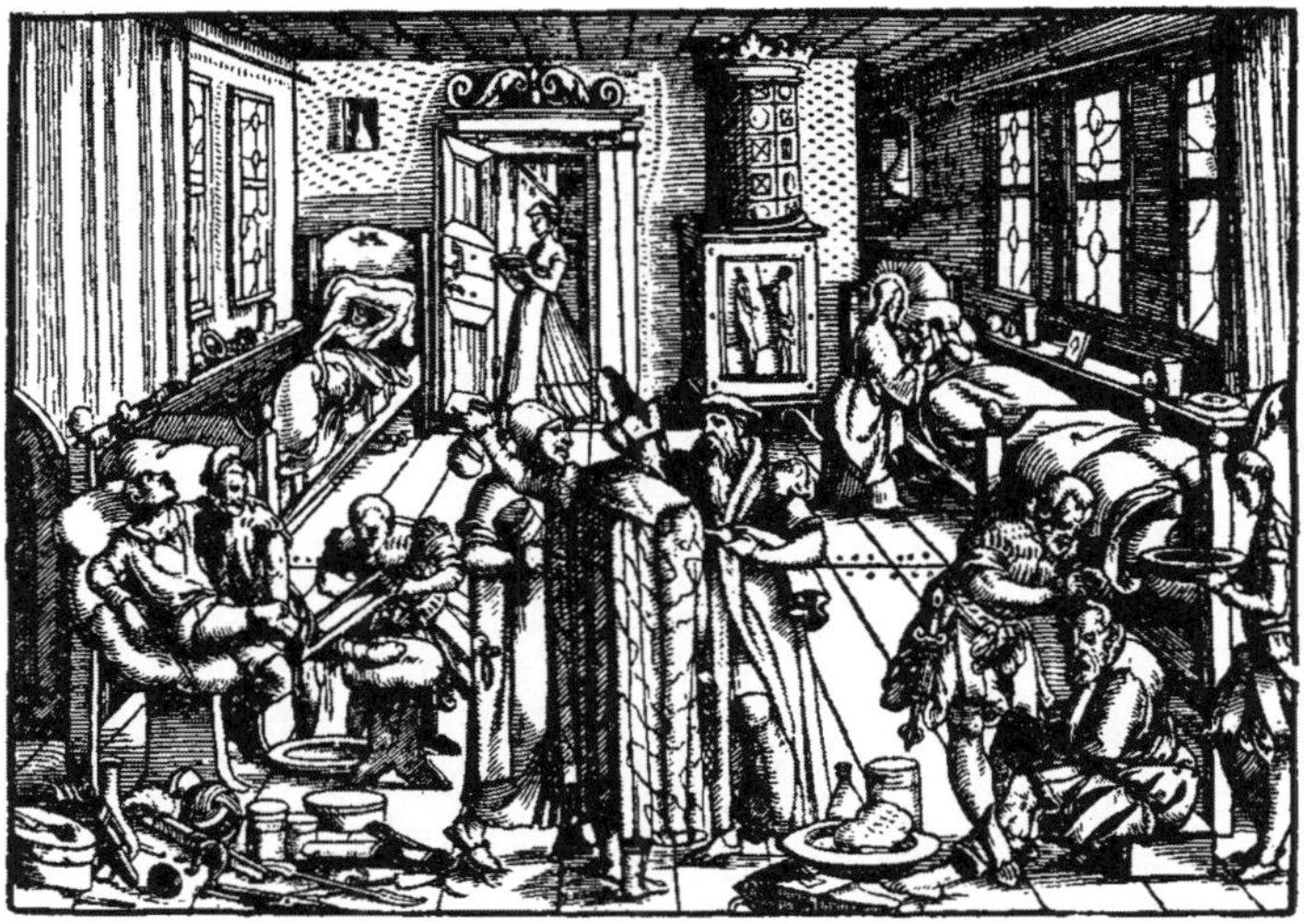

図 14　16 世紀の病棟。パラケルススの『大外科学』（1565 年）から。

腫れを患い、全身療法も局所療法も効果がなく、手掌に潰瘍ができ始めた。そこで、有名な解剖学教授のシュピーゲルに相談したが、彼が消息子を潰瘍に入れると、腐食した骨に当たった。そして、こう述べた。これは風棘《ふうきょく》〔指骨の結核性骨髄炎〕という不治の病で、骨が先に侵されて腐食し、骨膜には影響がないので、痛みがない。やがて腫れて痛み、数カ月後に潰瘍が生じる。私は、患者の許しを得て、手根骨より下で手を切り落とした。

イタリアの外科

一七世紀のイタリアで代表的な外科医はパドヴァの教授ピエトロ・ド・マルケッティ（一五八九～一六七五年）とナポリのマルコ・アウレリオ・セヴェリーノ（一五八六～一六五六年）

だった。当時、切れた腱を縫合するのは危険だという過剰な不安があった。その不安がはじめて払拭されたのは、次の世紀になって有名なスイス人アルブレヒト・フォン・ハラーが動物実験を行ってからである。それゆえ、マルケッティは次のように書いていた。

神経と腱は縫合してはならない。縫合すると、致命的な破傷風がよく続発するからである。賢明な外科医はむしろ適当な副木で障害を治療すべきである。私は、モンモランシーの一族でフランスの有名な将軍に、そうした。彼は刀で右手首を切られ、親指の伸筋の腱が切断された。傷が治ったとき、親指は屈曲して手掌の上にあった。親指が邪魔で刀剣、短刀、槍が持てず、軍職に就けなくなったが、彼はそんなことより生きるに値しないと嘆いた。手を切断したいと私に相談したが、私は同意できなかった。親指を伸ばす鉄製の容器をつくり、手首に回した腕輪に二本のヒモで固定した。彼はどんな武器でも持って使うことができた。

マルケッティは穿頭術で治った外傷性てんかんの例も紹介した。

パドヴァの医師ユリウス・サラ教授との診察に呼ばれたとき、患者は頭を短刀で刺され、頭蓋骨、脳膜、脳そのものが傷ついていた。外の傷は治ったが、その後三、四カ月もてんかん発作が続いた。私は消息子を入れ、前述した貫通創を探し当てた。そこで、この孔を穿頭器で広げ、大量の黄色い膿漿を外に出した。三〇日後に傷もてんかんも完治した。

腫瘤摘出術に関する古い記述はほとんどない。乳癌がたまに摘出されたり、焼灼されたり、腐食薬を当てられたりしたが、体表の小さな腫瘤や異常増殖物も同じように治療された。体内に癌がある患者には、ふつうの対症療法以外は何も行われなかった。それゆえ、一六六五年にドイツ兵の脂肪腫瘤を摘出した手術の記録は、その頃のものとしては特別に興味深い。それはベルリンの内科医ヨハン・ジギスムント・エルスホルツの記録で、彼は次のように書いている。

一六六五年の秋、われらがブランデンブルク選帝侯殿下の歩兵連隊隊長ミカエル・ネベルが、私のもとへ診察を受けに来た。彼の話では、六年前しこりに気づいたが、マメよりは大きくなく、肛門近くの臀部《でんぶ》と会陰《えいん》の境にあったという。

痛みもなく不便もないので診察は受けなかったが、左鼡径部の前に出るほど大きくなった。先月の間に急に大きくなり、最初は皮膚が張り、それから自壊し、この数日間にさらに大きくなった。やせて頑健な背の高い三七歳のこの患者の話では、この腫瘤で困ったのは騎兵だったときで、馬に乗らなくてはならず、その頃から腫れが始まったという。

この腫瘤は硬く触れ、押すと弾力があり、一見すると肉腫か肉塊に見えた。膿んで崩壊するかもしれないので分割して取ることを勧めたが、彼がそれに同意しなかったので、一気に取ることに決まった。手術は一二月六日に決まり、下準備として患者に下剤と瀉血を処方した。その日の朝八時頃、内科医はマルチン・ヴァイゼの息子と私の二人、外科医も二人が控え、すべての準備が整い、患者は手術台に横たわった。彼は、兵士には相応しくないと、抑制されるのを断った。しかし、われわれは彼の手足を押さえる頑強な男二人を用意した。まず、腫瘤が滑りやすいので、リント布で包んだ。腫瘤の縁を針糸で布に逢着し、反対側の縁も針糸で逢着した。大出血するかもしれないので、万一に備えてしっかり緊縛包帯を巻いた。腫瘤全体を鋭いナイフですばやく切除し、すぐに卵白と赤石脂に浸した被覆材を傷に当てた。下肢に包帯を巻き、安全のため腹部にも包帯を巻いた。果敢に手術に耐えた患者はベッドにもどされた。

二四時間後にきつい包帯を取り、別の包帯をゆるく巻いたが、止血薬の被覆材はそのままにした。ときどき適切な治療を行い、傷は一カ月で治った。

この例を記録したエルスホルツは内科医で、静脈注射の実験を行い[9]、一六六七年に輸血に関する本を書いた。これはイギリスの開拓者レンとロウアーを除けば初期のことである。上述の症例記録で注目されるのは、実際に手術した外科医は名前さえ書かれていないことである。これは二種類あった当時の医療者の上下関係とよく合致している。外科医は内科医より下位とみなされ、その頃に大手術と思われる手術は内科医が監督しなければ行えなかった。当時はイギリスでも「外科医が穿頭術や開腹術を行うときは内科医の同席と助言が必要である」と決まっていた。腫瘤の重さは二ポンド〔約九〇七グラム〕で、止血は困難だったが、こんな例では摘出に離れ業が必要だった。しかし、この手術の成功が術者の功績になるなら、「兵士に相応しくない」からと抑制されるのを拒否した患者の勇気についてはどういえばよいのだろうか?

一七世紀の外科に革命的な進歩はなかったが、腕を上げた外科医はいた。当時の知識が不完全だったため、とくに疼痛と感染を防ぐ方法がなかったため、進歩に限界があったことを考えれば、彼らがなし得たことは賞賛せざるを得ない。

ピープスの日記

有名人の病気はいつも大きな関心をもたれるが、歴史上の大人物に施された有名な手術の記録がいくつかある。一七世紀に流行した病気に膀胱結石があった。[10] 日記作家のサミュエル・ピープスは一六五八年三月二六日に切石術を受けたが、医学にとって残念なことに、それは彼が日記をつけ始める二年前だった。彼はこの日を解放記念日として毎年祝うことに決め、一六六〇年三月二六日に次のように書いている。

> 今日は二年前に神から祝福された日だ。ソールズベリー・コートのターナー夫人の家で切石術を受けた日だ。私は一生この日を記念日にすると決めた。去年は私の家で祝ったが、これからもターナー夫人と仲間に来てもらう。

ターナー夫人はピープスの親戚で、ピープスの父親はソールズベリー・コートのフリート・ストリートで仕立屋を営んでいたが、その隣に彼女が住んでいた。当時は友人の家で手術するのはふつうのことで、宿屋ですることも多かった。その頃、裕福な患者は病院に入院したがらなかった。接遇のよい私立病院《ナーシングホーム》がなかったからである。

ピープスを手術したのは聖トーマス病院の切石術の専門家トーマス・ホリヤーだった。ある年に彼が行った三〇例の切石術は全例とも生存したが、その後の四人は続けて死亡した。こうした浮き沈みは今日でも手広く診療する外科医なら誰でも経験する。大手術には危険がつきものだからである。あるいは、ホリヤーの死亡例にはほかの病気——実に「悪いリスク」——があったのかもしれない。しかし、消毒法以前の時代では、院内感染の存在や外科医が手術器械の汚れを放置していたことが不幸な結果の原因になっていたこともあった。

ともかく、サミュエル・ピープスは結石の苦痛から解放され、無事に回復した。不幸なことに、彼の精管は手術中に傷つけられたが、当時はまれな手術合併症ではなかった。彼の日記を読んだ者ならみな知っているように、不妊症になったが性欲が減退することはなかった。

ピープスはこの個人的な経験と生来の好奇心から医学的なことに強い関心を持つようになった。一六六三年二月二七日、モンクウェル・ストリートにある理髪外科医組合の会館を訪問したときのことを次のように記録している。

起床して出勤。仕事で数人の来客があった。一一時頃、海軍弁務官のペットといっしょに理髪外科医組合会館まで歩いて行った（二人とも招待され、そこで夕食を取る約束だった）。講堂に案内され、やがて講師のターン医師が組合長や幹部とともに威風堂々と現れた。準備が調うと、彼は講義を始めたが、腎臓や尿管などに関する講義の第二回で、すばらしいものだった。講義が終わり、みなでホールに歩いて入ると、大勢の会員がいた。私たちはすばらしい夕食を取り、博識な外科医や大勢の内科医とともに丁重なもてなしを受けた。……夕食後、スカーバラ医師が数人の友人を連れて遺体を見に行くので、私も同道した。遺体はがっしりした男で、強盗で絞首刑になった水夫だった。私は素手で遺体に触れた。ひんやりして、眺めは不快に思われた……その後、私たちは個室に入ったが、そこは解剖を行う部屋だった。今日の講義にあった腎臓や尿管などが置かれ、スカーバラ医師は私と会員の求めに応じて結石の病気と手術を分かりやすく説明し、私の思いつく限りの質問に答えてくれた……私はとても満足して講堂にもどり、午後の講義すなわち心臓や肺などに関するよい話を聞いた。講義が終わると私たちは解散し、挨拶して事務所にもどった。

前述したように、理髪外科医組合には重罪で処刑された罪人の遺体を毎年四体要求する権利があった〔一〇一頁参照〕。この遺体の解剖を公開する解剖講義にピープスは参加した。当時、このおぞましい催しにピープスのような有名な公務員が参加するのは決して特別なことではなかった。それに、ピープスは王立協会の会員で、友人には当時の有名な医師がいた。イギリスでも海外でも解剖講義は公開の見せ物として行われていた。

ピープスより有名な患者はルイ14世で、長年、あの痛くてみじめな病気、痔瘻に悩まされていた。一六八六年、王は外科侍医C・F・フェリックスによる手術を受けて完治した。手術は朝七時に行われたが、それは朝八時と決まっていた朝見式に出ることに厳格主義者の王がこだわったためだった。王は手術の間ずっと雄々しく振る舞い、緊張して手術するフェリックスを励まし続けた。フェリックスは年千二百ポンド〔約二千万円〕の給料をもらっていたが、報酬として謝礼一万五千ポンド〔二億六千万円〕、地方の土地、貴族の特権を下賜された。この手術の注目すべき結果は、同じ手術をしてもらうため地方から希望者が押し寄せたことだった。彼らは実に煩わしく、フェリックスは彼らの要求に応える理由はかけらもないと判断した。本当に痔瘻を患う人ならば「誇りと喜びを捨てて」媚びるものだが、そんな人はほとんどなかったと記録されている。フェリックスの成功はフランス外科医の地位に革命をもたらした。[11] それまでのフランスの外科医療の構造はイギリスに似ていた。一二一〇年頃に設立された真の外科医（長衣の外科医）が構成するサンコーム学院がある一方で、理髪外科医（短衣の外科医）の組合があった。この二つの団体は互いに抗争し、医学部とも抗争を続けた。一般的に外科医の地位は低かった。しかし、フェリックスが勝ち得た名声と、やはりルイ14世の外科侍医だったジョルジュ・マレシャルの努力のお蔭で、外科学は自由学芸《リベラル・アーツ》として認められ、外科の代表者は高い社会的地位を与えられた。

輸血

一六世紀に外科医は信頼できる人体解剖書を手にした。一七世紀になると実験生理学が興隆し、この学問にはイギリス人が貢献した。内科と外科のさらなる進歩にはきわめて重要な貢献だった。もっとも重要なのは血液循環の発見だった。血液が流れていることは昔から知られていたが、一七世紀まで血液は潮の満ち引きのように行ったり来たりすると考えられていた。血液の働きについて誰も本当のことは知らず、それは身体を冷やすことだと考える者もいた。血液が循環するという事実に気づいた研究者は一人二人はいたが、それを一六二八年にはじめて明確に証明したのはウィリアム・ハーヴィ〔アクアペンデンテの教え子〕だった。彼は聖バーソロミュー病院の内科医で、チャールズ1世の侍医だった。ハーヴィは実験と慎重な計測により、心臓がポンプのように動き、血液を循環させて体中に送っていることを明らかにした。実際的な視点から見れば、血液が循環するという知識は内科と外科にきわめて有益なことが分かった。[12] ハーヴィの血液循環説は静脈注射と輸血の実施に合理的な基礎を与えたのである。

血液がきわめて重要なことは、人類の歴史が始まったときから分かっていたに違いない。精神的にも肉体的にも、血液はあらゆる力を持っていた。敵や野獣の血液を飲めば生命力が得られると考えられていた。

昔は輸血に漠然と言及した者もいたが、医療者は血液を身体に入れるより取り出す考え〔瀉血〕にとらわれていた。一四九〇年頃に教皇インノケンティウス8世の寿命を輸血で延ばそうと試みたという話がある。ある説によると、ユダヤ人の内科医がこの老いた教皇に三人の少年から採った血液を輸血し、少年たちに一ダカット〔約一〇万円〕ずつ報酬を与えたという。別の説によると、血液は飲み薬として与えられたという。証言は互いに相容れず、輸血にしろ飲み薬にしろ教皇がそれを受けたという証拠はない。輸血に関する最古の記録は、一六一五年にザクセン公国のハレの内科医アンドレアス・リバヴィウスが輸血を提案したことである。

一六二八年、ちょうどハーヴィが血液循環説の本を出版した年、パドヴァの内科学教授ジョヴァンニ・コッレは輸血の可能性を示唆したが、その実験を行わなかったのは確かである。一六八〇年には、やはりイタリアの医師フランチェスコ・フォリが〔血液循環説を知り〕、供血者の動脈に銀管、受血者の静脈に骨製カニューラを入れ、両者をチューブでつなぐ輸血法を提案した。彼は必要な器具を詳しく説明し、供血者には二〇歳の若者がよいと勧めたが、この考えを実行したことはないと述べている。それより前の一六四〇年、イギリスの風変わりな聖職者フランシス・ポッターは、輸血で病気を治そうと考え、雄ドリで実験した。象牙の管と膀胱の袋で足の静脈から採血しようとしたが、血液は二、三滴しか採れなかった。

輸血はイギリスとフランスではじめて実施された。一六五七年には、大天才クリストファー・レンが動物に液体を静脈注射する実験を繰り返した。ある実験では、ワインとビールを静脈注射し、イヌを酔わせた。レンは王立協会の創設者のひとりで、一六六七年に彼の研究はこう評価された。「〔レンの実験から〕多くの新しい実験、おもに輸血の実験が生まれた。王立協会はいろいろな機会にこれを追試したが、おそらく大成功に終わるだろう」。

一六六五年、オックスフォードの医師リチャード・ロウアーはイヌで動脈から静脈への輸血に成功した。二匹のイヌの血管をつなげるのに、はじめは羽軸を用いたが、後に銀管を用いて雄ウシの頸動脈でつなげる方がよいことが分かった。これが同種動物の間で輸血した最初の確実な記録である。その一年後にパリの医学部のジャン・ドゥニ教授も同種動物の間で輸血実験を行った。この実験により出血で瀕死の動物が輸血で健康を取りもどすことを証明した。

この成功で、ドゥニはさらに進み、異種動物の間で血液を静脈に移すことを試みた。一六六七年三月、仔ウシの血液をイヌの静脈に移すと、悪影響は何もないように見えた。さらに決定的な実験を行った。一六六七年六月一五日、ドゥニは熱病の一五歳の若者に輸血した。熱病のため若者は何度も瀉血されたので、「思考力が完全に衰え、記憶をまったく失い、彼の身体はぐったりして重く、手の施しようがなかった」。若者は、さらに三オンス〔約八五ミリリットル〕瀉血され、その代わりに仔ヒツジの頸動脈から約九オンスの血液を受けた。若者はとてもよくなり、唯一の悪影響は腕に沿って高熱を感じたことだった。ドゥニは二例目の中年男性でも輸血に成功したが、ほかの患者にはそれほど幸運ではなかった者もいた。仔ウシの血液を受けたある男は、不適合輸血のあらゆる症状を示したが、幸いなことに死は免れた。

一方、ロンドンの王立協会の人たちも動物から人間に輸血するところまで実験を進めていた。一六六七年一一月二三日、二人の医師リチャード・ロウアーとエドマンド・キングは、ヒツジの血液をケンブリッジ神学部の三二歳の学士アーサー・コーガに輸血して成功した。数日後〔一一月三〇日〕、王立協会の創立会員のひとりだったサミュエル・ピープスは、あるディナーパーティでこの実験の被験者に遇い、有名な日記に次のように記録した。

> 輸血を受けたという人に会って楽しかった。彼はよくしゃべり、この日は王立協会で実験についてラテン語で講演した。輸血後は前より快適で、生まれ変わったみたいだという。少し頭が変な人だったが、彼の話は論理的で流暢だった。彼がこの苦労で得たのはわずか二〇シリング〔約一万七千円〕だったが、また同じことが彼に試みられることになっている。彼は今までイギリスでこの試みを受けて無事だった最初の人だが、聞くところによるとフランスには先例がひとりいて、それは[13]ヴァーチュオーソに雇われた駕篭《ポーター》かきだという。

一六六八年、ドゥニの患者が輸血後三日目に死亡し、その未亡人が訴訟を起こした。この訴えは大きな同情を呼び、ドゥニに敗訴の判決が下った。そのため、その後フランスではパリの医学部から許可を得なければ輸血はできなくなった。医学部は輸血という考えそのものに強く反対していたので、許可が下りることはなく、一六七〇年には輸血の実施は法律で禁じられた。この不幸はロンドンにも影響した。王立協会の記録によれば、一六六七年一二月一四日に哀れな頭痛もちアーサー・コーガは二度目の輸血を受けたが重い後遺症はなく、一六六九年にはさらに何例か動物実験が行われたようである。しかし、その後は百年以上、イギリスで輸血が行われたという話は聞かない。輸血の開拓者たちは、動物の血液にある蛋白が人間の血液にある蛋白とまったく適合しないことを知らなかった。彼らがヒトからヒトへの輸血を試みようとしても、血液凝固に関する技術的な困難は克服できず、血液型についてはまったく無知だった。しかし、彼らは輸血が救命手段になり得ることを教えるのに十分なことをしたのだった。

第七章　一八世紀

一八世紀における手術の進歩にはフランスの外科医が大きな役割を果たした。[1]

フランスの外科

一八世紀の偉大な人物は、前半ではドミニク・アネルとジャン・ルイ・プティ、後半ではピエール・ドゥソーとフランソワ・ショパールである。

アネルは若いときに軍隊に入り、連隊の軍医少佐にまでなった。ルイ14世の戦争中に彼が素描した軍陣外科は興味深い。教育のある外科医はまれで、代わりに「傷吸い人」がいて、その中に老兵もいたという。しかし、老兵以外の傷吸い人は役に立たず、外科にまったく無知だった。創傷治療の真似事をし、傷を吸って、少量の油をかけ、呪文をつぶやき、全体を圧定布で被った。アネルによれば、呪文は無意味で、油は毒にも薬にもならなかったが、傷吸いは創癒合を妨げる血塊や異物の除去に役立つこともあった。しかし、傷吸いを口で行うのは不快で危険だったので、アネルは巧妙な吸引筒を考案した。彼のもうひとつの業績は有名な動脈瘤の手術で、動脈瘤のすぐ上で動脈を結紮した。一七一〇年にローマの修道僧に行って成功した。数年後には、生きた人で涙管に消息子を通すことにはじめて成功し、涙嚢《るいのう》に液体を注入する小さな注射器を考案した。これを用いて涙管膿瘍を治すことができ、ナイフや焼きごては使わずにすんだ。

J・L・プティもはじめは軍医で、有名なネジ式ターニケットの発明に軍隊経験が役立ったことは疑いない。彼は輪状切断術を一気に切断する術式から皮膚と筋骨の二段階に分けて切断する術式に改良し、癌の手術では疑わしいリンパ節の全摘が重要なことを指摘した。また、はじめて乳様突起炎の手術に成功した。最終的には一七三一年に設立された王立外科アカデミー(2)の会長になった。この団体は手術の多くを改善し、フランスにおける外科医の地位を向上させた。

ピエール・ドゥソーは鎖骨骨折の包帯法に名を冠されたが、もっと重要な功績はゴム製カテーテルの開発だった。まっすぐな切断用のナイフや近代的な鋼線スネアつまり絞断器を開発した。最大の功績はおそらく外科の臨床(3)教育の開発で、これには友人のフランソワ・ショパールの援助があった。ショパール切断術と呼ばれる足の手術で有名な外科医である。

フランスにはほかにも傑出した外科医が多かった。オーギュスタン・ベロストとフランソワ・デ・ラ・ペロニーは頭部外傷で重要な観察を行い、王立外科アカデミーの幹事アントワーヌ・ルイは有名な外科医で解剖医でもあり、電気の医学的な利用について述べた。アンリ・フランソワ・ルドランとルネ・ジャック・クロワッサン・ド・ガランジョは標準的な外科手術書を著した。ガランジョの『外科手術論』(一七三一年)に記録された症例は興味深いものが多い。その中の一例は、ケンカで噛み切られた鼻をパリの外科医が修復した！

一七二四年九月、親衛隊出身でコンティ連隊の兵士は、ドゥ・エキュ通りの角にある宿屋から出たとき仲間のひとりに襲われ、争ったときに鼻を噛み切られ、軟骨部分がすべて取れた。ケンカ相手は、口の中に残った肉を溝に吐き出し、踏み潰そうとした。一方、この兵士は気勢をそがれることなく、鼻の切れ端を拾い上げて同僚の臨床医ガラン氏の診療所に投げ入れ、ケンカ相手を追いかけた。この間に、ガラン氏は投げ込まれた鼻を調べ、汚れていたのできれいに洗った。兵士が手当を受けにもどったとき、ガラン氏は血まみれの顔と傷をお湯で洗い、鼻の切れ端をお湯につけて少し温めた。同じように傷もきれいにして、ガラン氏は鼻をもとの位置に押し当て、膠着《こうちゃく》膏薬と包帯で固定した。翌日、くっつき始めたようだった。四日目、私はガラン氏といっしょに手当し、鼻の切れ端が完全にくっついて治っているのを見た。

イタリアのパヴィアのアントニオ・スカルパは、ヘルニアという病気、目と鼻の手術に大きな貢献をした。彼は医学絵画が上手な画家でもあり、自著のあらゆる図譜を描いた。

スペインの生んだ偉大な外科医アントニオ・ド・ギンベルナトは、嵌頓《かんとん》した大腿ヘルニアの手術を考案し、目、血管系、泌尿器の手術も向上させた。

イギリスの外科

ウィリアム・チェゼルデン（一六八八～一七五二年）は一八世紀イギリス外科医の筆頭である。彼は聖トーマス病院の外科医で、膀胱結石の手術により国際的な名声を勝ち得た。この病気は当時かなり流行したが、諸階層の庶民が同じような貧しい食事をとっていたためと考えられている。切石術は過酷な大手術だったので、患者は疼痛や不快で生活しにくくなったときだけ手術を受けた。チェゼルデンの頃までの一般的な術式は、会陰部を大きく切開し、特殊器械で膀胱頸部を拡張し、鉗子で強引に石を引き出すものだった。手術は一時間かかることが多く、無麻酔だったので、誰にとっても恐ろしく苦痛な体験だったに違いない。チェゼルデンは新しい技術を完成し、一分間で手術を終わらせることができた（最短記録は五四秒だった）。死亡率を約五〇％から一〇％以下に下げ、一九世紀の末近くまで彼を上回る成績は現れなかった。

チェゼルデンの慎み深い自己評価は、外科医の心を垣間みせてくれ、熟練した術者でもストレスや不安にさらされるということを教えてくれる。

私的な診療の成績は無視する。公表する気がなかったので、十分な記録がないからである。公的には、聖トーマス病院で二一三例の切石術を行った。最初の五〇例のうち死亡は三例だけだった。次の五〇例では三例、その次の五〇例では八例、最近の六三例では六例だった。患者の中には治療中に天然痘になった者があり、そのうち何人かは死亡したが、その割合は麻疹の死亡率より高くはないと思う。これらの例は手術死亡例とはみなされない。第一期と第二期の各五〇例で死亡が少ない理由は、当時は重症例の紹介が少なかったからである。第三期では手術の希望が多く、高齢者や重症者でさえ手術で治るのを期待した。

〔年齢別に検討すると〕[4] 一〇歳以下の一〇五例のうち死亡は三例で、そのうちの一例は重い百日咳にかかった。別の一例は膀胱に入る動脈の出血で死亡したが、この手術の頃はとても暑かった。しかし、その後この事故から学んだのは、見えない血管から出血したときは、それが見えるまで傷をナイフで広げることである。

　このことで名声を得たとしても、その代償は大きかった。手術前の不安と吐き気は耐えた者がないと思われるほどで、手術を始めるまで不安はおさまらなかったからである。ほかの者より成功したとするなら、それは知識が多かったからではない。平静な心で慌てず騒がず、手術中に手が震えたりしなかったからである。

　チェゼルデンのすばらしい技術と成績の話はヨーロッパ中に広まった。一七二九年、フランス王立アカデミーはモランという名のフランスの若い外科医を派遣し、手術について報告させた。彼によれば、結石が二四秒で摘出されることが何度もあり、一分以上かかることはまれだった。チェゼルデンが二七人に手術して一人も失わなかったのを見て好意的な報告をしたので、すぐにこの方法がヨーロッパ中で行われるようになった。一八八五年に砕石術——結石を砕く手術——が広まるまで、彼の切石術は広く用いられた。

チェゼルデンは眼科手術の名人でもあった。あるとき、人工的な瞳孔をつくり、盲目の少年の視力を取りもどした。また、フランスの外科医プティとは別に独立で、二回に分けて切断する方法を発見した。彼は多才な人だった。自著の図譜を描いただけではなく、一七二九年にテムズ川に掛けられた初代フラム橋を設計した。彼の患者にはアイザック・ニュートンとアレグザンダー・ポープがいた。ポープは詩句で彼に言及している。

ミードとチェゼルデンの助言に従おう
手足を失わず、目を失わないように

パーシバル・ポット（一七一四～八八年）はチェゼルデンの同時代人である。彼は五〇年間も聖バーソロミュー病院の外科医だった。父親を三歳のときに亡くしたが、裕福な親族のお陰で一五歳のときエドワード・ノースに師事した。当時ノースは聖バーソロミュー病院の外科助手だった。当時の慣習に従って二百ギニー〔約二五〇万円〕の謝礼が支払われた。ポットはできのよい生徒で、一七三二年に一八歳で理髪外科医組合の大免許を取得した。一七四四年に聖バーソロミュー病院の職員に採用され、外科医としても教育者としても名声を得た。

一七五六年、サザークのケント・ストリート、現在のオールド・ケント・ロードを馬で通ったとき、ポットは馬から投げ出され、脛骨《けいこつ》を複雑骨折した。この事故を娘婿が書いている。

このような骨折は危険を伴い、雑な治療や不適切な整復で危険が増すことを知っていたので、彼は動かずに必要な処置をした。ウェストミンスターに人を遣り、駕篭《かご》かき二人にかき棒を持ってこさせた。彼らが来るまで冷たい道路にじっと横たわっていたが、それは一月半ばのことだった。この状況で、彼は戸板を購入し、かき棒に釘で固定させた。準備がすべて調うと、彼は戸板に横たわり、家まで運ばせた。

この有名な患者は仲間の外科医たちに診察を受けたが、彼らは相談して切断するほかはないという意見で一致した。しかし、手術器械を準備していると、ポットの恩師エドワード・ノースが到着し、足を診察して温存できるかもしれないと判定した。ほかにもノースに同意する外科医がいたので、ポットは足を温存した。やがて傷は無事に治った。

ポットは骨折に関心をもつようになり、足首の脱臼骨折には彼の名が冠せられている（ポット骨折）。ほかにも彼の名を冠した病気が二つある。頭蓋骨の骨髄炎に伴う柔らかい腫瘤のポット浮腫、結核性脊椎《せきつい》カリエスのポット病。また、ポットは煙突掃除夫の癌——陰嚢癌——をはじめて報告した。ポットの教説は彼の名をヨーロッパ中に広めた。チェゼルデンとポットは、外科を理論的基盤に据え、生理学や内科学の新しい考えに調和させた。

ジョン・ハンター（一七二八～九三年）はさらに偉大な外科医――医学全体の歴史でも重要な人物――で、実験外科学と外科病理学の建設者だった。ジョンは若いとき馬に乗ってグラスゴーに近いカルダーウッドの家を出て、兄のウィリアムのもとに行った。兄はすでにロンドンで解剖学と産科学の教師として成功していた。ジョンは、チェゼルデンとポットに学んだ後、軍医として四年間すごした。ロンドンに落ち着くと、兄の学校の教師になり、比較解剖と生理学の研究を始めた。やがて、今のオデオン座があるところに面したレスター・スクエアに大きな家を建て、自宅、診察室、博物館、講堂を設けた。また、アールズ・コートにも別荘を建て、多くの鳥や獣を集めて生態と解剖の研究に用いた。数頭のライオン、トラ、キリンに、彼がよく格闘した一頭のバイソンがいた。彼は朝四時に起床して解剖を行い、昆虫からクジラまでも観察した。彼の博物館には最終的に一万三千種以上の標本があった。これらは国が買い取って王立外科医師会に預け、第二次大戦中に爆撃を受けたが、その大部分は再建されて今でも見学できる。このハンター博物館の興味深い陳列品にアイルランドの巨人バーンの骨格がある。かねてからハンターはこれを切望し、バーンの死後に五百ポンド〔約

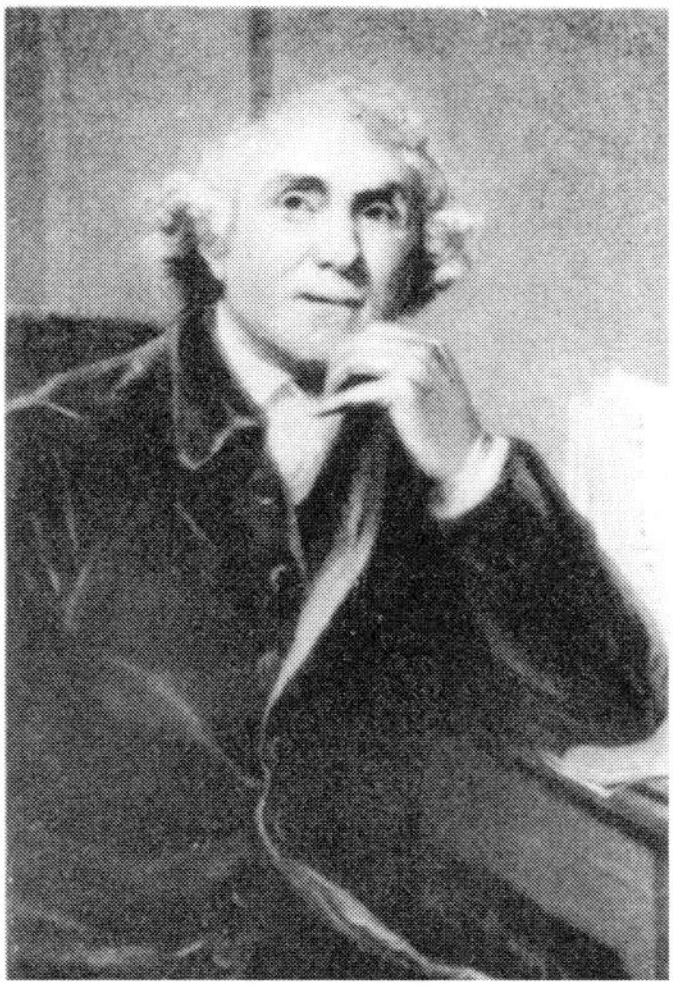

図 15　ジョン・ハンター（1728-93）。ジョシュア・レイノルズ卿の絵に基づくウィリアム・シャープの版画から。

六千万円）でようやく入手した。ジョン・ハンターは近代外科学の建設者といえるが、それは彼の観察が広範で、弟子に与えた影響が大きかったからである。弟子には、ワクチンの発見者エドワード・ジェンナー、ジョン・アバネシー、サー・アストリー・クーパーなどの大人物がいる。ハンターは、解剖学と、病気による構造と機能の変化を熱心に研究し、外科を科学にした。また、炎症の性状を徹底的に研究し、実験外科を確立した。

ジョン・ハンターは観察や研究に熱心で、患者の診察や手術に費やす時間を惜しむことが多かった。「金もうけ」を嫌ったが、要請にはいつも応じ、一流の術者だった。内反足の治療法を調べ、自分で経験してからはアキレス腱断裂の治療法を研究した。王立ウィンザー公園の雄ジカの角で血液循環の実験を行い、動脈瘤の治療を切断ではなく結紮で行うことを勧めた。聖ジョージ病院の外科医を長く勤め、一七九三年に病院の会議室で急死した。

サミュエル・シャープ（一七〇〇～七八年）はチェゼルデンの弟子で、ガイ病院の有名な外科医だった。〔一七五三年に〕彼は白内障ではじめて水晶体の嚢内摘出術を行った。

イギリスの外科は大都市に集中せず、地方にも大きな改善を行った臨床医がいた。マンチェスターのチャールズ・ホワイトとリバプールのヘンリー・パークは一八世紀末頃に保存手術で有名だった。彼らはほぼ同時に骨関節の病変を切除する新手術を開発し、切断術を回避した。

アレグザンダー・モンロー（一六九七～一七六七年）は、軍医ジョン・モンローの息子で、エディンバラ医学校の父といわれている。三〇年間も外科と解剖を講義して大手術を指揮したが、

「死体泥棒」反対デモを恐れ、一七二五年に講義の場所を移した。その前年、彼の生徒が吊し首にされた女性の死体をその親族と奪い合う乱闘があったからである。乱闘の間に「死体」が息を吹き返して何年も生存し、「半吊しのマギー・ディクソン」として有名になった。

アレグザンダー・モンロー2世（一七三三～一八一七年）はアレグザンダー・モンローの息子で父親の後を継ぎ、父親より有名になった。やがて教授職はその孫のアレグザンダー・モンロー3世（一七七三～一八五九年）に引き継がれた。

ベンジャミン・ベル（一七四九～一八〇六年）はエディンバラで最初の科学的な外科医とされている。彼が著した六巻の大外科書はフランス語とドイツ語に翻訳された。

虫垂炎

虫垂切除術は今でこそ腹部外科でもっとも多い手術だが、虫垂手術の歴史は二百年にもならず、標準となった術式は二〇世紀に行われるようになったにすぎない。「虫垂炎」という用語も一八八六年にボストンの内科医レジナルド・ヘーバー・フィッツが造った。[5] かつては虫垂という臓器の記述とその機能の議論があっただけである。しかし、虫垂炎だったかもしれない症例の古い報告が散見される。この病気はいつの時代でも多かったようだが、正確な病態と重要性は知られていなかった。古医書で「腸疝痛《せんつう》」や「胆石疝痛」とされている症例の多くは、実は虫垂炎だったと思われる。しかし、これらの病名はあらゆる右下腹部痛に用いられていた。虫垂炎の膿瘍が切開されたこともあったに違いない。古い症例報告でそれと思われるのは、二世紀のギリシア人の内科医アレタイオスによる次の報告である。

肝臓に近い右側の結腸で膿瘍を切開したことがある。大量の膿が流出し、腎臓と膀胱の近くからも大量に数日流れ続けた。患者は回復した。

虫垂炎の歴史で重要な出来事は、一七一八年にドイツの有名な外科医ロレンツ・ハイスターが報告した最古の剖検記録である。ハイスターの報告によると、一七一一年一一月にアルトドルフの公立の解剖講堂で罪人の遺体を解剖したときのことである。

小腸は数カ所に強く発赤した炎症があり、血液で充満した小血管が美しく、赤ロウを注入したかのようだった……しかし、大腸の状態を見せようとしたとき、盲腸の虫垂が異常に黒変し、腹膜としっかり癒着しているのに気づいた。これを剥離しようと慎重に引き離すと、新鮮な死体だったにもかかわらず虫垂の壁が破れ、スプーン二、三杯の膿が出た。この症例は、身体のほかの部分と同様に、虫垂にも炎症が起こり膿瘍が形成されるという証拠になるだろう。しかし、これについて誰かが詳しく紹介しているのは見たことがない。診療で、虫垂のあるところに灼熱感と疼痛をみたら、これに注意しなければならない。

虫垂切除術の成功をはじめて記録した栄誉は、イギリスの外科医でジョージ2世の近習外科医クローディウス・アミヤンにある。アミヤンの症例は王立協会で報告され、一七三六年の協会紀要に掲載された。その表題は「糞石に包まれたピンを虫垂内に認めた鼡径ヘルニアの症例および腸損傷に関する若干の観察について」である。患者はハンヴィル・アンダーソンという名前の一一歳の少年で、幼児期からヘルニアがあった。糞瘻《ふんろう》ができていて、ヘルニアを治療しなければ治せないとアミヤンは判断した。一七三五年一二月六日、腫脹した陰嚢を調べると、ピンで穿孔《せんこう》した虫垂がみつかった。長さ一インチ〔約二・五センチ〕の断端を残し、二つ折りになった虫垂を切除した。再び瘻孔ができるおそれがあったからである。ヘルニア嚢を切除し、瘻孔を摘出した。治癒は早く、断端の結紮糸は一〇日目に無事に脱落した。アミヤンは「患者には手術が苦痛だったことは想像に難くない。それと同じくらい大変な手術だった。手術は剥離の連続で、識別しにくいところは危険だった。手術は約三〇分かかったが、患者は実に雄々しく手術に耐えた」と述べた。[6]

一八世紀にはほかにも一、二の虫垂疾患に関する報告があるが、一八三〇年頃より後になると報告はかなり増えた（一七五頁と二一四頁を見よ）。

天然痘

クローディウス・アミヤンはロンドンで一六八八年に帰化した亡命ユグノーのアイザック・アミヤンの次男だった。クローディウス自身は一七〇〇年に帰化した。外科助手としてフランダースの戦争に従軍し、一七〇四年のブレンハイムの戦いで下賜金の分け前三〇ポンド〔約四七万円〕を受け取った。ジョージ2世の近習外科医として医院を構え、また聖ジョージ病院とウェストミンスター病院の主席外科医で、理髪外科医組合の親方でもあった。

アミヤンはイギリスで種痘を開拓したひとりだった。一七二二年、後に夫がジョージ2世になる太子妃のキャロラインは自分の子供たちを種痘で天然痘から守ろうとした。友人のメアリー・ウォトリー・モンタギュー婦人が一七二一年に種痘をイギリスに導入したからである。太子妃は義父のジョージ1世を説き伏せ、後で釈放することを条件に六人の死刑囚に種痘実験を行った。五人の罪人は天然痘に軽くかかって回復し、六人目はすでに天然痘になったことがある事実を隠していたので感染しなかった。六人とも絞首刑を免れた。次に太子妃はアミヤンに命じ、聖ジェイムズ教区の慈善病院の子供一一人に種痘を行い、これも成功した。一七二二年四月一七日、アミヤンは宮廷内科医のサー・ハンス・スローンの立ち会いで、太子妃の子供たち、九歳のキャロライン王女と一一歳のアメリア王女に種痘を行った。幸いにも成功した。

当時、天然痘は恐ろしい病気で、患者の四人に一人が死亡し、生存者は大部分が醜悪になった。歴史家マコーリーはこれを鮮やかに描写した。

天然痘はいつもいて、教会の庭を死体で満たした。未感染の人々を恐怖で苦しめ続け、生きながらえた人々にみにくい痘痕《あばた》を残した。変貌した赤子を見て母親は身震いし、恋人の娘の目と頬が婚約者を怖がらせた。

この忌まわしい病気の予防、少なくとも病勢の緩和に種痘が成功すれば、接種の需要が途方もなく大きくなるのは当然のことだった。クローディウス・アミヤンはイギリスで大勢に種痘を行った初期の外科医のひとりだが、インゲイトストーンのダニエル・サットンとハートフォードのトーマス・ディムスデールの方が有名だった。一七六八年、ディムスデールはロシアに招聘され、女帝エカテリーナとその息子に種痘を行い、一万ポンド〔約一億三千万円〕の謝礼、五百ポンド〔約六四〇万円〕の年金、男爵の爵位を賜った。種痘の目的は患者をヒトの軽い天然痘に感染させ、もっと重い感染に対する免疫を与えることだった。その実施に危険がないわけではなかったので、一七九八年以降はジェンナーのワクチンに取って代わられた。ワクチンは、ヒトの天然痘ではなく、ウシの天然痘という軽症型の病気に感染させて免疫にする方法だった。

ロレンツ・ハイスター

ロレンツ・ハイスターの虫垂炎に関する報告についてはすでに述べた。彼はドイツのアルトドルフで外科と解剖の教授を務めた。この偉大な外科医の著書は、一八世紀における医療のおもしろい一面をいろいろとみせてくれる。一七一八年にハイスターが出版した『外科学体系』は、初期の体系的な外科書のひとつで、とくにその図譜が興味深い。この著書は、きわめて有用な教科書だったので、何度も版を重ね、ほとんどのヨーロッパ語に翻訳された。また、一七五三年に出版した『内科的、外科的、解剖学的な症例と観察』[7]は充実した本で、一七五五年にその英訳版が出版された。この本には自伝的な話が多く、とくにハイスターの若い頃のことが述べられている。彼は軍医として経験を広めようと、オランダ、フランス、イギリスの病院と医学校を訪問した。手術見学にとても熱心だったので、多数の遍歴外科医が参加する大博覧会によく出かけた。遍歴外科医には当時の医師免許のある臨床医が行おうとしない手術を行う者がいた。ハイスターは彼らから学ぶにやぶさかではなかった。一七歳の若者だった一七〇〇年、彼はフランクフルト・アム・マインの博覧会を訪れたが、そのとき見たことを次のように書いた。

フランクフルトの博覧会にはいつも目医者などの外科医が集まり、ヘルニア、白内障、結石、イボ、兎唇《としん》などの障害をもつ患者を治療した。当時のフランクフルトには、これらを手術する内科医や外科医がいなかったからである。有名なアイゼンバルトがいつも来ていた。私はこれらの手術を見学する必要性と有用性をすぐに理解し、あらゆる見学の機会をとらえ、できるだけ見学して腕を上げようと考えていた。一七〇〇年のイースター博覧会で、ヘルニアの九歳男児を両親がある経験医のところに連れてきた。フランクフルトにはほかに助けてくれる者がないので、子供に手術してくれと頼んだ。経験医たちは脱腸帯でヘルニアを治療しようとはしなかった。博覧会の終了後も逗留することはまれで、短期間で脱腸帯が効果を現す可能性はなかったからである。それに、その可能性があっても、彼らが脱腸帯を選ばない理由はほかにもあった。脱腸帯による治療代は高くても一〇シリング〔約八千円〕しなかったが、手術代はもっと高かった。患者の暮らし向きによって五ポンドから一〇ポンド〔約八～一六万円〕、それ以上のこともあったので、彼らは生計の上から手術を勧めるのが常だった。それゆえ、この遍歴医は手術を行った。前もって下剤をかけ、翌日に手術を次のように行った。

ハイスターの説明によると、この遍歴医は脱出した腸を腹腔にもどし、陰嚢を開き、精巣を結紮切除した。傷にリント糸を詰め、創傷硬膏、圧定布、包帯で被った。子供は急速に回復し、合併症もなかった。約三週間で、傷は完治した。

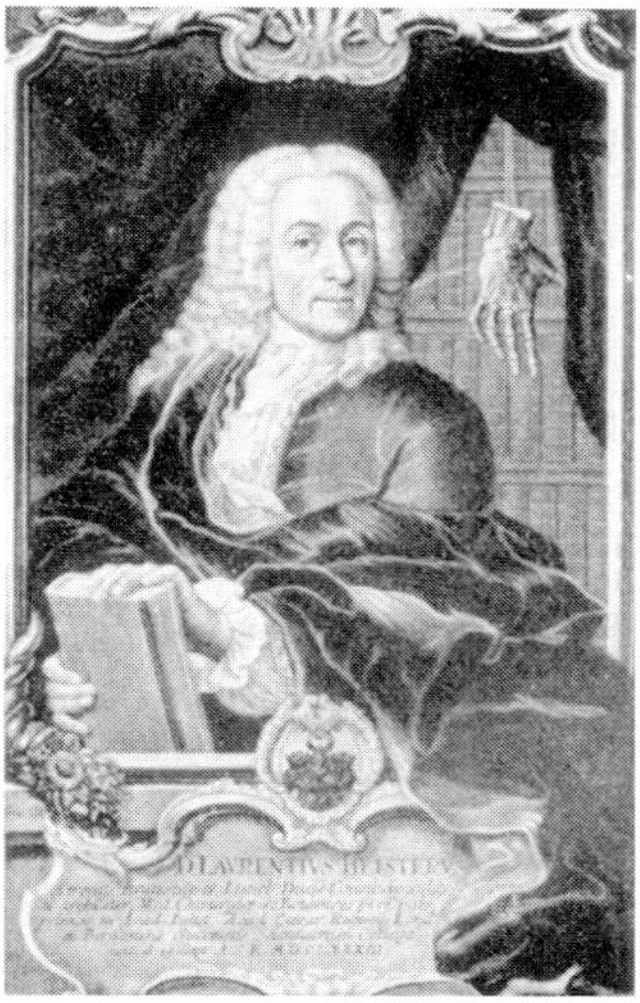

図 16 ロレンツ・ハイスター(1683-1758)。ドイツ・ヘルムシュタットの偉大な外科医で指導者。

ハイスターはこのアイゼンバルトが顔面腫瘤の摘出手術をもっとみごとに行うのを見た。

> 太ってがっしりした三〇歳ほどの農婦だった。左の頬に可動性の大きな醜い腫瘤があり、耳と顎にまで及んでいた。日に日に大きさを増し、

煩わしくなったが、誰も切除を検討さえしてくれないので、この経験医に治せるかと訊ねた。彼は彼女の治療を引き受けた。手術前に下剤をかけ、彼女を椅子に座らせ助手がしっかりと抑えた。腫瘤の上端から下端まで皮膚を縦に切開し、その中央を横切る小さな切開を加えた。ナイフを用いたり、指を使ったりして、皮膚弁を腫瘤の底部まで剥離した。そして、曲針と糸を腫瘤に通して腫瘤を手前に引き、周囲に癒着している腫瘤を少しずつ分離した。頻繁《ひんぱん》に海綿で血液をふき取り、出血の多い静脈を指で圧迫しながら、腫瘤を全摘した。動脈二本の出血には、亜麻布に包んだ硫酸塩の小片を動脈の切口に当てた。傷にリント糸と海綿を詰め、その上を三枚の大きな亜麻布の圧定布で被い、三横指幅の巻軸包帯を頭に巻き、彼女にベッドに行くように命じた。

術後四日目にはじめて包帯が交換された。幸いにもよくなっていたが、大きな瘢痕《はんこん》がないわけではなかったという。

ハイスターによれば、白内障の転位手術つまり圧下手術を何度か見学したが、遍歴医の手術は主張のわりに成功例が少なかった。勲爵士テイラー(8)には何度も遭ったが、遍歴の目医者の中でもっとも悪名高かった。一七五〇年から五二年にテイラーはドイツの主要都市で何百例もの圧下手術を行ったが、視力を回復した例は百にひとつもなかったという。白内障が「成熟」していないとき、つまり水晶体がまだ硬くなくて手術に適さないときに手術されたことが多かった。

ハイスターはアムステルダムで兎唇手術をはじめて見学した。当地の傑出した外科医ファン・ボルテル氏が二歳の男児に施した手術は次のように行われた。

彼は、助手のひとりに椅子に座るように命じ、子供を膝の上に乗せさせた。助手は、子供の腰をしっかりと抱え、同時に子供の手を抑制した。別の助手が背後に立ち、子供の頭を両側から抱え、しっかりと支えた。三人目が子供の右足、四人目が左足を抱え、子供が動けないように固定した。そして、術者は右手でハサミをもち、左手の示指と親指で兎唇の一方をつまみ、ナイフの背ほどの幅で縁を切り取った。すぐに対側の縁にも同じことをした。次に、口の中と口唇の血液を海綿でふき取り、三本の針を用意した。創縁からナイフの背ほどの幅のところで、兎唇の両縁の下端に一本目を通し、二本目は中央に、三本目は上端に通した。一本目の針に一本の双糸をからめて前後に数回巻きつけ、ほかの二本の針にも同じようにした。少量のバラ油で傷をこすった後、細い包帯を患部から後頭部に巻き、額に回して、そこで包帯を結んだ。包帯は子供の帽子の後ろと両側にピンで留められた。五日目に中央の針が抜かれた。六日目に上端の針、七日目に下端の針が抜かれた。患部に創傷香油を塗った後、短冊《たんざく》状の硬膏を貼った。硬膏が剥がれ落ちたとき、傷は完治していた。

偉大な外科医たちと同じように、ハイスターは少数の簡単な手術器械しか用いなかった。「どんな手術でも、扱いにくい立派な器械より、できるだけ少数の簡単な器械を用いる方法が好ましい。立派な器械は実用性より華美にするために考案されているものが多いからである」と述べている。しかし、切石術や穿頭術などの特殊な手術に用いる器械は例外とみなし、扁桃《へんとう》摘出術には特殊な仕込みランセットの使用を勧めた。

化膿した扁桃がランセットか鋭いナイフで切開されることは承知している。しかし、子供や繊細で臆病な人とくに女性では、もっとやさしい方法を考えてあげるべきである。彼らは、器械で切られたり刺されるのを頑として拒否することが多く、器械で傷つけられるよりも呼吸困難になるほうを選ぶからである。こうした例では、患者の命を救い、苦痛から早く解放するためなら、嘘をついても医師の知恵、義務、良心に反するとは思わない。患者の命を守ることができるなら、医師はどんなことでもしなければならないからである。アムステルダムの器械業者が私に新しい扁桃膿瘍の切開器を見せてくれた。誰が発明したかは知らないが、これを用いればこうした患者に親切な嘘をつくことができる。外科医は、この（舌圧子《ぜつあつし》のように見えるがランセットが入っている）器械を患者の口に入れ、舌を押さえて喉を見ながら、親指でランセットを押し出し、膿瘍を切開する。患者はほとんど何が起きたか分からない。

第八章　一九世紀前半

一九世紀はじめの外科はおもに一八世紀の外科の続きだったが、進歩の中心はパリからロンドンに移った[1]。偉大なジョン・ハンターは一七九三年に亡くなったが、その影響はまだ大きかった。当時のイギリスの指導的な外科医はほとんどがハンターの弟子だった。これは、彼らが解剖学と生理学を学び、ハンターが創造した外科病理学という新しい学問を修得したことを意味していた。病気による変化は以前よりもよく理解された。病気の進行中に観察された症候が病理解剖で明らかになった病変と結びつけられるようになった。

患者の診察法と記録の取り方が進歩した。いつの時代でもそうだが、内科学と外科学は、同時に進歩した基礎科学、とくに化学と物理学から恩恵を受けた。これらの変化は一度に現れたわけではなく、一九世紀はじめ頃に革命的な発展はなかった。しかし、医学は徐々に科学的な性質を帯び始めた。進歩の遅い領域もあった。聴診器は一八一八年に開発され、近代的な体温計は一八六七年にはじめてつくられた。

輸血は、一七世紀にその潜在的な価値が示され、一八一八年に復活したが、アメリカ南北戦争の頃まで大きな規模で行われることはなかった。エーテルによる麻酔は一八四六年、クロロフォルムによる麻酔は一八四七年に現れ、消毒法は一九世紀末にはじめて普及した。麻酔法も消毒法もなかった頃、頭蓋腔、腹腔、女性の骨盤腔の手術はまれだったが、その手術記録からは患者にも外科医にも勇気と忍耐が読み取れる。戦争はやはり外科医にとって格好の学校だった。ナポレオン戦争は長く続き、あらゆる種類の創傷を観察して治療する機会を与え続けた。大胆で並はずれた手術が両陣営の外科医によって行われ、とくに銃創治療で行われた。

イギリスの外科

一八〇八年にイギリス海軍の外科医ラルフ・カミングは肩帯胸郭離断術《けんたいきょうかくりだんじゅつ》（上腕、肩甲骨、鎖骨の全摘術）をはじめて行った。患者は砲弾に当たった二一歳の若い水兵で、手術は西インド諸島のアンティグアにある海軍病院で行われた。手術は不十分な状況で行われ、酷暑で、すべてが苦痛だった。麻酔と消毒にはまったく言及がない。感染例に接触した手術器械は煮沸が勧められていたが、励行されていたわけではなかった。ナイフはときどき煮沸されたが、冷たい鋼鉄より温かい器械の方が痛みが小さいと信じられていたからだった。例外的に阿片やラム酒が鎮痛に用いられることもあったが、この例ではそのことに言及はない。習慣的には術後に阿片チンキを与え、術後二、三時間ごとにワインを与えることが多かった。手術のとき、カミングはすべてを素早く行わなければならなかった。疼痛やショックを減らすためだけではなく、あちこちで出血するからだった。当時の誰かがいっていたように、「ナイフは外科医のメスというよりサーベルのように扱う」のだった。止血鉗子《かんし》(2)はまだなかった。カミングは大血管を指でつまみ、その間に助手がその血管を結紮した。その頃、血管結紮にはロウ引き糸に代わって絹糸が用いられるようになっていた。最後に創を閉じるとき、創縁は絆創膏《ばんそうこう》できちんと合わせ、糊剤で創を被覆した。長い帯状の絆創膏を背中から胸まで回して糊剤を固定し、麦穂《ばくすい》包帯法で包帯した。カミングの患者は完治し、イギリスに送還されたとき、聖バーソロミュー病院で学生たちに供覧された。

麻酔法が現れる前の大手術が患者にとってどんなものだったのか、理解するのは難しい。それゆえ、膀胱結石の摘出術を受けた患者自身の記録には特別な関心がわく。一八一一年一二月三〇日、聖トーマス病院の外科医で当時の指導的な外科医ヘンリー・クラインが〔患者の自宅で〕手術を行った。名前不明の患者はきびしい試練を次のように書いている。

私の習慣と体質は良好だったので、前準備はほとんど不要で、心構えもできていた。関係者の一団が到着すると、私はしばらく自室に下がり、跪《ひざまず》いて黙祷《もくとう》と恭順の祈りを捧げた。外科医たちのもとにもどり、準備を調えておいた大広間に彼らを案内した。包帯などを整え、私は激烈な痛みによるショックに備えていた。

痛みを過大評価していたので、切開が始まったとき顔をゆがめることはなかった。しかし、私はこうしたショックに耐えるつもりはないと宣告していた。我慢すればさらに疲労困憊《こんぱい》しかねないと確信していたからである。それゆえ、次の瞬間、私は痛みで泣き叫んだ。しかし、断固として手術は続けさせた。

有溝導子が挿入される前に消息子で押し上げられたとき、はじめて本当の痛みを覚えた。しかし、この痛みは膀胱が切開されるとすぐに抑えられ、尿の奔流が痛みを鎮め、傷をなだめたように思われた。

鉗子が挿入されたとき、再び痛みが強くなった。結石を探して鉗子が動かされるたびに痛みが増した。しかし、私の意志はまだ強固で確信に満ちていた。不安はあったが、起こっていることに敏感だった。何度か失敗した末に結石をつかみ、術者が低い声でささやくのを聞いた。「少し厄介だが、石はもうこっちのものだ。曲がり鉗子をくれ」。別の鉗子が取り出された。このとき、私は何かよくないことかそんなようなことがあったのかと訊いたと思う。やさしい返事が返り、私は元気を取りもどした。「我慢しなさい。すぐに終わります」。再び鉗子が挿入され、また結石の捜索を受けた。クライン氏が「やったぜ」というのを聞き、私はこれで最悪のことは終わったのだろうと思った。しかし、結石を引き出すために必要な力が加えられたとき、その痛さはいい表せないほどだった。この痛みとは別に何か妙な感覚があった。鉗子が結石をつかむのと同じくらい、膀胱が結石をしっかり抱え込んでいた。まるで全臓器が捻《ねじ》られたかのようだった。しかし、この手術で本当につらいところの時間は短かった。「さあ、すべて終わりましたよ」という言葉が耳を打ったとき、「ありがたや、ありがたや」という絶叫が心の奥底に鳴りひびき、ほかのことは考えられなかった。このときの感じはまったく筆舌に尽くしがたい……解放感があったが、もう過ぎ去ってしまった手術の痛みからの解放感ではなかった。私を苦しめてきた敵からの解放感だった。気分は軽やかに高揚し、奇跡のように完全な健康を回復したと信じ、喜々としてその思いに浸った……。

手術にかかった正確な時間は聞いていないが、一二分から一五分の間だったと思う。痛みについていえば、あの一晩の苦痛を同じ時間に凝縮したものだったら、とても耐えられなかっただろう。実際、手術の痛みと一晩の結石痛との違いは明らかだった。後者ではよく疲労困憊したが、前者では少しも衰弱しなかった。少なくとも、精神は常にしっかりし、身体がそれほどひどく弱ることはなかった。おしなべて、また同じ病気になったとしても、同じくらいの名手に身を任せられるなら、また同じ治療を受けることをためらわない。

うれしいことに、この勇敢な患者は一カ月で十分に回復し、二マイル〔約三・二キロメートル〕近く歩けるようになり、手術から六週間後には完全に治癒した。

形成外科への関心は、一六世紀から沈滞していたが、この手術の原点であるインドからの報告によってよみがえった。『紳士の雑誌』一七九四年一〇月号に牛方のカワスジー人に行われた鼻形成術の図入り記事が載っている。この男は一七九二年にイギリス軍の牛方として雇われたが、ティプー・スルタン〔南インドの土侯〕に囚われ、鼻と片手を切り落とされた。その後、東インド会社の年金受給者になり、鼻は一二カ月間欠けたままだったが、プネーに近い現地の外科医に新しい鼻をつくってもらった。ほぼ同じ頃、マドラスにいたイギリスの外科医ルーカス氏が同じ古代インド法の手術を行った。これらの成功のニュースがロンドンで解剖学を教えていた有名な外科医ジョセフ・コンスタンチン・カーピュに届き、彼は近代ヨーロッパではじめて鼻形成術を行った。前額から皮膚弁を採る古代インド法を用い、一八一四年一〇月と一八一五年一月に二人の患者を手術して成功した。一八一六年にカーピュは『鼻欠損の修復術に成功した二手術例の報告』を出版したが、この著書は形成外科の歴史における金字塔とみなされている。

カーピュ以降、ベルリンの外科学教授カール・フェルディナンド・フォン・グレーフェ（一七八七～一八四〇年）が近代の形成外科をになった。彼は先天性口蓋裂の手術を考案し、眼瞼《がんけん》手術で先駆的な仕事をした。フォン・グレーフェは、ドイツではじめて下顎切除術を行い、帝王切開術を改良した外科医でもある。

リスター以前のイギリスの指導的な外科医には、ジョンとチャールズのベル兄弟、サー・アストリー・クーパー、ジョン・アバネシー、チャールズ・アストン・キー、ベンジャミン・トラヴァース、サー・ベンジャミン・ブロディー、ロバート・リストン、ジョージ・ジェイムズ・ガスリー、エイブラハム・コリーズ、ジェイムズ・サイムがいる。彼らはみな科学的な精神で手術を行い、傑出した学問的な貢献をした。

アストリー・クーパー

一九世紀の最初の二五年間にロンドンでもっとも人気があった外科医は、ノーフォーク出身でジョン・ハンターの弟子、サー・アストリー・パストン・クーパー（一七六八〜一八四一年）だった。彼は、血管外科、実験外科、耳の外科の開拓者だった。一八〇八年に動脈瘤で総頸動脈と外腸骨動脈の結紮に成功し、一八一七年に腹部大動脈の結紮という有名な偉業を成し遂げた。後者の手術はガイ病院で行われた。患者には巨大な腹部動脈瘤があり、出血死の危険が差し迫り、下半身への主要血管の血流が途絶えていた。患者は四〇時間しか生存しなかったが、クーパーはこの手術が可能なこと、もっと軽症な例では有益な効果が期待できることを示した。実際にこの種の手術の成功がはじめて報告されたのは一世紀以上後のことである。

アストリー・クーパーのもうひとつの偉業は股関節切断術で、一八二四年一月一六日にガイ病院で行われ、『ランセット』に次のように報告された。

この驚異的な手術は今朝ここでサー・アストリー・クーパーによってはじめて行われた。この病院の外科医と学生が何人か見学したが、その人数はいつもと変わらなかった。手術が始まるほんの数分前に実施が決まり、この手術は予告されていなかったからである。患者は四〇歳の男性で、彼の下肢は数年前すでに膝のすぐ上で切断されていた。そのとき以来、大腿骨が断端から大転子《だいてんし》まで病変に冒され、その影響で最近は急速に憔悴《しょうすい》し、大腿の太さは中程度になっていた。朝方に手術を受けるかどうか訊くと、彼はすぐに承諾した。

一時半に彼は[3]手術講堂に運び込まれ、手術台に横に寝かされた。まず、プパール靱帯《じんたい》〔鼡径靱帯〕から一インチ半〔約三・八センチ〕のところで大腿動脈が切断された。しかし、大腿直筋と内側広筋との間に指を深く入れると、大腿深動脈がまだ拍動しており、この動脈が正常より高位で大腿動脈から分岐していることが分かった。サー・アストリーはやむなく大腿動脈をプパール靱帯のすぐ近くで切断した。サー・アストリーは患者の横に立ち、片手で患肢、他方の手で切断ナイフをもち、プパール靱帯のすぐ下を切開し、大腿動脈の少し腸骨動脈よりのところで手術を始めた。切開は斜め外下方へ大腿の背側に延ばし、三分の一ほど下ったところで、ナイフを逆手に持ちかえ、斜め上内方へ切開を延ばし、最初の切開に合流した。こうして楕円状の曲線が描かれた。まず皮下脂肪にスッと切り込み、次に同じところで筋肉も切断した。この段階では、患肢の内奥でさらに結紮しなければならなかった。ここで、術者は移動して患者の前で椅子に座り、しばらく待って出血している血管がないことを確かめた。数分後に手術を続け、大腿骨頭は寛骨臼《かんこつきゅう》から難なく取り去られた。今までの結紮に加え、さらに二回の結紮を行い、結紮は全部で四回行った。皮膚と皮下脂肪を引き寄せ、上部を縫合した。絆創膏を貼り、最後に断端の上に包帯を巻いた。出血は約一二オンス〔約三四〇ミリリットル〕だったが、静脈出血のようだった。患肢の切除に二〇分弱、止血と創傷被覆に一五分余かかった。それゆえ、すべては三五分で終わった。手術の間、患者は気を失わんばかりだった。しかし、ワインを少し与えられ、新鮮な空気にあたると、患者は回復した。患者は敢然と手術に耐えた。すべてが終わると、患者はサー・アストリーに「今までで最高に大変な一日でした」といった。サー・アストリーは「今までで最高に近い大変な手術でした」と返答した。

ヘルニア、関節外傷、精巣疾患、胸腺に関するアストリー・クーパーの著書は、外科学の古典である。現在の消毒した腸線は一八六八年にリスターが導入したが、アストリー・クーパーは一八一七年に腸線を用いていた。

サー・アストリー・クーパーは六時に起床して八時まで自分の解剖室で仕事するのを日課にしていた。彼はこう書いた。「夜に頭を枕に乗せるとき、その日に何も解剖していなければ、一日を無駄にしたような気がした」。この解剖への熱意はほかの外科医とくに彼と同じジョン・ハンターの弟子たちも同じだった。熱いバターロール二切れとお茶の朝食を済ますと、九時まで自宅で無料診療を行い、一時まで有料診療を行った。それから、馬車でガイ病院の病棟回診に急行した。二時にはその近くの聖トーマス病院で解剖学を講義し、その後は学生たちと解剖教室で過ごしたり、手術を行った。私的患者の往診や手術は七時までかかり、それから夕食をとり、たぶん数分間の仮眠もとった。さらに往診を行い、深夜まで多忙なことがよくあった。

サー・アストリー・クーパーはすぐれた診断医で、非常に人望のある人だった。それは真に偉大な内科医や外科医のあかしである。彼の手術は明らかに大胆で迅速だったが、自分では繊細さが必要な手術は下手だと自己評価していた。外科医たちは彼の腕が最高なことを微塵《みじん》も疑わず、学生たちは彼に憧れた。幸いなことに、ガイ病院の手術講堂で彼の入室を待っていた人がこの偉大な外科医に驚嘆した当時の記録がある。

彼が入ってくるとシンと静まり返った。男らしく、実に堂々としていた。そのとき感じた畏敬の念はどの学生も忘れられない。手術は優雅で、些《いささ》かも気取りがなく、沈着冷静だった。患者にはとても優しく、学生には見えないことがないようにと配慮した。迅速で、名人芸で、慌てず騒がず、些細なことにも注意した。創傷被覆はほぼ自分の手で行った。器械を扱うサー・アストリー・クーパーの手つきは軽やかに優雅で、私は瞠目し続けだった。

一八二〇年、クーパーは王のジョージ4世に呼ばれた。王は頭皮の小さな腫瘍――皮脂囊腫――に悩んでいた。囊腫が炎症で痛みと大きさを増していたので、クーパーは手術の延期を進言した。患者が君主だと些細な手術も大問題になる。こうした腫瘤の切除後に患者が丹毒で死んだ例が知られていた。翌年、王は実力行使に出た。アストリー・クーパーはブライトン城に呼び出されていたが、夜中の一時に王が彼の寝室に来ていった。「余はいつでも手術が受けられる。こいつを頭から取ってほしい」。かの外科医はこう答えた。「陛下、それはなりません。陛下のお命は大切です。こんな田舎でそんな重大なことはできません」。ジョージは無期延期にせず、近日中にウィンザーで手術を受けることに決めた。手術には宮廷内科医二人と外科医四人が臨席した。しかし、職業上の儀礼という微妙な問題がまだ決着していなかった。慣例に従えば、近習外科医のエヴァラード・ホームが執刀すべきで、彼がその栄誉を辞退したとしても年功序列で次の外科医ヘンリー・クラインが手術するはずだった。クラインはかつてクーパーの師匠だったからである。しかし、王はクーパーの執刀にこだわり、「余はどこに座ればよいのか?」と迫った。

この続きはサー・アストリー・クーパーが語っている。

> 私は「こちらです、陛下」と答え、窓際に椅子を寄せ、[4]手術器械をホームから借り、頭皮を切開した。私の立つ側からは四分の三周ほどしか切れず、全周を切らなくては腫瘍を切除できなかった。私はクラインに頼み、彼の立つ側から切除してもらった。彼は切除してくれたが、なべてかなりの時間がかかった。創縁を引き寄せ、リントと膏薬で被った。王は手術によく耐えられ、お急き立てにはならなかった。手術が終わると、王は「この腫瘤は何というのかね?」[5]と尋ねられた。私は「毛包嚢腫《もうほうのうしゅ》です、陛下」と答えた。「では、こやつには、もうノホホンとして、私を悩ませないでほしい」と王は仰せられた。

手術は水曜日に行われ、土曜日まではすべてが順調だった。土曜日に王はこう訴えた。「一晩中眠れなくて、今朝はやけに気分が悪い。頭がガンガンする」。翌日、ひどい痛風発作があったが、もう頭痛はなく、すぐに治った。この功績で、王はアストリー・クーパーに準男爵を授け、五百ギニー〔約四四〇万円〕もする美しい卓上スタンドを贈った。

クーパーは、自分が成功したのは、貧富の別なく患者に親切にし、熱心で勤勉だったからだと考えていた。ある年の収入は二万一千ポンド〔約二億円〕だった。報酬の最高額は千ギニーで、西インド諸島の裕福な農園主ハイアット氏が結石手術の成功後にナイトキャップに入れてくれた。

当時の内科と外科の進歩には、解剖用の遺体の不足が大きな障害だった。定期的で合法的な供給は、処刑された罪人の遺体が数体あるだけだった。医学校の需要は「死体盗掘者」や「死体泥棒」によって満たされていた。彼らは新しい墓から「死体を盗掘」して売った。サー・アストリー・クーパーは彼らの上得意で、下院の委員会で証言台に立ち、こう述べたことがある。「どんな地位の人でも、私が解剖したいと思えば、〔遺体が〕手に入らない人はいない」[6]。死体闇市のスキャンダルが大きくなると、世間に抗議の声が広がった。バークとヘアらが遺体の供給を維持するために殺人という手段に訴えたとき、議会はついに行動せざるを得なくなった。一八三二年の解剖条令は、悪弊の除去に成功し、死体泥棒を失業に追い込んだ。

イギリスの外科医たち

一九世紀前半の外科医では、エディンバラとロンドンのジョンとチャールズのベル兄弟が有名である。ジョン・ベル（一七六三〜一八二〇年）は外科解剖学の基礎を築いた。エディンバラ王立外科医師会の会員だった若いとき、解剖学の形式的な講義を批判し、一八一〇年に「外科医の教育に関する書簡」で不満を述べた。

モンロー博士のクラスでは、血生臭い殺人が続く幸運でもない限り、解剖できる遺体は一年に三体もない。残った臓器をアルコール槽の底から引き上げて細い神経が供覧される。手術のときその神経は剥離して避《よ》けなければならない。その神経が百フィート〔約三〇メートル〕も遠くで供覧される！　神経と血管の剥離には患者の命がかかっているのに。

ジョン・ベルは自分で教育を始め、一七九〇年に解剖学校を設立した。弟のチャールズと同様に絵心があり、供覧するものを図示したり、絵で講義することができた。構造という視点からだけでなく、手術する外科医の実際的な要求に基づいて解剖が教えられたのははじめてのことだった。学生はベルの講義に群がったが、この成功こそ彼がエディンバラ医学部のあちこちから嫉妬や敵意を受けた原因だった。当時の勢力争いは今では考えられないような方法で行われた。ベルの講義に出席しないように学生に警告するポスターが貼られた。ベルと敵対した内科学教授ジェイムズ・グレゴリー博士は「自分や家族が病気になれば、ジョン・ベル氏を呼ぶのは狂犬を呼び込むのに等しいと、誰でもすぐに分かるだろう」と書いた。グレゴリーの一派は政治力があったので、ベルは王立病院から除籍され、教育を断念せざるを得なかった。それゆえ、外科診療に専念し、ライバルの誰よりもすばらしい成功を収めた。ジョン・ベルの『人体の解剖』と『図案』には、人体のいろいろな部分と臓器が描かれ、彼自身の絵や銅版が入っている。外科の臨床領域では、『創傷の本質と治療について』（一七九五年）や『外科学原理』（一八〇一～七年）を書いたが、後者は自筆の美しい図案で飾られている。ジョン・ベルは晩年イタリアに行ったが、彼の死後に出版された『イタリア紀行』（一八二五年）は医療者が書いた旅行記の中でも最高のもののひとつである。

サー・チャールズ・ベル（一七七四～一八四二年）は医学史では兄よりも格が上である。ジョンと同じように絵の才能があり、エディンバラの学生だったとき、自筆の図を入れた『解剖体系』を出版した。三〇歳のとき上京して運を試そうと決意したが、ロンドンで落ち着くには大変な苦労をした。彼の『表情の解剖学』（一八〇六年）は画家のために書いた本だが、これで評判が上がり、レスター・スクエアに住宅と診療所を兼ねる大きな家を手に入れることができた。一八一二年には有名なグレイト・ウィンドミル解剖学校のオーナー経営者になった。この解剖学校はウィリアム・ハンターが創設した学校である。

サー・チャールズ・ベルは次の発見で有名になった。すなわち、神経は脳の部分から出て一定の経路をたどって一定の末梢部分に行くこと、知覚神経と運動神経というまったく別の二種類の神経があることを発見した。この発見は、ハーヴィによる血液循環の発見に次ぐ、生理学の大発見といわれている。また、サー・チャールズ・ベルは「ベル麻痺」――第七脳神経の障害による顔面麻痺――という病気をはじめて記載した。一八一二年、待望のミドルセックス病院の外科医に任命された。彼は、この病院の名声をさらに高め、付属医学校を創立した。ワーテルローの戦い（一八一五年七月一八日）の後、ベルはブリュッセルの病院に配属された。彼は短い休憩を数度とっただけで三日三晩ぶっ続けで負傷者を手術し、「服は血まみれになり、ナイフをもつ腕の力が萎えた」。この非常事態が終わった後、観察した様々な創傷や損傷を一連の水彩画に描いた。これらの絵はロンドンのイギリス陸軍医科大学の博物館に今も保存されている。

ジョン・アバネシー（一七六四〜一八三一年）はジョン・ハンターの弟子で、師匠の診療の大部分を引き継ぎ、一九世紀はじめに名声と財産を勝ち得た。彼の無愛想については多くの話が語られている。しかし、サミュエル・ジョンソン博士と同じで、彼は「がさつ者ではなく臆病なだけだった」。「一日六ペンス〔約一六〇円〕稼いで、それで生活しなさい」と彼は教えたが、わがままな患者の多くにはすばらしい忠告だった。アバネシーは、多くの病気は消化障害によると考え、ほとんどすべての病気を甘汞《かんこう》と水銀丸薬で治療した。しかし、彼は大胆で巧みな外科医で、一七九六年に動脈瘤で外腸骨動脈の結紮にはじめて成功した。

チャールズ・アストン・キー（一七九三〜一八四九年）はアストリー・クーパーの弟子で、ガイ病院の同僚だった。手早く器用な術者で、膀胱結石とヘルニアの手術を改善した。

ベンジャミン・トラヴァース（一七八三〜一八五八年）もアストリー・クーパーの弟子で、眼科に特別な関心をもった最初の病院外科医である。一八二〇年に眼疾患の本を出版したが、イギリスの体系的な眼科書としては長いこと最高のものだった。

ロバート・リストン（一七九四～一八四七年）はユニヴァーシティ・カレッジ病院の外科医で、当時もっとも有能で巧みな術者のひとりだった。とくに手術が早いことで有名で、学生たちはよくストップウオッチで手術の時間を計っていた。背の高い怪力の男で、助手がひとりいれば、大腿を切断できる力があった。左手で動脈を圧迫し、右手で切開も縫合もすべてこなした。リストンは、新しい切断法を開発し、内反足に特別な靴を考案した。彼の長い副木《そえぎ》は百年近くも骨折の標準治療に用いられた。彼が有名になった理由のひとつに、一八四六年に麻酔をかけて大手術を行ったヨーロッパで最初の外科医だったことが挙げられる。

エイブラハム・コリーズ（一七七三～一八四三年）はダブリンの外科学教授で、当時アイルランドの指導的な外科医だった。熟練した術者で啓発的な教師だった。外科解剖と手術に関する彼の著書は評価が高いが、彼の名前が有名なのはおもに橈骨《とうこつ》遠位端の骨折を報告したことによる。この骨折は現在「コリーズ骨折」として広く知られている。

サー・ベンジャミン・コリンズ・ブロディ（一七八三～一八六二年）はサー・エヴァラード・ホームの弟子で、グレイト・ウィンドミル解剖学校で教え、後に聖ジョージ病院の外科医になった。保存的な外科医で、「自分の使命は患肢を切除することではなく治すことだ」と考えていた。ロンドンの外科医団体の指導者として有名で、彼の年収は何年間も一万ポンド〔約一億円〕を超えた。当時の貨幣価値を考えると途方もない額である。ブロディは精力的な外科医、研究者、教師で、理想主義者だった。英国王立外科医師会と王立協会の会長となる大きな栄誉に恵まれ、一八五八年に創設された権威ある団体の英国医事委員会〔GMC〕の初代議長に任命された。

ジェイムズ・サイム（一七九九～一八七〇年）はエディンバラの外科学教授で、ロバート・リストンの従弟であり、リスター卿の義父でもあった。彼は組織を温存する保守的な外科医で、〔関節疾患には〕切断術より関節切除術の方がよいと教えた。また、彼の名は「サイム切断術」という用語で不朽となった。これは足関節離断術で、断端を踵《かかと》の厚い皮膚組織で被う方法である。「彼は無駄口をきかず、インクや血を一滴も無駄にしない」と評された。

ジョージ・ジェイムズ・ガスリー（一七八五～一八五六年）は当時イギリスの指導的な軍医で、アメリカ独立戦争、半島戦争、ワーテルローの戦いに従軍した。彼の最大の著書『銃創論』に軍陣外科の記述があり、これに比肩し得るのは偉大な同時代人ラレー男爵の著書だけである。

腹部外科はまだ生まれていなかったが、一八三七年と一八三九年にウェストミンスター病院の内科医ジョン・バーンは虫垂炎に関する二つの論文を書いた。彼は、瀉血とドレナージという当時の治療法を説明し、果実の種など不消化の食物の固まりが盲腸と虫垂に留まることの重要性を強調した。また、右下腹部の急性炎症は虫垂病変が原因のことが多いと明確に述べた。一八三六年頃にガイ病院のトーマス・アジソン博士は「盲腸周囲炎」(7)という病名を使い始めたが、これは原因不明の腹部疾患につけられるようになった。とくに興味深いのは、一八四八年にチャリング・クロス病院のヘンリー・ハンコック氏の報告である。虫垂の炎症による腹膜炎を治療する手術に関する最初の記録だからである。ハンコックは膿瘍の原因が虫垂にあることを知り、そのドレナージに成功したが、同様な手術がさらに報告されるのはその後三〇年以上経ってからだった。

ドミニク・ラレー

フランスにも偉大な外科医がいた。ラレー男爵（一七六六〜一八四二年）はナポレオン戦争に従軍し続け、彼をしのぐ高名な軍医は偉大な同国人アンブロワーズ・パレしかいない。ドミニク・ジャン・ラレーはピレネー山脈に近いボーデアンに生まれた。わずか一三歳で父親を失い、トゥールーズ総合病院の外科医だった叔父に教育を受けた。船上外科医として何度か航海に出た後、パリで勉強を続けた。一七八九年の冬、フランス革命の到来を告げる街頭騒動を目撃し、オテル・デュの彼のもとに大勢の怪我人が来た。その後（一七九二年）、フランスはヨーロッパ諸国と戦い、ラレーはライン軍に配属された。この遠征の途上でラレーは「快速救急車」を発明し、負傷者の応急処置を創始した。当時、救急隊は銃後に置かれ、負傷者は戦闘が終わるまで戦場に放置されていた。ラレーは「快速救急車」で戦闘の火中に飛び込んだ。救急車は二種類あり、患者二人用の二頭立て二輪馬車で平地を早く移動する軽量型と、四人を収容する四頭立て四輪馬車の重量型があった。重量型は荒れ地で用いられた。救急車は担架《たんか》を備え、副木、包帯、薬物、食物を運んだ。この快速救急車は大評判になり、すぐに共和国軍で広く使われるようになった。

一七九四年にトゥーロンでラレーははじめてナポレオンと出会い、二人は親友になった。ラレーはナポレオンのあらゆる遠征に従軍し、フランス、ドイツ、スペイン、イタリア、エジプト、ロシ

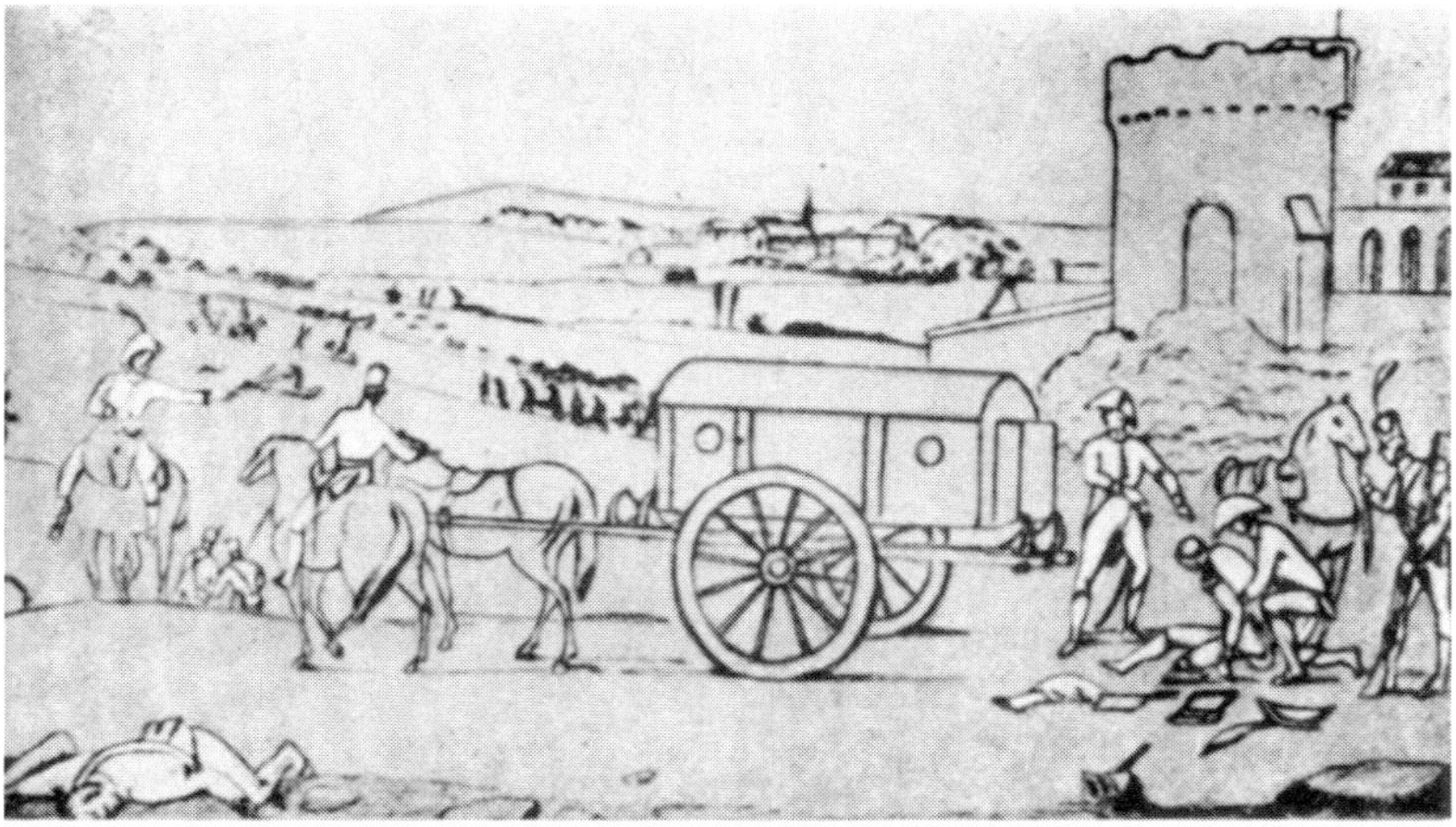

図 17　ラレー男爵の快速救急車。パリのバルデグラース博物館が所蔵するデュプレッシ＝ベルトーのスケッチから。

ア、ポーランドに行った。少なくても六〇回の戦闘と四百回の交戦《こぜりあい》に参加し、三度負傷した。彼の人生は偉大な主人への奉仕と負傷兵の福祉に捧げられた。エジプトのピラミッドのもとでも、ロシアの雪の中でも、ラレーはいつも前線で驚異的な手術の腕をふるい、危険と苦難をいとわない点で皆の模範だった。彼の人生と遠征の話は著書の『軍陣外科論』の中で語られ、その五巻からなる回顧録には歴史上の重大な出来事が生き生きとした言葉で描写されている。

イギリス軍がアレクサンドリアを攻撃したとき〔一八〇一年〕、ラレーは六〇歳のシリー将軍の大腿を切断したばかりだった。助手はひとりを除いてみな逃走し、イギリス騎兵隊がラレーの救急車に迫ってきた。ラレーは将軍を肩にかついで走り、穴だらけのケッパー畑を慎重に横切ったので、騎兵隊は追跡できなかった。無事アレクサンドリアに到着し、将軍は回復した。

アイラウの戦い〔一八〇七年〕は厳冬の凍った湖の上で戦われ、フランス軍は七千人の死傷者を出した。ラレーは驚異的な忍耐力を発揮し、二四時間休まずに手術したが、助手たちは寒さで器械が持てなかった。彼は後にこう書いた。「仕事中、命の危険を顧みず、空腹も渇きも感じず、休息も取らなかった。周囲には手足が凍える者が多かったが、私は寒さを感じず、手がかじかむことはなかった」。ヴァグラムの戦い〔一八〇九年〕では負傷患者の治癒率は九〇％だった。ロシア遠征初期のスモレンスクの戦い〔一八一二年〕では肩関節離断術を一一人に行ったが、九人が回復し、二人は消化不良で死亡した。切断術は戦場で行ったが、その素早さが感染の減少に役立った。ロシア遠征では、厳しい寒さには化膿の抑制効果と麻酔効果があることに気づいた。ラレーの注意深い観察は、現代の冬眠と冷凍麻酔の研究に役立った。ラレーは顔面創傷以外で縫合を行わず、絆創膏と包帯で創縁を寄せる方法を好んだ。創傷治療では、壊[8]死組織をすべて切除し、異物と骨片を除去した。術後は最小限のことしか行わず、安静の重要性を理解していた。

ロウレス陸軍大佐の例からは、ラレーのやり方だけでなくナポレオン兵の並ならぬ頑健さが分かる。この第三外人部隊の指揮官はドレスデンの戦い〔一八一三年〕で左足を砲弾で砕かれた。ラレーは次のように述べている。

交戦中に私は軽量型の救急車で最前線にいたので、とても危険なところだったが、すぐに彼を診察し、足を腓骨踝《ひこつか》で切断できた。軍と親衛隊がドレスデンに退却したとき、この高潔な患者に、また馬に乗ってフランスの家に向かいなさい、途中で被覆材に触れる必要はないから、と勧めた。被覆材の表面を毎日ぬぐい、断端は布か羊皮紙で包んでおけばよいと教えた。そうすれば、とくに冬が近い季節なら、被覆材の交換は不要だった。私の忠告はしっかり守られ、この将軍〔このときは昇進していた〕は戦場からツールの故郷まで馬に乗って長い旅路を行き、断端は肩から吊るした包帯に入れて一度も被覆材を交換しなかった。到着したとき彼の健康はほぼ良好で、被覆材を取り去ると傷は一本の瘢痕になって治っていた。

一八一二年のボロジノの戦いで、ラレーは二四時間に少なくても二百例の切断術を自分で行ったり人に指導したりした。モスクワから退却してベレジナ川を渡るとき、手術器械を取りに左岸に引き返したが、混雑に巻き込まれて死にそうになった。兵隊たちが気づいて彼を救い出し、上官に引き渡して事なきを得た。ラレーは最後まで仕事を続けた。

ワーテルローの戦い〔一八一五年〕で、負傷して死んだとみなされて放置されたとき、プロイセン軍に捕らえられて銃殺刑を宣告された。包帯をしに来た外科医は、彼の外科学講義に出たことがあったので、ラレーであることに気づいた。そして、ラレーはフォン・ビュローの前に引き立てられた。またしても運命のいたずらがあった。ラレーはテプリッツの戦い〔一八一三年〕の後でフォン・ビュローの息子の命を助けていたのである。今や偉大な外科医は丁重に扱われてルーヴァンに送られ、そこで彼の傷は癒された。

ナポレオンが没落した後、ラレーは多くの屈辱を受け、いくつかの職場を失った。しかし、兵士たちが彼を忘れることはなく、彼の回顧録が出版されると名声はいっそう高まった。晩年は栄誉と名声に囲まれた日々を送り、主人の皇帝より二一年長く生きた。ナポレオンはラレーの偉大さを常に理解し、遺書にこう書いた。「フランス軍の主席外科医ラレーに一〇万フラン。彼は私が知る限りでもっとも徳の高い男である」。

フランスの外科医たち

偉大なフランスの外科医にもうひとりギョーム・デュピュイトラン（一七七七〜一八三五年）がいる。彼ははじめて下顎を切除し、子宮癌ではじめて子宮頸部を切除した。新しい[9]熱傷分類を導入し、重症度を六段階に分けた。また、（腰部）人工肛門の造設手術を考案した。医学生なら彼の名前を知っているが、それは「デュピュイトラン拘縮《こうしゅく》」という特殊な指の変形について書いたからである。彼は貧困から身を起こし、帝政フランスの男爵となり、百万長者になった。冷酷で横柄な態度のため「オテル・デュの山賊」と呼ばれたが、彼の卓越した能力に異論はなく、当時のフランスで指導的な外科医であることは世界的に認められていた。

大陸の外科についてオランダの若い外科医C・B・ティラヌスが詳しく書いている。彼は一八一八年から一九年にベルギー、フランス、ドイツで勉学旅行をして日記を書いた。パリでは、オテル・デュのデュピュイトラン、シャリテ病院のアレクシス・ボワイエ、〔パリのグロ・カイユ通りにあった〕近衛隊《ラギャルド》陸軍病院のラレー男爵のクリニックを訪れた。彼の日記からは、当時の瀉血に対する信頼がまだ大きかったことが思い起こされる。頻発する感染症を防ごうと瀉血が懸命に試みられていた。感染症のおもな原因が不純な血液にあると考えられていたからである。この若いオランダ人は当時の病院外科医が直面していたジレンマに気づいた。瀉血をやりすぎれば患者は疲弊し、瀉血を止めれば炎症が増悪した。

麻酔法がなかった頃の怖ろしい手術も思い起こされる。デュピュイトランのような偉大な外科医でも手術死亡率はきわめて大きかった。一八一九年はじめ、ティラヌスはデュピュイトランが三九歳の男性から下顎骨の腫瘍を摘出するのを見学した。

まず、下口唇の切開を舌骨まで伸ばした。次に、患部の皮膚から離れたところから切開し、顎の下で最初の切開と合流した。皮膚弁を剥離して顎関節を露出し、関節の両側から骨片をノコギリと破骨鉗子で切り崩して取った。健康な骨に到達すると、関節の間隙は二・五インチ〔約六・四センチ〕に広がり、最後方は筋突起の基部にまで短縮した。顎骨の背後の不健康な軟部組織も切除し、同時に血管を結紮した。手術は難しく、かなり時間がかかった。とくに骨病変の切り出しが困難だった。ノコギリが劣悪で、適当な形の破骨鉗子がなかったからである。手術創にリントを入れ、皮膚を上部から途中まで縫合し、手術創の下部は開放して、唾液、膿、粘液が流れ出るようにした。

すべて無麻酔で行われた！　翌日、患者は順調で熟睡した。薄く血の混じった浸出が少量あったが、重大な痛みも腫脹もなかった。飲み物は注射器で与えられた。しかし、その翌日はかなり衰弱し、何度か痙攣発作があった。術後一三日目に患者は死亡し、ティラヌスによると病理解剖で「特筆すべきことが明らかにされる」ことはなかった。

腹部手術が行われることはきわめてまれだったので、一度でも行われれば大勢の見学者が引き寄せられた。シャリテ病院のボワイエのところで、ティラヌスはフィリベール・ジョセフ・ルーの手術を見学した。ルーはボワイエの娘婿で助手をしていた。


ルー氏はメスを執り（このとき観客は学生約二五〇人と地元の医者約二〇人に増えていた）、恥骨のすぐ上で正中の白線に約三・五インチ〔約九センチ〕の切開を加えた。すぐ腹腔に到達したが、しばらくは病巣がみつからなかった（約四五分間だったと思うが、その間もちろん患者は激痛に苦しんでいた）。そして、腸から病巣を切り出し、腸を縫合した。この困難な恐ろしい手術の間、この外科医はずっと冷徹で落ち着いていた。

両端に曲針をつけた丈夫な糸を切開の三カ所で〔切開創の内から外へ〕厚い皮膚に通した。切開の両側に平行に置いた太いブジーに結紮糸の一端を結び、糸の他端を引いて切開縁を寄せ、もう一本のブジーに結びつけた。切開された皮膚の両縁が引き寄せられると、ロウ膏を塗ったリントのプレジェットで患部を被い、その上を絆創膏とT字包帯で被った。患者は若くて丈夫だったので気絶せず、手術中に気付け薬もとらなかった。

この患者がどうなったかは記録されていない。

アメリカの外科

腹部外科の真の開拓者はケンタッキー州ダンヴィルのアメリカ人の外科医エフライム・マクダウェル（一七七一～一八三〇年）だった。マクダウェルは、当時のアメリカの若い医師の多くと同じようにエディンバラでも医学教育を受け、ジョン・ベルの講義を受けた。アメリカにもどるとダンヴィルに定住し、すぐにフィラデルフィアの西では最高の外科医という名声を得た。医師になって間もない頃から、卵巣疾患にかかった女性の悲劇的な運命に心打たれるようになった。卵巣嚢腫には穿刺が一、二例に行われたことがあるだけで、根治できる手術法もなく、この病気の患者は運命に従わざるを得なかった。一八〇九年、マクダウェルは自分の診療で卵巣嚢腫の例に出会い、患者を救う――まさに救命する――可能性のある唯一の方法をとることを決意した。手術するに至った状況は〔一八二九年に〕マクダウェル自身が生き生きと書いている。

一八〇九年、グリーンタウン近くのクロフォード夫人の出産に呼ばれたが、内科医二人が双子と見立てていた。膣を診察すると、妊娠ではなく大きな腹部腫瘤だとすぐに分かった。腫瘤は左右へ簡単に動いた。私にできるよい方法は何もないと夫人に話し、悲惨な状況にあることを率直に説明した。ジョン・ベル、ハンター、ヘイ、A・ウッドというイングランドとスコットランドの四大外科医はみな講義で断言しているが、開腹による腫瘤の摘出は、腹膜炎の危険があるので死は免れない。しかし、あなたが死を覚悟し、〔約百キロも離れた〕ダンヴィルに来るなら、腫瘤を取りましょうと話した。私が帰宅して数日後に彼女はやって来た。六日後、私は彼女の腹部を切開し、片方の卵巣を摘出した。それは病的に増大し、重さは二〇ポンド〔約九キログラム〕以上あった。開腹するとすぐに腸が手術台の上に飛び出し、約三〇分間そのままにされた。その日はクリスマスで、腸が冷たくなったので、腸をもどす前にぬるま湯に浸した方がよいと考えた。腸をもどし、開腹創を縫合した。二五日後に彼女は完治した。

勇ましいクロフォード夫人は、手術のとき四七歳で、七八歳まで生きた。一八一七年四月にマクダウェルはこの例に二例を加えて報告し、続いて一八一九年にさらに二例を報告した。彼は生涯で一三回の卵巣切除術を行ったが、八人の患者が回復した。この森林地方の名外科医は、ヘルニア根治手術を何度も行い、膀胱結石の手術を少なくとも三二例行ったが死亡例は一例もなかった。後の合衆国大統領ジェイムズ・K・ポークに膀胱結石とヘルニアの両方を手術して成功した。マクダウェルは大柄で精力的な男で、辺境の厳しい臨床に耐えるにはそれが必要だった。彼は信心深く、日曜日の朝に手術するのを好んだ。近くの教会から祈りや聖歌が聞こえるからだった。

輸　血

一九世紀はじめに輸血も復活した。復活させた英雄はガイ病院と聖トーマス病院に関わった産科医ジェイムズ・ブランデル（一七九〇～一八七七年）だった。彼は三五万ポンド〔約三四億円〕の財産を残せるほど職業的に成功した。ブランデルが忘れかけられた一七世紀の輸血研究を追求したのは、分娩後の重篤で致命的な出血に無力なことを実感したからだった。しかし、彼が最初に輸血したのはなんと男性だった。一八一八年九月二六日は、はじめて人間から人間に輸血した歴史的な日である。この男性は胃出血ですでに瀕死だった。実験では無害だったので、ブランデルは輸血の効果を試そうと決意した。三〇分から四〇分の間に、数人の供血者から注射器で一二から一四オンス〔約三四〇～四〇〇ミリリットル〕の血液を輸血した。患者は一時的によくなったが、すぐに悪化し、輸血後五六時間で死亡した。その後も機会があればブランデルは輸血を行った。一八二四年に試みは六例になったが、ほぼ全例が大量出血で、全例とも遅すぎて輸血は失敗した。彼は屈することなく、一八二九年に産後出血の輸血成功例を『ランセット』に報告できた。患者はブランデルの助手の腕から八オンス〔約二二七ミリリットル〕の血液を受けて快復した。ブランデルは簡単な形のガラス製注射器とカニューラをはじめて用い、供血者の静脈から採血して患者の静脈に注入した。また、彼は「インペラー」と名付けた器具を考案した。漏斗《ろうと》とポンプからなり、椅子の背もたれに固定して安定させ、供血者の腕から流出させた血液を漏斗に集める器具だった。その後、同じ目的の「グラヴィテイター」を考案した。ブランデルは、器具に通しても血液が傷まないこと、わずかな空気の泡が血液循環に入っても無害なことを明らかにした。はじめて人間から人間に輸血しただけでなく、輸血手技の基礎的な問題点もいろいろと解決した。

ブランデルの先導に続き、一八二〇年代に輸血が一、二例、おもに産科で行われた。一八二五年にE・ダブルデイ氏が報告した例では、六オンス〔約一七〇ミリリットル〕の血液を受けた後で、患者はこういった。「雄ウシみたいに元気です」。しかし、彼女はさらに八オンスを輸血された。顕著な効果が現れ、脈拍数は短時間のうちに毎分一四〇から一〇四に下降した。

その後の輸血の歴史で画期的な出来事を一つ二つ述べておこう。アメリカ南北戦争では小規模な輸血が行われたが、半凝血による技術的な困難と不適合な血液の使用による事故のため輸血の急速な普及が妨げられた。一八七〇年代のドイツでは、仔ヒツジの血液を輸血する試みが実施された。これには感情的な反対が起こり、代表的な反対者は結局これは「仔ヒツジを別の方法で食べているにすぎない」と指摘した。

イギリスでは産科医たちが輸血の初期研究を行った。J・H・エーヴリングは迅速に輸血する簡単な器具を考案した。供血者と患者の静脈をつなぐインドゴムのチューブの中央に補助ポンプとして小袋をつけた。一八七二年、エーヴリングは初産の後出血《こうしゅっけつ》で死にかけた二一歳の若い女性で輸

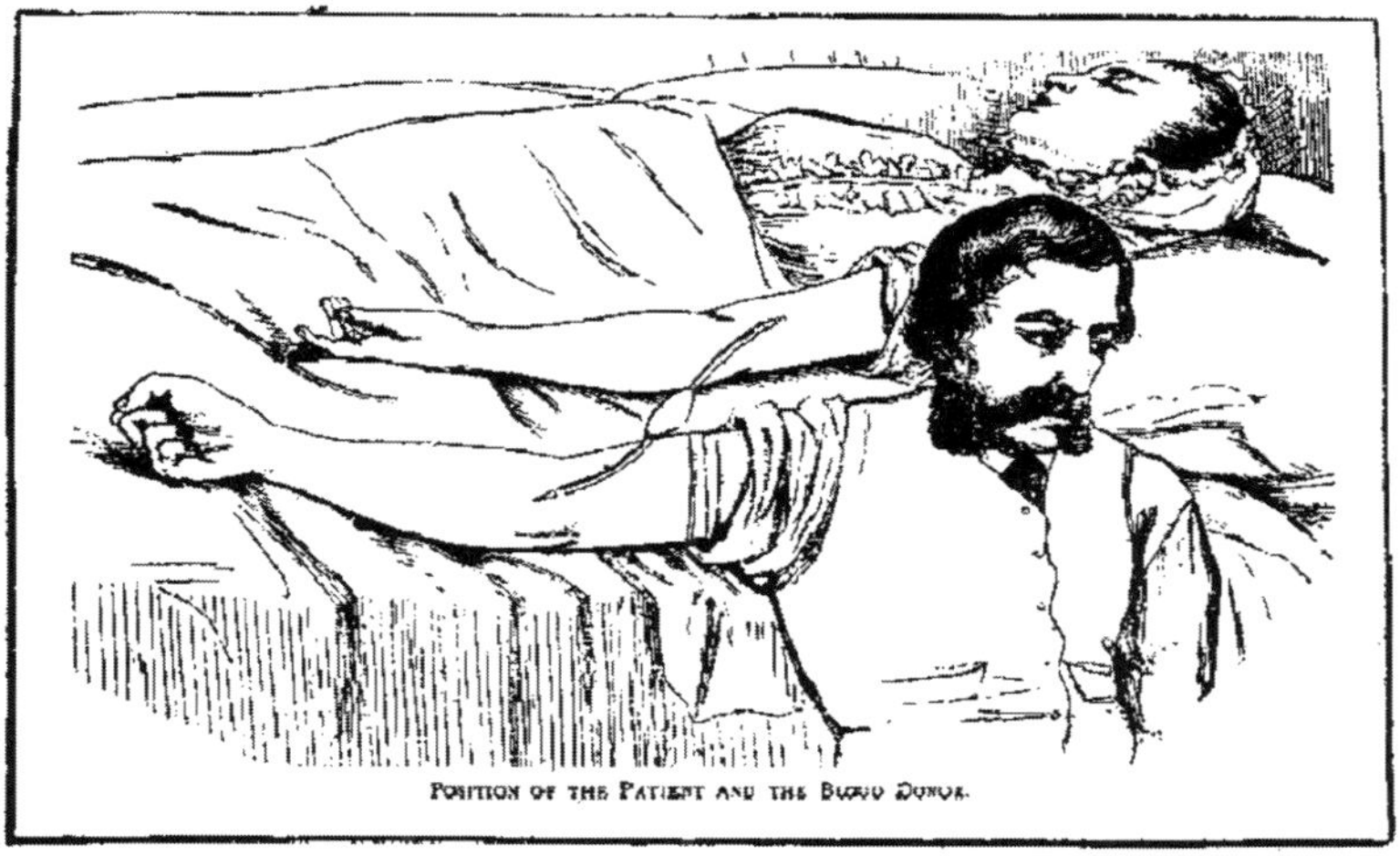

図 18　産後出血の治療で行われた直接輸血。A・H・エーヴリング（1873 年）による。

血に成功した。強精法の試みがすべて失敗し、彼女は急速に衰弱していた。彼女の御者から六〇ドラム〔約二二三ミリリットル〕の血液を輸血すると、彼女は十分に回復し、「臨死」を体験したと述懐した。エーヴリング博士は「意識の回復は期待したほど顕著でも早くもなかった。おそらく彼女が飲んだ大量のブランデーのためだろう」と述べている。御者は喜々としてこう報告した。「輸血の間は、落ち着いて爽快だっただけでなく、いくつか有益な助言をすることもできた」。

この例やほかの成功例にもかかわらず、輸血の進歩はきわめて遅かった。輸血に不都合な作用が多かった原因は一九〇一年に明らかにされた。その年にカール・ラントシュタイナーが血液中の凝集素〔抗体〕と同種凝集素〔同種動物の血液に対する抗体〕の存在を明らかにした。一九〇七年にはプラハのヤンスキーが四つの主要血液型を確定した。これらの進歩が重要な基礎となり、今や不適合輸血による死亡はほぼ避けられるようになった。輸血の手技は第一次大戦中に大きく進歩した。もっとも重要な進歩に血液凝固阻止剤のクエン酸ナトリウムがある。[10]

第九章　疼痛と感染の克服

麻酔法のない時代の手術は、恐ろしく困難な状況で、電光石火ですばやく行われた。外科医はかたくなに心を鬼にして手術を行った。手術が患者を苦しめ、自分も神経の疲れるストレスにさらされることを知っていた。一分以内に膀胱結石を摘出できたウィリアム・チェゼルデンでさえ、名声を得るのは簡単なことではなく、「手術前にこれほどの不安と不快に耐えた者は誰もいない」と述べた。サー・アストリー・クーパーは「手術を始める前にいつも神経質になりすぎて完璧な術者にはなれなかった」と述べている。

麻酔法の発見

前述したように〔六三頁〕、催眠薬の使用は遠く古代まで遡り、古医書には鎮痛薬の経口投与や海綿に含ませて吸入させる方法に多くの言及がある。これらの調剤の効果は疑問視され、どのくらい実際に使われたのかについては確証がない。使われたことがあるのはかなり確かである。医学書ではなく一般書に催眠剤の使用に関する記述が散見されるからである。その中でも興味深い記述が一四世紀半ばに書かれたボッカチオの『デカメロン』にある。

足に壊死《えし》をきたした患者が医師の診察を受けたことがあった。医師は診察して患者の親族にこういった。腐った足の骨を取らなければ、足を切断することになるか、死ぬことになるでしょう。それに、骨を取り去れば回復するでしょうが、死んだようにでもならなければ手術はできませんといった。親族はこれに同意し、患者を彼に任せた。

この医者は、患者は阿片がなければ痛みに耐えられず、手術もできないだろうと考えた。手術は夜に決まったので、その朝に独自の処方で煎《せん》じ薬をつくった。この薬は、飲んだ患者を眠らせ、手術を終えるのに必要なだけ長く眠らせる効能があった。

中世以降の医学書は鎮痛剤にほとんど言及していない。その理由は説明が難しいが、おそらくそれは、かつて使われた煎じ薬は作用が不確実で、麻薬で眠らせると死に至ることが多かったからだと思われる。もちろん薬草から活性成分を分離するというようなことは行われず、薬用量を決めるのは困難だっただろう。その事情は輸血の場合とやや似ており、最初の試みから実際に使って成功するまでには長い年月があった。

麻痺を起こす方法に圧迫があり、かなり昔から行われていたようだ。アンブロワーズ・パレは、一五六四年に止血帯のいろいろな用途について書き、「止血帯は患部をしびれさせて感覚をかなり鈍麻させる」と述べている。
一七八四年、ロンドンの若い外科医ジェイムズ・キャリック・ムーアは、『外科手術で痛みを防いだり減弱させる方法』という小冊子を出版した。彼の方法は、自作のネジ式ターニケットで神経を圧迫して感覚を鈍らせるというものだった。ムーアによれば、もっとも強力な鎮痛剤は阿片で、その阿片をあえて大量に投与してみたが、手術中の疼痛緩和にはほとんど無効か、まったく効果がなかったという。ムーアは自分の考えをジョン・ハンターに伝えた。かの偉大な外科医は創意のある若い外科医をいつも励ましており、ハンターは聖ジョージ病院の手術でムーアの「圧迫帯」を用いた。膝下での切断術だったが、患者は術後に「痛みはかなり和らいだが、小血管が結紮されるとひどく痛かった」と述べた。この結果はムーアの器具をもっと試したいと思わせなかったようで、この器具についてはほかに何も伝わっていない。

有効な麻酔法を模索する次の段階は催眠術[1]の研究に関係している。催眠術を開発した人たちは、メスメリズムつまりフランツ・アントン・メスメル（一七三四〜一八一五年）が考えたエセ科学的な動物磁気療法[2]から影響を受けた。メスメルはクワックだとよく嘲笑されるが、彼は医学博士だったし、動物磁気療法はまさに心理療法の先駆けだった。

二人のイギリス人研究者がメスメルの考えを採り上げ、近代催眠術の基礎を築いた。マンチェスターに定住したスコットランドの外科医ジェイムズ・ブレイドは、一八四一年に動物磁気療法に興味をもった。彼は、動物磁気の効果がまったく独善的な考えで、術者から患者に移る流体も電気も存在しないことを証明した。一八四三年に『神経催眠学または神経睡眠の原理』という本を出版した。ブレイドと同じ頃にユニヴァーシティ・カレッジ病院のジョン・エリオットソン博士は、催眠術を応用する研究を始め、一八四三年に『催眠状態における多数の無痛手術例』という小冊子を出版した。ブレイドとエリオットソンの考えは二方面から激しく反対された。同業者からは藪《やぶ》医者と責められ、動物磁気療法を超自然的な治療として行う催眠術師たちからは激しく攻撃された。エリオットソンはロンドン大学内科学教授の職から退くことを余儀なくされた。

それから二年後、東インド会社のスコットランド人外科医ジェイムズ・エスデイルがエリオットソンの小冊子を読んだ。催眠術にかかった人を見たことはなかったが、彼は手術中の疼痛を防ぐのに催眠術を用いようと決意した。一八四五年四月四日、エスデイルは中年のインド人受刑者に激痛のある手術を二つ行わなければならなかった。激痛のためひとつの手術しかできなかったとき、「パス療法」(3)で患者をなだめようと試みた。試みを根気よく続けると、じきに深い眠りに入り、患者はピン刺しなどの痛み刺激にまったく反応しなくなった。一週間後、二つ目の手術の前に、エスデイルはこの患者に催眠術をかけた。一三時間後に覚醒したとき、このインド人はされたことを何も知らなかった。エスデイルはこの経験を医学雑誌に投稿したが、彼はだまされやすい狂信者だとみなされた。エスデイルは催眠術をかけ続け、一年以内に催眠下で百例の手術に成功した。この成果が政府に報告されたので、ベンガルの副知事は委員会に調査を命じた。委員会はきわめて好意的な報告書を作成し、この進取的な外科医にあらゆる援助をするべきだと勧告した。カルカッタの小さな病院がエスデイルに委任され、最終的に二六一例の無痛手術が記録されたが、死亡率は五・五%だった。これらはすべて一八四六年に出版された彼の『インドでのメスメリズム』に書かれている。一八五一年にエスデイルは故郷のスコットランドにもどり、一八五九年に五〇歳で死亡した。彼はスコットランドで何度か催眠実験を試みたが、同郷人は頑固で、インド人より感受性が低く深い催眠状態に導くのは難しいことが多いということが分かった。

催眠術による麻酔がさらに発展するには二つの障害があった。ひとつは、すべての患者が同じように感受性があるわけではなく、無痛を保証できるまで十分に深い催眠状態に導くには長い時間がかかったことである。もうひとつは、エリオットソン、ブレイド、エスデイルの研究が、エーテル麻酔の開拓者の研究と同時期に行われたことである。手術中の痛みを防ぐ、まったく異なる二つの方法が同じ時期に開発されたのである。

吸入麻酔の物語は一七九九年に始まる。その年、サー・ハンフリー・デイヴィは亜酸化窒素〔笑《しょう》気《き》〕の吸入が及ぼす効果を報告した。彼自身このガスをいろいろな濃度で吸入し、頭痛や親知らずを抜くときの痛みが軽くなるのに気づいた。一八〇〇年、彼はこのガスが「出血の多くない外科手術で使えばたぶん役に立つだろう」と勧めた。サー・ハンフリーは医師ではなく、彼の思いつきに従う者はいなかった。しかし、笑気の効果はよく実演され、講義では「笑気」を満たした袋が回された。笑気の吸入はパーティで人気の余興にさえなった。一八三九年に出版された小冊子には、袋の笑気を吸う人で混雑する広間の「止まらぬ笑い」の光景が描かれている。笑気の作用が現れ始めると、「テーブルや椅子に飛び乗る人、演説に夢中の人、けんかっ早い人たちがいて、女性にキスしたがる若い紳士もいた」。同じ頃、「エーテル遊び」も流行していた。

ガスの吸入で手術の疼痛を除く試みは、ヘンリー・ヒル・ヒックマンという若い外科医がはじめて行った。一八二三年、ヒックマンは二酸化炭素で動物を「仮死状態」にした。一八二四年、「仮死状態」を手術に利用する考えを本にし、その実験を詳しく説明した。この方法は人間には行われなかったようで、彼の研究はその後の発展に関与しなかった。一八三〇年、不運にもヒックマンは三〇歳の若さで死亡し、新奇な考えを続けられなかった。

麻酔法の開発史は議論の的になっていたが、今ではおもな出来事が確認されている。一八四二年一月、アメリカ合衆国ロチェスターの医学生ウイリアム・E・クラークは、「エーテル遊び」をしてエーテルの知識があったので、タオルに染ませたエーテルをホビー嬢にかがせ、無痛で一本の歯を抜いてもらった。知られる限りでは、これが歯科や外科の手術にエーテルが用いられた最初である。クラークはこの発見を重要とは思わなかったようで、試みを続けることはなかった。

一八四二年三月三〇日、ジョージア州ダニエルズビルのクロフォード・W・ロング博士は、エーテル遊びを何度か見たことがあり、エーテルの影響下で患者の頸部から小さな腫瘍の摘出に成功した。その後の数年間にほかの例でもエーテルを投与し、麻酔の発見者としての資格があるといわれている。彼をたたえて胸像が建てられ、合衆国の記念切手にもなっている。しかし、ロングがエーテルの利用について発表したのは一八四九年になってからで、麻酔法はそのかなり前に公開実演され、世界中のあらゆる地域に広まっていた。

麻酔法の「発見者」という栄誉を争う次の競争者は、コネチカット州ハートフォードの歯科医ホレース・ウェルズである。一八四四年一二月一〇日、彼は笑気の効果の公演を観覧した。翌日、その効果を抜歯に試そうと決意し、仲間に自分の歯を抜いてもらった。この後でウェルズは声高にいった。「ピンで刺すよりも痛くなかった」。さらに亜酸化窒素の投与を数例に行った後、ウェルズはボストンに行き、ハーバード医学校で実演することを願い出た。一八四五年一月に順当に実演が行われたが、残念なことに抜歯された少年は手術中にうめいた。後日になって少年は何も痛みは感じなかったと述べるのだが、批判的な観衆は彼を嘲笑し、ウェルズにとっては惨めな失敗だった。ウェルズはハートフォードにもどり、亜酸化窒素を使い続けたが、ひとりの患者が死亡したため臨床から退いた。最後には自分の命までも奪った。

一方、やはり歯科医のウィリアム・トーマス・グリーン・モートンがいろいろな物質を試していた。彼はかつてウェルズの弟子で、一八四五年一月にウェルズが失敗した実演を目撃した。一八四六年九月三〇日、モートンは根の深い歯を抜くために硫酸エーテルを用いた。有名な化学者チャールズ・T・ジャクソンから麻酔作用があると教えられたからである。その後、モートンはマサチューセッツ総合病院の外科医ジョン・コリンズ・ウォレンを訪問し、手術例にエーテルを用いる許可を求めた。許可が下り、一八四六年一〇月一六日にモートンは新しい麻酔薬を投与し、その間にウォレン博士はギルバート・アボットという青年の頸部腫瘍を摘出した。実演はみごとに成功した。患者が意識を取りもどしたとき、ウォレンは興奮する観衆の学生たちに振り向いて叫んだ。「みなさん、これはペテンではありません」。翌日、再びモートンは硫酸エーテルを投与し、ヘイワード博士が肩の大きな脂肪腫を摘出した。一一月四日の例ではモートンは麻酔に失敗したが、一一月七日に足の切断術で再び華々しい成功を収めた。一八四六年一一月一八日、ヘンリー・J・ビゲローが『ボストン内科外科雑誌』に出した論文で、この大発見は世界中に伝えられた。麻酔法の発見者とされる資格がもっとも大きいのはたぶんモートンである。しかし、ボストンで実演した後の彼の品行は、機会を与えた大外科医たちのそれと際立った対比を示した。彼は発見の特許を得ようとし、発見者の資格を立証するのに余生を費やした。

ボストンで行われた手術成功のニュースは驚くほど早く広まった。一八四六年一一月二八日、ジェイコブ・ビゲロー教授（ヘンリー・J・ビゲローの父親）はロンドン市ガワー・ストリートの友人フランシス・ブート博士〔アメリカ人〕にモートンの功績を書き送った。ブート博士はこのニュースを友人の歯科医ジェイムズ・ロビンソンに伝え、一二月一九日にブートがエーテルを投与し、ロビンソンが抜歯に成功した。一方、ブートはユニヴァーシティ・カレッジ病院の有名な外科医ロバート・リストンにも手紙を送り、一二月二一日にリストンはヨーロッパではじめて麻酔下で大手術の大腿切断術を行った。すべて順調に進み、手術の締めくくりにリストンはこう述べたことになっている。「みなさん、このヤンキーの除痛法はメスメリズムに完勝した」。

一八四七年二月までに、『ランセット』などの医学雑誌にイギリスの全域から麻酔下手術が報告

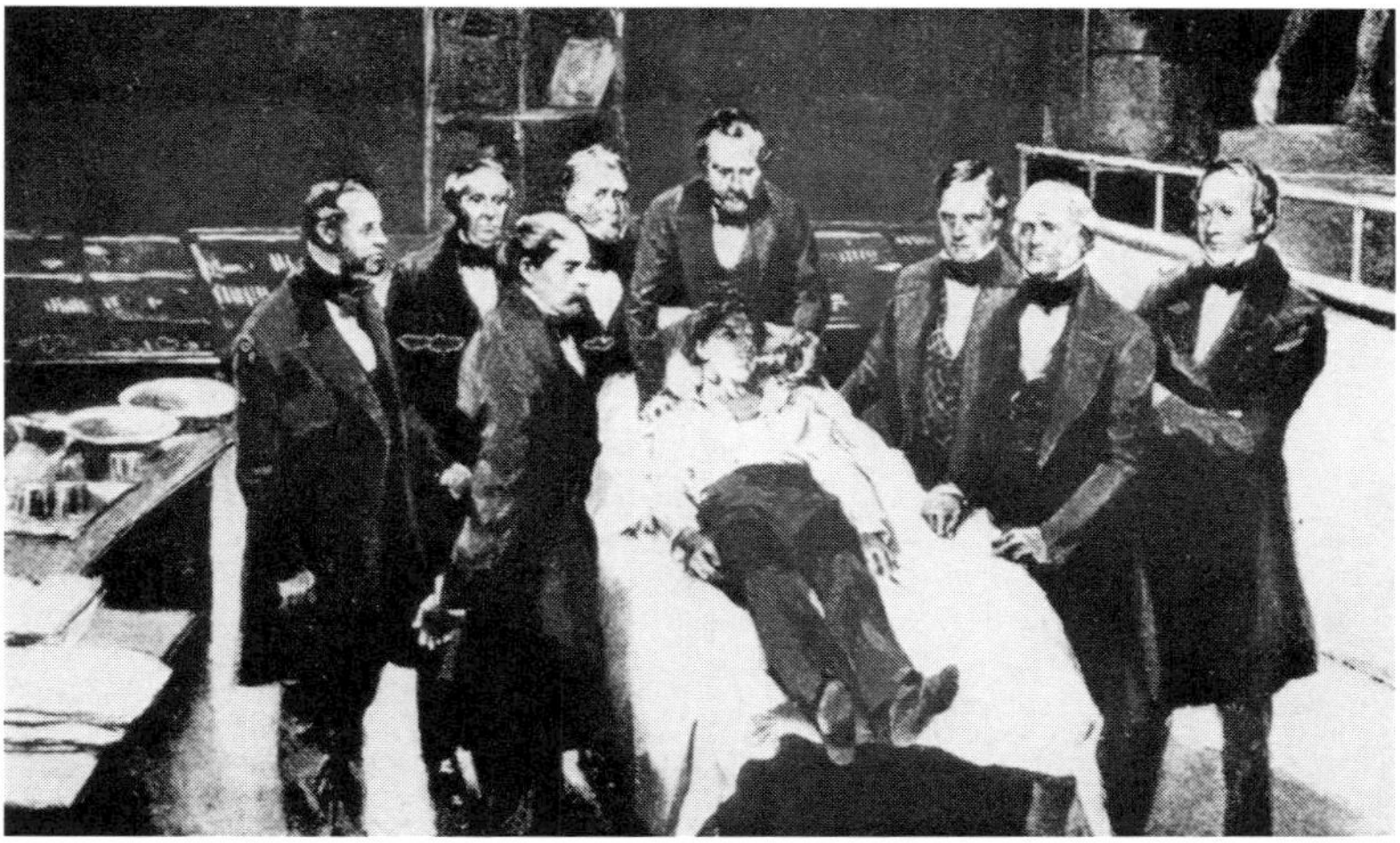

図 19　史上初の麻酔法の公開実演。マサチュセッツ総合病院、ボストン、1846 年 10 月 16 日。

された。エーテルはすでにヨーロッパのほとんどの国で用いられていた。四カ月もしないうちに、ボストンのニュースは直接アメリカから南アフリカの喜望峰に届き、一八四七年六月一六日にグラハムズタウンのW・G・アサーストーン博士は無痛で足を切断した。モートンのエーテル投与法の詳細は届いておらず、アサーストーン博士はロンドンの手術も知らなかったらしい。彼は間に合わせの麻酔器具をつくらざるを得なかった。コルク栓をつけてチューブを通す穴を二つ開けた大きなビン——全体はトルコの水煙管《キセル》に少し似ていた。この粗末な器具で患者は無感覚にされ、何も感じずに足を切断された。意識を回復したとき、何が起きたか分からず、本当に足を切り取られたとは信じられなかった。「何だって？　足を取った？　ウソだ、信じられない。私に見せてくれ。（断端を見て彼は叫んだ）ありがたい！　かつてないすばらしい発見だ!」。

一八四七年二月、エディンバラのジェイムズ・ヤング・シンプソンは分娩の麻酔にエーテルをはじめて用いた。しかし、エーテルには問題があり、とくに臭気が欠点だったので、もっとよい全身麻酔剤をみつけようと、彼は自分や友人に何度か実験を行った。ある夜、シンプソンと友人たちはクロロフォルム(一八三一~二年に発見されていた)の吸入を試み、全員が意識を失った。シンプソンが意識を回復したとき、友人はまだテーブルの下にふがいなく横たわっていた。彼はエーテルより強力な麻酔薬をみつけたと悟った。一八四七年一一月一〇日、シンプソンはエディンバラ内科外科学会で「新しい麻酔薬の報告」を発表した。その五日後、彼がクロロフォルムを投与し、ジェイムズ・ミラー教授が橈骨《とうこつ》骨髄炎の少年を手術した。周知のように、当初クロロフォルムを分娩に使うことは神学的な理由で強く反対された。しかし、シンプソンはイヴの誕生前に神がアダムを深く眠らせたことを反対者に思い出させた。反対がほぼ消えたのは、一八五三年にヴィクトリア女王が自分の出産でクロロフォルムを使うことに同意したときである。

消毒法の発見

一九世紀半ばまでに手術の痛みは駆逐された。しかし、外科医のナイフに身を任せた患者はまだ重大な危険にさらされていた。それは相も変わらぬ感染症の危険だった。丹毒、膿血症、敗血症、壊疽という院内感染症が流行した。これらの疾患がある種の「伝染」によるのではないかという疑いは昔からあったが、一般的には伝染や感染を起こすものは創傷の中で自然に発生すると考えられていた。あるいは、空気そのものが化膿を引き起こすという考えもあり、入念に被覆して創傷を空気から遮断する多くの試みが行われた。

空気中には「伝染」を運ぶ小粒子があると考える医学者もいた。一五四六年、イタリアのジロラモ・フラカストロは「セミナリアすなわち病気の種は自分の命を急速に増やして増殖する」とまで述べていた。彼は著書『伝染病について』で感染の三形式——接触感染、衣服や容器などによる感染、空気による遠隔感染——について述べた。この伝染説は容易に受け入れられなかった。想像上の粒子やムシは誰も見ることができなかったからである。

拡大レンズは古代にも用いられ、一七世紀のはじめまでにはレンズを筒状に組み合わせた複合型の顕微鏡ができていた。この顕微鏡を病気の原因検索にはじめて用いたのは、博学なイエズス会士アタナシウス・キルヒャーだと思われる。一六五八年、キルヒャーは腐敗の性状に関する実験を行い、腐敗物の中でウジなどの生物がどのように発生するかを説明した。また、ペスト患者の血液中に「肉眼では見えない無数の小さなムシの集団」を見たと述べた。彼が使った低倍率の顕微鏡でペスト菌を見ることができたとは考えられない。それゆえ、彼の見た「ムシ」は膿球か血球だったと考えられている。しかし、大きな微生物は見たかもしれないし、伝染説に関する彼の記述はフラカストロのものより明確である。

近代顕微鏡の偉大な開発者はオランダのリンネル商人アントニー・ファン・レーウェンフックで

ある。彼はレンズを磨いて数百の顕微鏡を作製した。余暇を顕微鏡の研究につぎ込み、その成果をロンドンの王立協会に〔一六七三年から五〇年間〕報告し続けた。彼の顕微鏡に一六〇倍以上のものはほとんどなかったが、これを用いて多くのきわめて重要な発見ができた。レーウェンフックははじめて精子に言及し、赤血球をはじめて正確に説明した。また、自分の歯から取った薄い膜に「ネーデルランドの全人口より多い小動物」がいるのを明らかにした。

フラカストロとキルヒャーの予言やレーウェンフックらの顕微鏡研究者の観察にもかかわらず、微生物が感染を起こすという理論が受け入れられるには時間がかかった。病原体の存在を信じる気になっていた人たちでさえ、「自然発生」の理論に惑わされた。この理論によれば、腐敗物に現れる小型の生命は自ら生まれることができる。つまり生きている親はいない。この理論は一七世紀にも論じられていたが、パストゥールやリスターの時代に最終的に破棄された。医学的な見地から見ると、自然発生説について重要なことは、この説を信じる人たちには外部からの伝染を厳重に排除することの必要性が分からないということである。

消毒法の原理を発見しかけた一、二の〔産褥《さんじょく》熱の〕研究者に簡単に言及しなくてはならない。

一七九五年にスコットランド北東部アバディーンのアレグザンダー・ゴードン博士は「産褥熱の患者をみる看護婦と医師は、よく身体を洗い、衣服を燻蒸《くんじょう》すべきである」と教えた。

一八四三年にハーバードの解剖学教授オリバー・ウェンデル・ホームズ博士——楽しいエッセイ『朝の食卓』の方で有名——は「産褥熱の伝染性について」という論文を発表した。彼は産褥熱の伝染性を確信し、その防止策として手洗いと着替えをきびしく規則に定めた。

産褥熱の伝染性をさらに証明したのは、ウィーンの産院の助手イグナッ・フィリップ・ゼンメルワイスだった。この病院の妊婦の産後死亡率は一〇％という恐ろしい数字に達していた。ゼンメルワイスは産褥熱による死因を調べ、その剖検所見が解剖のときの損傷がもとで死んだ同僚の剖検所見と同じであることに気づいた。ゼンメルワイスは正しい結論に到達した。解剖室から産科病棟に直行する学生が多く、彼らの手で運ばれた「腐敗物質」による感染が死因だと結論した。ゼンメルワイスが学生にさらし粉液による手洗いを義務づけたところ、この簡単な方法で〔一八四八年に〕産婦の死亡率は一・二七％に減少した。しかし、ゼンメルワイスは強硬に反対され、彼はいや気がさして〔一八五〇年に〕ウィーンを去った。彼の運命は悲劇的だった。研究を無視されて繊細な心が損なわれ、彼は正気を失い、一八六五年に四七歳で死亡した。

産科領域における開拓者たちの研究がすぐ手術治療に影響を与えることはなかった。消毒という簡単な方法は効果的なこともあったが、問題点がまだ明らかではなく、消毒という方法には適切な科学的根拠がなかったからである。

感染の本性を明らかにして細菌学という学問を建設し、外科でリスターと消毒法のために道を拓いた男、それはルイ・パストゥール（一八二二〜九五年）だった。

パストゥールを細菌などの微生物に関する偉大な発見に導いたのは、発酵現象に関する研究だった。パストゥールの時代まで、ワインの発酵は有害なムシの自然発生、あるいは純粋な化学反応によって起こると考えられていた。パストゥールは外部からワインに入ったムシが発酵を引き起こすことを決定的に証明した。厳密に管理した条件下で入念な実験を行い、肉や血液のような液体は空気から遮断された状態に保つと腐敗しないことを証明した。また、異なる標高の空気からサンプルを採取し、高地のものほど汚染が少なくなることを示した。パストゥールは汚染を起こすムシが、どこにでもいる――あらゆる部屋の中、空気中、あらゆる種類の服の上、家具の上、地上、皮膚の上にいる――生きた生物（細菌）であることを証明した。また、腐敗が細菌の存在によって起こること、それは食物や創傷における腐敗でもいえることを示した。次に、パストゥールは特定の病気が微生物によって引き起こされることを示し、その微生物を培養して弱めたり弱毒化したものをワクチンに用い、この病気を予防する方法を考案した。パストゥールの最大の勝利は炭疽《たんそ》病と狂犬病の原因と予防に関するものだが、彼の革命的な発見の原理はすぐにほかの病気、ジフテリア、チフス熱、コレラ、ペストなどに広げられた。

パストゥールの発見を手術治療に応用したのはイギリスの若い外科医ジョセフ・リスターの業績だった。彼は人徳と業績で医学の偉人に加えられている。一八四六年一二月、若い医学生のリスターはユニヴァーシティ・カレッジ病院でロバート・リストンがはじめて行ったエーテル麻酔下の手術に居合わせた。一八六〇年、グラスゴーで外科学教授に任命された。当時は医学史において重要な時期だった。麻酔の開発によって多くの手術が可能になった――外科医は腹部を開き始めた――が、病院での手術死亡率は以前よりも大きくなっていた。クロロフォルムを導入した有名な産科医ジェイムズ・ヤング・シンプソンは「外科病院で手術台に載せられた人は、ワーテルローの戦場にいたイギリス兵士よりも大きな死の危険にさらされている」と述べた。しかし、この表現は控えめである。一八五〇年代、切断術の手術死亡率は国によって二五～六〇％と異なり、戦地では七五～九〇％という恐ろしい数字に達していた。卵巣切除術は大規模に行われた最初の腹部手術だが、その死亡率はもっとも熟練した者でも三〇％以上だった。

一九世紀はじめの外科医は清潔にしようとはした。たとえば、手術用コートを着たり、エプロンを着けたりした。しかし、これらは血のりや膿でゴワゴワだった。手を洗い、器械を洗うこともあった。しかし、手術の前より後に洗うことが多かった。

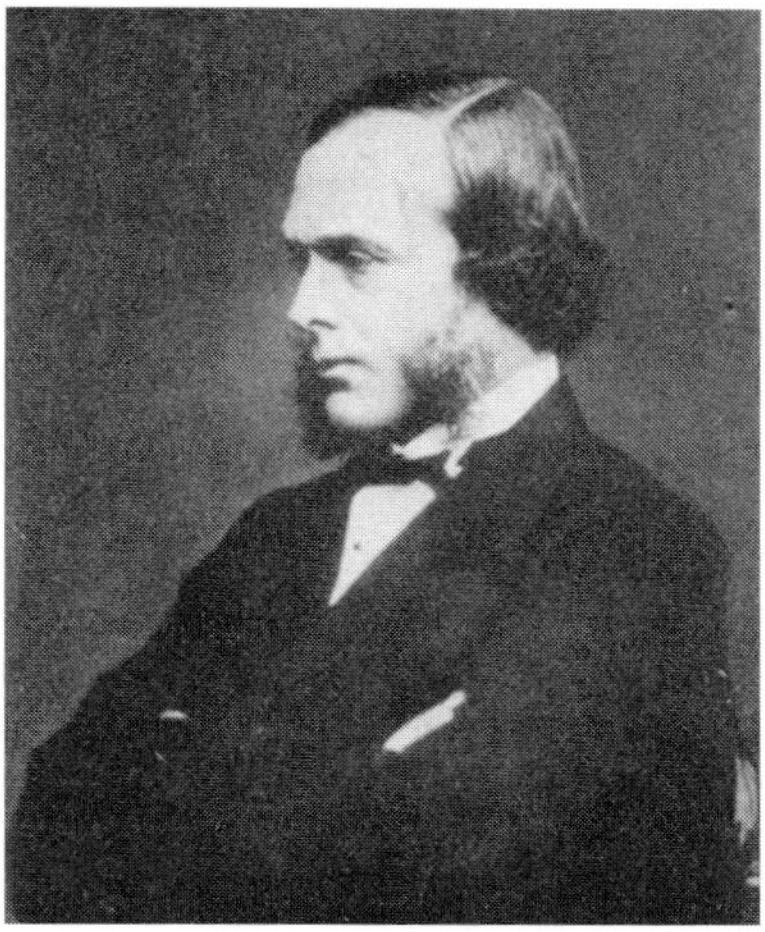

図 20　リスター卿（1827-1912）。グラスゴーのT&Rアンナン・サンズ社の写真から。

若い病院外科医のリスターは、まったく簡単な手術でさえ成績がひどいことに愕然とし、炎症と化膿の研究に多くの時間を費やした。この問題を研究していたとき、同僚の化学教授トーマス・アンダーソンからルイ・パストゥールの研究のことを聞いた。すでに述べたように、パストゥールは腐敗が空気やチリの運ぶ微生物による一種の発酵であることを明らかにしていた。リスターはこのパストゥールの理論を化膿防止に応用した。創傷の中つまり創面の微生物を殺すことにより、微生物の侵入を防ごうと決めた。いろいろな化学薬品を試し、最終的に石炭酸を選んだ。創傷に触れるありとあらゆるもの、被覆材、器械、人間の指をこの消毒薬で徹底的に処理することを力説した。大気でさえ石炭酸スプレーで消毒した。

一八六五年にリスターは消毒法を足の複雑骨折にはじめて用い、一八六七年に最初の成果を発表した。一一例中九例は生命も患肢も救ったが、一例は患肢を切断し、一例は死亡した。この成績を述べ、自分の方法を詳しく報告した。リスターは脊椎と関節の膿瘍や乳腺手術にも消毒法を応用した。一八六九年にリスターは義父のジェイムズ・サイムからエディンバラの外科学教授を継承し、一八七七年にロンドンのキングズ・カレッジの外科学教授に就任した。一八九六年に臨床から退いたが、そのかなり前から彼は世界的に有名になっていた。一八九七年、彼は医師としてはじめて貴族の爵位〔男爵〕を受けた。独創的な研究者かつ臨床的な外科医として、彼の人徳は実力に見合っていた。リスターはパストゥールから受けた恩義に謝意を伝える機会を逃さなかった。一八七四年にこのフランスの偉大な科学者にはじめて手紙を書いた。「この機会に衷心より厚くお礼の言葉を述べさせていただきます。あなたのすばらしい研究は、私に腐敗のバイ菌理論という真実を教え、理論的根拠を与えてくださいました。この根拠こそ消毒法を可能にしたのです」。一九〇二年、彼の長い人生が終わる頃、こう述べた。「パストゥールが微生物と戦い、その研究が新しい道を拓くまで、開放創の血液腐敗を防ぐ試みはまったく実らなかった」。

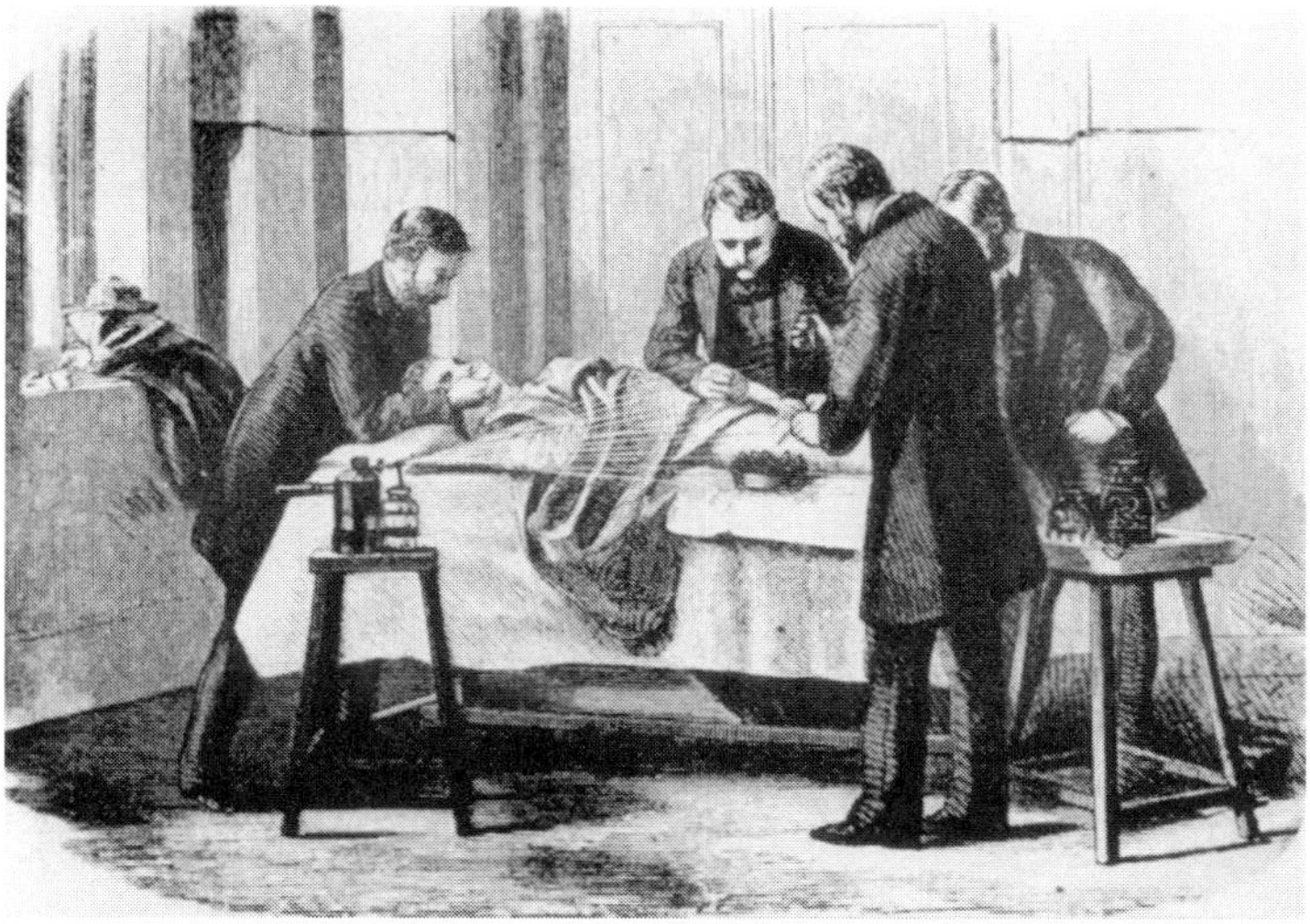

図 21　作動するリスターの石炭酸スプレー。W・ワトソン・チェイン著『消毒外科』（1882 年）から。

ドイツの外科――無菌法の誕生[4]

よくあることだが、リスターの考えに価値を認めたのは国内より国外が早かった。初期の支持者にコペンハーゲンのザクストルフ教授がいる。彼は早くも一八七〇年に、消毒法で病棟から感染症を一掃したとリスターに手紙で書き送った。

ドイツの外科医は消毒法の受容に重要な役割を果たした。どの国の外科医もそうだったが、病棟で流行する感染症に怖気《おぞけ》をふるっていた。ハレにおける病院壊疽の流行はナイフを手にする勇気のある外科医はいないといわれるほどひどかった。この恐ろしい事態を変えたのはリヒャルト・フォン・フォルクマンである。彼がハレの外科学教授に赴任したのは、リスターが消毒法の論文をはじめて報告した一八六七年だった。フォルクマンはリスターのあらゆる著作を検討し、ドイツで最強の代弁者となった。〔一八七二年一一月から〕消毒法の儀式を細部まで実行したが、一八七九年にフォルクマンのクリニックを訪れたイギリスの外科医マキンズがそれを明快に描写している。あらゆる創傷は石炭酸の一対二〇水溶液でたっぷりと洗浄され、大気は「ドンキー・エンジン」つまりスプレーで消毒薬の蒸気が満たされた。術者と助手はゴム長靴をはき、フォルクマンが「如露《ジョロ》」というと、長い注ぎ口のついた庭師の如露で石炭酸溶液が注がれた。このクリニックの標語はこれだった。「よごれが避けられないなら、消毒薬でよごせ」。

普仏戦争[5]はリスター法を試す格好の機会を提供した。一八七二年、ドイツの病院は創傷がひどく化膿した兵士で混み合った。ライプツィヒとハレではリスター法が奏功した。膿血症は消失し、死亡率が激減した。ミュンヘンではフォン・ヌスバウム教授が驚異的な体験をした。一八七二年に彼の病院では、創傷の八〇%が膿血症と壊疽になり、死亡率は恐ろしく高かった。消毒法を採用して一週間の効果をフォン・ヌスバウムは次のように報告できた。

> 病院壊疽はもう一例も現れませんでした……私どもの成績はますます改善し、治癒の所要期間は短かくなり、膿血症と丹毒は完全に消失しました。

リスター法の福音を広めたくて、一八七五年にヌスバウムは『リスターの大発明』を著した。これは版を重ねていろいろな言語に訳された。パリのリュカ・シャンピオニエールもグラスゴーのリスターを訪ねてリスター法を学び、一八七六年に『消毒外科』を出版した。

ベルリンのエルンスト・フォン・ベルクマン教授は「無菌法」の開発に主役を演じた。無菌法は簡単にいえばリスターが明らかにした理論を応用した別法である。[6]消毒法と無菌法は同じことの異なる面にすぎない。微生物をすべて殺すにせよ、手術の現場から微生物を完全に排除するにせよ、同じことだった。フォン・ベルクマンは手術講堂を無菌にしようとした。一八八六年、彼はタオル、ガウン、被覆材の蒸気滅菌法を開発した。

バルト海沿岸の都市キールのグスタフ・ノイバーは個人病院を建て、無菌法の実施という明白な目的で設計した。五つの手術講堂を「汚染」例と「清潔」例に使い分けた。手術講堂の空気は加熱滅菌し、木綿フィルターに通した。一八八六年に『私の外科病院における創傷の無菌的な治療』[7]を出版し、ノイバーはほかに五つのことを強調した。すなわち、①患者の皮膚消毒、②術者と助手の手洗いの励行、滅菌した帽子、エプロン、ゴム靴の着用。③器械と付属品は煮沸滅菌して石炭酸溶液に浸しておく。④手術創は、塩化水銀の薄い溶液で洗い、滅菌した被覆材を当てる。⑤見学者は人数を制限し、全員に手術チームと同じ前準備を受けさせる。

イギリスの外科

リスターと同時代のイギリスの外科医にはすぐれた成績を得た者がいるが、消毒法の出現以前のことなので、彼らの技術に消毒法の影響はほとんどなかった。

ウィリアム・ファーガソンは一九世紀半ばの偉大な外科医で、ロンドンのキングズ・カレッジの外科学教授だった。エディンバラの偉大な解剖学者ロバート・ノックス博士に師事し、その指導下で第一級の解剖医になった。彼の手術の腕は当時のどんな記事も最高と認めている。彼の手は大きく力強く、早さが必要な手術では桁外れに早かった。彼の膀胱切石術や下肢切断術では、目瞬《まばた》きすると手術を見逃すといわれていた。手術中に助手は完全な沈黙を要求され、彼自身も患者が手術台から離れるまで一言もしゃべらなかった。彼の大きな成功に兎唇《としん》と口蓋裂《こうがいれつ》の修復手術がある。一八二八年から六四年までに手術した一三四例の口蓋裂のうち一二九例に成功し、同じ時期に手術した兎唇四百例のうち失敗したのはわずか三例だった。ファーガソンは多くの器械を考案したが、もっとも有名なのはライオン鉗子、検鏡、開口器である。自信と腕があっても、彼はよほど必要でなければ決して手術せず、絶対に必要なこと以上のことは決してしなかった。「保存手術」という用語を造ったのは実は彼なのである。

サー・ジェイムズ・パジェットは聖バーソロミュー病院の保存的な外科医で、骨のパジェット病と乳腺のパジェット病を最初に記載したことで記憶されている。彼は堅実だが目立つ外科医ではなく、得意なことは診断だった。サー・ジェイムズ・パジェットは王立外科医師会の会長になり、ヴィクトリア女王の近習外科医になった。すぐれた教師、著述家であり、当時は雄弁家とみなされていた。偉大な審判者グラッドストーン氏が「私は人を二群に分ける。ジェイムズ・パジェットの演説を聴いたことのある者とない者とである」といったほどである。

サー・ジョナサン・ハッチンソンはリスターと同じクェーカー教徒だったが、王立外科医師会の会長としても有名で、ロンドン病院とムアフィールド眼科病院の外科医だった。彼の名前は「ハッチンソン歯」と「ハッチンソン瞳孔」という用語に残されている。前者は先天性梅毒の徴候、後者は外傷性頭蓋内出血に伴う徴候である。ハッチンソンは外科のあらゆる面で多作の著述家で、まさに「生き字引」といわれる人だった。終生の収集家で、ロンドン近郊のサリー州ハスルミアに隠遁した後にハスルミア教育博物館を設立したが、これは今も公開されている。

アメリカの外科

ジェイムズ・マリオン・シムズはアメリカのすぐれた外科医で、麻酔法と消毒法の時代より前に医者になり、早くも一八三五年に肝膿瘍の手術に成功し、一八三七年に顎関節から上下の骨を切除した。一八七八年には胆嚢ドレナージのため胆嚢瘻《たんのうろう》造設術を行った。しかし、シムズは婦人科医としての業績の方が有名である。一八五二年、それまでどんな手術治療でも治らなかった膀胱膣瘻《ぼうこうちつろう》の治療で革新的な手術を考案した。

ボストンのヘンリー・ジェイコブ・ビゲローは股関節を切除した最初のアメリカ人で（一八五二年）、膀胱結石を砕いて摘出する巧みな方法〔砕石術〕を考案した（一八七八年）。

第一〇章　リスター以後の手術

麻酔法と消毒法の開発により[1]、外科医はそれまで手に負えなかった手術ができるようになった。頭蓋腔、腹腔、骨盤腔では、時間のかかる手術も可能になった。

腹部外科の建設者たち

ウィーンのテオドール・ビルロートは近代腹部外科を築いた第一人者である。この偉大な外科医は、一八七二年に食道切除、一八七八年に腸の部分切除、一八八一年に幽門側胃切除《ゆうもんそくいせつじょ》を行った。また、喉頭の全摘術をはじめて行った。彼の弟子アントン・ウェルフラーは胃腸吻合術《ふんごうじゅつ》――胃と腸との間に人工的な通路を形成する手術――を開発した。

ハレのリヒャルト・フォン・フォルクマンは一八七八年に直腸癌切除術をはじめて行った。大胆で繊細な外科医で、彼のクリニックにはヨーロッパ中から外科医が集まった。フォルクマンは皮膚を油などの刺激物にさらし続けると皮膚癌が生じる事実にはじめて注目した者のひとりだった。

フリードリヒ・フォン・エスマルヒはキールの外科学教授で、軍陣外科を大きく発展させた。エスマルヒが発明したゴム包帯を適切に用いれば、下肢の手術を無血の術野で行えた。豊富な従軍経験から戦場での救急医療の必要性を確信し、全兵士に救急セットを携帯させて使用法を教えることを勧めた。一八七五年に出版した『負傷者の救急医療』はこの領域で有名だった。〔一八七二年〕エスマルヒは再婚してヴィルヘルム2世の叔父となり、閣下の称号を得た。

カール・ティールシュはエルランゲンとライプツィヒの外科学教授で、早くからリスター法をドイツに導入し、近代形成外科を改革した。ティールシュ皮膚弁を考案し、一八七四年のドイツ外科学会の集会で報告した。

グスタフ・ジーモンはロストックとハイデルベルクの外科医で、一八六九年にはじめて腎臓を摘出し、腎臓外科を開拓した。また、脾臓摘出術と形成外科についても書いた。

ヨハン・フォン・ミクリッツ゠ラデッキはポーランド人で、ケーニヒスベルク〔現在のカリーニングラード〕とブレスラウ〔現在のヴロツワフ〕の外科学教授になり、胃と関節の手術を大きく進展させた。ミクリッツは手術中に木綿手袋を着用した。手袋を着けたのは、感染防止の考えがあってのことではなく、器械をしっかり握るためだったようだ。それはともかく、木綿手袋はすぐゴム手袋に取って代わられた。

ウィリアム・ステュアート・ハルステッドは、ボルティモアのジョンズ・ホプキンズ病院の外科医で、一八八九年から九〇年にかけてゴム手袋を開発した。[2] ちなみに、ゴム手袋は一八四三年——消毒法の時代よりかなり前——に医師のサー・トーマス・ワトソンが〔分娩介助に使うことを〕勧めたが、示唆するだけに終わっていた。ハルステッド自身の説明によれば、ゴム手袋を試作したのは、手術室に勤務していた看護婦が消毒薬の昇汞水《しょうこうすい》で手と腕がかぶれたと訴えてきたからだった。ハルステッドは「彼女は並はずれて有能だったので」と述べ、「そのことが気になり、グッドイヤー社に裾の長い薄いゴム手袋二組の試作を依頼した。使ってみると大変満足できるものだったので注文を追加した」と続けた。一八九六年までに、ジョンズ・ホプキンズ病院では手術関係者の全員が手袋を着用するのが習慣になった。この話の後日談として、件《くだん》の看護婦がハルステッド夫人になったことをつけ加えておこう。

ハルステッドはドレナージ用のグッタペルカガーゼと銀箔の被覆材を開発した。彼は非常に成功した外科医で、外科のほとんどあらゆる分野を改善した。重要な業績として、ヘルニア根治手術と乳癌根治手術があり、乳癌治療に大きく貢献した。また、ハルステッドはコカインの浸潤《しんじゅん》局所麻酔の実験をはじめて行った。

卵巣切除術と止血鉗子

外科医にとって止血はまだ問題で、長時間の手術が可能になった腹部外科でとくに問題だった。近代的な止血鉗子(3)は、一八六二年にアルザスのウジェーヌ・クーベルレとパリのジュール・ペアンが開発した。彼らは欧州ではじめて卵巣切除術を行い、ペアンは一八七九年にはじめて胃癌を切除した。止血鉗子はさらにロンドンのサー・トーマス・スペンサー・ウェルズが改良した。ウェルズは海軍の元軍医だったが、婦人科を専門にしようと決意し、一八五四年にロンドンのサマリタン女性病院の外科医に就任した。やがてクリミア戦争に従軍し、銃創の経験を積んだ。ロンドンにもどり、卵巣手術に興味をもった。当時、卵巣手術は大胆な外科医が行ったが、大多数の医師は強く反対していた。初期の手術成績は惨憺たるもので、その試みを続ける者は殺人者と非難された。ウェルズはそれを変えようと決意し、自分が考えた手術手順を徹底した。一八五八年、彼は最初の卵巣切除術に成功した。すぐれた腕前と細心の注意により、この手術を比較的安全な手術に変え、一八八〇年に最初の千例について報告することができた。最初のスペンサー・ウェルズ鉗子は一八七四年一月に開発された。その原形はロバート・リストンの古い止血鉗子と有名なドイツの外科医J・F・ディーフェンバッハの「ブルドック」鉗子にあった。スペンサー・ウェルズ鉗子――原形を少し改めたもの――は今や世界中の病院と診療所で用いられている。

ロバート・ローソン・テイトは腹部外科医としてスペンサー・ウェルズより成功した。彼の成功例は数千例に及び、婦人科手術をほとんどあらゆる面で開拓した。[4] 不思議なことに、スペンサー・ウェルズは晩年まで消毒法を採用せず、ローソン・テイトはいつも消毒法に激しく反対した。彼らが成功した秘訣は、腕がよいことではなく、清潔に注意したことだった。ウェルズは石鹸と水を惜しみなく使い、ローソン・テイトは消毒法を侮蔑したが、器械と結紮糸を煮沸した。卵巣切除術の成功は腹部外科を大きな発展に導いた。

虫垂切除術

虫垂切除術は現在もっともよく行われる腹部手術だが、不思議なことに一九世紀末まではほとんど行われていなかった。

一八六七年のアメリカのウィラード・パーカーの論文は歴史的に重要で、虫垂の病変に重要な三つの段階——壊疽、穿孔《せんこう》性潰瘍、膿瘍——があることを明らかにした。彼は切開排膿手術に成功した四例を報告し、切開排膿に最適な時期を第五日から第一二日に限定した。ウィラード・パーカーの論文は盲腸周囲膿瘍の手術をうながした。その後の一五年間に八〇例の手術が報告されたからである。この頃、この病気は病歴が研究されて入念な剖検が行われ、〔外科医ではなく内科医により〕盲腸周囲膿瘍の真の原因は明らかにされつつあった。

一八八四年、ロンドン病院の内科医サミュエル・フェンウィックは、虫垂穿孔に対して早期手術を勧めた。

> 最近の数年のことにすぎないが、まれで診断困難な疾患が臨床医の関心を引いている。虫垂穿孔のことである。この一二カ月間に本症の患者五例が当院に入院した……理論的には、診断が十分に確立したら、すぐに虫垂まで切り込み、炎症の原因かもしれない結石や腐敗物を周囲から除去した方がよいと思われる。

フェンウィック博士のすぐれた助言はイギリスではほとんど反響がなかった。しかし、この頃に外科医のサー・チャーターズ・シモンズがガイ病院で「再発性盲腸炎」の二三歳男性のひどく捻《ねじ》れた虫垂から結石を摘出した。

虫垂炎という新しい知識に基礎を築いた錚々《そうそう》たる医師の中で、ボストンの内科医レジナルド・ヘーバー・フィッツはもっとも有名である。フィッツが定めた治療原則はこの病気の手術治療の発展に大きな影響を与えた。

一八八六年にフィッツは画期的な論文「虫垂穿孔による炎症、とくに早期診断と治療について」をアメリカ内科学会の第一回集会で報告した。フィッツはこの病気の主症状をはっきりと説明し、一八八六年以来つねに用いられている病名を造った。「限局性の腹膜炎は確かに重要だが、虫垂の炎症過程におけるひとつの事象にすぎないので、主要な病態を表す『虫垂炎』という用語を用いた方がよいと思う」。フィッツはおもな危険が穿孔であることを強調した。「現在の知識から見れば、この病変では手術治療が患者の命と将来に最善のチャンスを与える。病気の進行はナイフを手にしながら観察する必要がある」。

一八八四年、ドイツの偉大な外科医ヨハン・フォン・ミクリッツはどんな消化管穿孔でも緊急に開腹手術するように勧めた。この頃、ミクリッツは虫垂穿孔による汎発性腹膜炎を治療したが虫垂をみつけられず、壊疽になった虫垂をみつけて切除していれば患者の命を救えただろうにと実感した。それゆえ、急性炎症を起こした虫垂は切除すべきだと勧めた。

一八八四年にルドルフ・クレンラインがミクリッツの勧めをはじめて実行し、一八八六年に報告した。一八八四年、クレンラインは急性腹症の例を虫垂穿孔か急性腸閉塞と診断した。腹壁を正中で開いて虫垂を切除し、いつも通り完璧な消毒法で腹腔を洗浄した。患者は一七歳の青年で、二日後に死亡した。別の例では、クレンラインは虫垂を発見できず、見通しは絶望的にみえた。できるだけ腸を消毒しようと一時間一五分も洗浄した。ドレナージせずに閉腹したが、予想に反して患者は回復した。クレンラインはローソン・テイトに謝辞を述べた。テイトは、この少し前に二〇八例の開腹手術を報告し、新しい外科がなし得ることを教えていたからである。(5)

一八八七年、フィラデルフィアのT・G・モートンはさらに改善した。モートンは急性虫垂炎を診断し、膿瘍の切開と虫垂の切除に成功した。これは虫垂疾患のために企てられて成功した最初の虫垂切除術だった。このとき、モートンは次のように述べた。

盲腸周囲膿瘍では、虫垂穿孔の有無にかかわらず、膿瘍か穿孔の可能性を示す徴候があれば、すぐに切開すべきである。開腹が可能な現在、少なくとも試験開腹は遅れずにすぐ行うべきである。こうした例での遅れが致命的なことはよく知られている。

一八八六年五月、ニューヨークのJ・R・ホールは一七歳の少年で嵌頓《かんとん》が疑われる鼡径《そけい》ヘルニアを手術した。ヘルニア嚢に穿孔した虫垂があり、無事に切除された。術前に診断はついていなかったが、これは穿孔性の虫垂炎で虫垂切除術に成功した、おそらく最初の例だろう。

　ほかにも多くのアメリカの外科医がフィッツとパーカーの研究に鼓舞された。ヘンリー・B・サンズは、ウィラード・パーカーの助手をしたことがあり、虫垂穿孔の早期徴候に関する有用な論文を書いて早期手術に強力な論拠を与えた。一八八七年一二月三〇日、虫垂が穿孔したため腹膜炎になったと診断した患者で、急性症状が現れてから四八時間以内に手術した。広範囲の腹膜炎を引き起こした虫垂の穿孔が認められた。二つの糞石を摘出し、穿孔の縁を整えて縫合閉鎖し、手術創を洗浄してドレーンを入れた。患者は回復した。

　一八八九年一一月、チャールズ・マクバーニィはニューヨーク外科学会で報告した有名な論文で早期手術の経験を詳しく述べ、急性虫垂炎における圧痛の最強点（マクバーニィ圧痛点）について説明した。「どんな例でも、指圧で決まる痛みの最強点は、上前腸骨棘《ちょうこつきょく》から臍《へそ》に引いた直線上で、上前腸骨棘から正確に一インチ半から二インチ〔約三・八から五センチ〕の間にあると考えている」。一八九四年、マクバーニィは腹壁の交錯切開法についても報告した。この開腹法は虫垂に接近しやすく、術後に術創が開いてしまう危険が減少すると主張した。

　イギリスの進歩は遅かった。サー・フレデリック・トリヴスはイギリスで虫垂炎の手術を始めた外科医のひとりだった。一八八七年二月、腹痛が小康状態になった時期に盲腸炎を手術した。屈曲した虫垂を認め、癒着を剥離してまっすぐにしただけだったが、その論文の考察で虫垂を切除した方がよいという考えに賛同し、その後は虫垂切除術を行い始めた。彼は「間欠期」手術――つまり腹痛のない時期に行う虫垂切除術——を強く主張するようになり、病状を静観する彼の考えはイギリスの外科医の診療に大きな影響を与えた。

ところで、一八九五年にイギリスで最初の虫垂炎の本が出版されたが、それを書いたのが外科医ではなく内科医のハーバート・ホーキンズ博士だったというのは意味深長である。

その後、虫垂炎の静観主義は撤廃され、手術治療が急速に発展した。それにはエドワード7世の一件が大きく影響した。一九〇二年六月、エドワード7世の戴冠式が入念に準備されていた。そのとき急に王が盲腸周囲炎になり、戴冠式の延期が告知された。六月一三日、ウィンザーに滞在中、王は急に腹痛発作におそわれ、サー・フランシス・レイキングとサー・トーマス・バーロウが虫垂炎と診断した。その五日後、トリヴスが診察に呼ばれた。熱は徐々に下がり、局所の腫張と圧痛はおさまった。六月二一日までに回復し、王はロンドンにもどることができた。しかし、その夜は熱が急に上がり、右腹部に大きな有痛性の腫張が現れた。六月二四日の早朝、七六歳のリスター卿が診察し、サー・トーマス・スミスは緊急手術を勧めた。しかし、エドワードは強情だった。「私は人民の信頼に応え、ウェストミンスター寺院に行って戴冠式に臨む義務がある」。ついにトリヴスがボソッといった。「それならば、陛下は亡骸《なきがら》になって行かれることでしょう」。手術は午前一一時に準備された。フレデリック・ヒューイット博士が麻酔し、トリヴスが手術を行った。王は頑健だったが、手術のリスクはよくなかった。四インチ半〔約一一・四センチ〕の深さに膿を認め、ヨードホルムガーゼで包んだ二本の太いドレーンが入れられた。虫垂そのものについては報告がなく、おそらく何もしなかったと思われる。王は無事に回復した。その後、腹痛発作はなかったが、気管支肺炎のため一九一〇年に死亡した。剖検所見は発表されなかった。

この歴史的な手術の後、虫垂炎は評判の病気になった。押しつぶされそうな責任の重さに耐えたトリヴスは準男爵に叙せられ、トリヴス家の盾形紋章にイギリス王室の獅子紋が加えられた。不思議な運命のいたずらで、一九〇〇年にトリヴスは娘を穿孔性虫垂炎で失っていた。手術は行っていなかった。彼自身も一九二三年に腹膜炎で死亡した。

子宮外妊娠の破裂

虫垂炎以外の急性腹症について外科史の画期的な出来事をいくつか述べる。

ローソン・テイトは、前述したように卵巣切除術で確かな腕前をみせ、一八八三年に子宮外妊娠破裂の手術に成功した。子宮外妊娠は異所性妊娠ともいい、受精卵が子宮まで到達できず、ファロッピウス管[※2]（卵巣と子宮とを結ぶ卵管）に着床して発育すると起こる。まれには卵巣に着床し、さらにまれだが腹膜に着床することもある。ファロッピウス管に着床すると、卵子は着床部位から離れることが多く、この分離には出血が伴う。さらに、この出血は卵管の破裂を引き起こし、血液

原注2　パドヴァの解剖学教授ガブリエル・ファロッピウス（一五二三〜六二年）にちなんだ解剖学用語。彼は早くにこの管つまり卵管について正確に記述した。

が腹腔に流れ出る。骨盤腔が血液で急速に満たされることもある。一八八三年以前、この病気の患者はほとんどが出血で死んでいた。破裂による危機を救えるとは誰も思わなかったからである。子宮外妊娠破裂で死にゆく女性を救う唯一の方法は、開腹して出血する血管を結紮し、妊娠産物を除去することだという考えは以前からあった。しかし、ローソン・テイト以前にこれを試みようとする者はいなかった。テイトはこの悲劇を二〇例以上みていたが、ほかの腹部手術で大いに成功していたにもかかわらず、手術による介入には消極的だった。一八八三年一月、ようやく彼は手術を行った。しかし、すでに手遅れで、患者は助からなかった。二カ月後、テイトは同じような例で相談に呼ばれたとき、今度はためらわなかった。

私は開腹術を勧めた。腹腔は血塊に満ち、右のファロッピウス管が破裂し、そこから胎盤がはみ出ていた。卵管を結紮して切除した。胎児は探したがみつからなかった。腸と腸との間にまぎれ込み、そこで吸収されていたのだろうと思う。その後もみつからなかった。患者は回復が長引いたが、今は完治している。

消化性潰瘍の穿孔

頻度の多い急性腹部疾患に胃潰瘍や十二指腸潰瘍の穿孔がある。子宮外妊娠の破裂と同じく、患者にとっては早期手術が唯一の希望である。一九世紀末近くまで、この希望がこの悲劇の犠牲者に与えられることはなかった。一八八四年、ドイツの外科医フォン・ミクリッツはこの問題に正面から取り組み、次のように述べた。

胃穿孔や腸穿孔の例では、それまでの治療が無効だったら、内科医も外科医も手術すべきか否かを考慮しなくてはならない。開腹し、穿孔部を縫合し、腹腔を洗浄し、腹膜炎の発生あるいはすでに起きた腹膜炎を抑える手術である。

一八八五年以降に潰瘍穿孔の患者を救う試みが何例かあったが、いずれも失敗した。一八九二年五月一九日、この激痛のある致命的な病気にはじめて打ち勝った。その日の午前二時、四一歳の男性が心窩《しんか》部に突然鋭い痛みを感じて目を覚ました。以前から消化不良に悩まされ、何度か出血していた。主治医が四時に呼ばれ、バルメン〔現在のヴッパータール〕の外科医ルドウィヒ・ホイスナーもその日の遅くに呼ばれた。ホイスナーは遠出していたので、電報で呼び出さなくてはならなかったからである。到着すると急性穿孔と診断した。患者は動かせなかった。消毒法を行うには適当な設備がなく、照明は劣悪だった。しかし、ホイスナーはすぐ手術することが患者の命を救う唯一のチャンスであることを知っていた。手術は午後六時半に始まった。手術は二時間半かかった！　胃の穿孔部を探し出すのに手間取り、縫合にも苦労した。血液と胃内容をガーゼで拭き取り、腹壁を太い絹糸で閉鎖した。患者は何事もなく回復した。

イギリスで同じ手術にはじめて成功したのは、一八九三年六月二二日に行われたレディングのヘイスティングス・ギルフォード氏の例が最初で、二番目は一八九三年一二月七日に行われたノリッジのトーマス・モースの例だった。モースの手術は二〇歳の少女で穿孔してから五時間半後に行われ、ホイスナーの例と同様に個人の家で行われた。この例で特記すべきことは、胃の穿孔部を閉じた後、腹部を一七パイント〔約一〇リットル〕の温水で洗浄したことである。胃潰瘍や十二指腸潰瘍の穿孔部を縫合する手術は、一八九六年までに標準術式として定着した。

脳神経外科

腹部外科より遅れたが、脳神経外科と胸部外科も発展した。

穿頭術（一三頁を見よ）は石器時代から行われていたが、脳の手術は一九世紀末の二五年間まで進歩がなかった。それまで脳の各領域の機能はほとんど分かっていなかった。生命の基本を司る領域のことさえ不明だった。大脳機能に関する近代的な概念の基礎を築き、脳神経外科医に道を切り拓いたのは、サー・デビッド・フェリア、サー・チャールズ・シェリントン、ロシアの偉大な生理学者パブロフの研究だった。

一八八四年一一月二五日、脳腫瘍の生前診断がはじめて成功し、病巣の局在〔所在部位〕が正確に診断され、手術で摘出された。患者は二五歳の男性で、リージェンツ・パーク癲癇《てんかん》麻痺《まひ》病院〔現在のクイーン・スクエア国立神経疾患病院〕に入院し、アレグザンダー・ヒューズ・ベネット博士により脳腫瘍と診断され、腫瘍はローランド溝と呼ばれる構造に近い皮質に存在すると診断された。患者は腫瘍の摘出に強い不安を感じ、この病院の顧問リックマン・ゴドリー氏（後にサーに叙せられる）が手術に呼ばれた。頭蓋が開かれて脳が露出された。(6) 術前の局在診断は正確だったことが分かり、くるみ大の腫瘍は難なく摘出された。この例は世間の大きな関心を呼んだが、患者が一カ月しか生存しなかったので、一部では手術は妥当ではなかったという非難の声が起きた。しかし、全体的には人間の脳への外科的な介入に大きな進歩があったことが認められ、数年以内に多くの国で脳腫瘍の症例に手術が行われて成功した。

※3 ※4

イギリスにおける脳神経外科の真の建設者はサー・ヴィクター・ホースリーだった。ユニヴァーシティ・カレッジ病院とクィーン・スクエア国立神経疾患病院の外科医である。外科医のホースリーは実験生理学者でもあり、脳機能の局在に関する知識に有益な貢献をした。しかし、脳の構造と機能に関する知識が蓄積されても、脳の手術が安全に行われるには多くの技術的な問題を解決しなくてはならなかった。おもな問題に頭蓋骨からの出血があり、止血困難なことが多かった。ホースリーは、切断した骨の断端に消毒した塑像用のロウを塗れば止血できることを発見し、この問題

原注3　ルイジ・ローランド（一七七三〜一八三一年）にちなんだ用語。彼はトリノの解剖学教授で、この頭頂葉と前頭葉との間にある溝についてはじめて記載した。
原注4　サー・リックマン・ジョン・ゴドリー（一八四九〜一九二五年）はリスター卿の甥。エドワード7世とジョージ5世の常任外科医になり、王立外科医師会の会長になった。

を解決した。それからかなり経って（一九一四年）、ホースリーは脳そのものからの面倒な出血が生きた筋肉組織を出血面に当てると止血できることを発見した。

　脳外科の開拓者たちは頭蓋を開けるために簡単な穿頭器を用いていたが、後には電動の穿孔器と掘削《くっさく》器も用いた。穿頭器で開けた穴と穴との間の骨はジーリ線鋸《せんきょ》を用いて切断していた。この巧妙な器械は、ネジ山をつけたピアノ線とその両端に取りつけられる取手からなっていた。線鋸は穴から穴へ消息子で骨の下に通された。

　一八八七年六月九日、ヴィクター・ホースリー氏（当時は無爵位）は脊髄腫瘍の摘出にはじめて成功した。患者は四二歳の陸軍士官で、三年前から膀胱の不完全麻痺と下肢の完全麻痺にかかっていた。恐ろしい痛みがあり、助けがなければ長くは生きられなかった。当時の指導的な神経内科医ウィリアム・ガワーズ博士（後にサー）は患者を診察して局在診断し、症状は高位脊髄の腫瘍によると診断した。ホースリーが手術し、摘出に成功した。一二カ月後に患者は元気になり、術後二〇年頃に別の原因で死亡するまで健康を維持した。

　グラスゴーの外科学教授サー・ウィリアム・マキューエンも脳外科の偉大な開拓者だった。一八九三年、『脳脊髄の化膿性感染症』という古典になった本を出版した。本書には彼が手術した六五例もの多数の脳膿瘍が報告されている。一八七九年には、脳脊髄を被う被膜である硬膜の腫瘍の摘出に成功した。また、硬膜下血腫の手術治療も行った。

胸部外科⑦

一九世紀末の二五年間に外科医ははじめて胸部の大手術を行い始めた。

サー・ウィリアム・マキューエンはこの分野でも傑出した指導者だった。一八九五年、マキューエンはグラスゴー西部病院の同僚サー・ウィリアム・テナント・ガードナーに頼まれ、内科病棟から片側性肺結核の重症例を引き受けた。ガードナーは手術でしか患者を救えないと信じていたが、ドレナージ手術以上のことができるとはまったく考えていなかった。しかし、マキューエンは左側の肺を全摘し、患者はふつうに生活して老年まで生存した。患者の退院後かなりしてから、マキューエンは帰宅途中の夜に男の声を聞いたように思った。白い霧に包まれた街灯の明かりの中で、立ちつくす少数の人たちに大声で演説する男の声だった。近づいて見ると救世軍の集会で、説教していたのは例の患者だった。マキューエンは集会が終わるのを待ち、その救世軍の伝道者に外気の中での演説は片肺の男が無事にできるような行動ではないと忠告した。

一八八八年にイタリアの内科医カルロ・フォルラニーニは、肺結核の人工気胸治療をはじめて開発した。この手術は、患側肺を虚脱させて休ませるのが目的で、一八二二年にリバプールの外科医ジェイムズ・カーソンが提唱していた。ドレナージのための開胸（胸腔切開）は、一八八九年にエルンスト・キュストナーがはじめて行った。胸郭成形術は一八九三年にニューヨークのジョージ・ライエルソン・ファウラーが最初に行い、慢性膿胸の肺剥皮術（肥厚した胸膜を肺から剥ぎ取る手術）は一八九四年にエドモン・ドゥロームが開発した。

心臓の縫合は一八九六年にフランクフルトのL・レーンがはじめて成功した。

内分泌外科[8]

一八四九年三月一五日、ガイ病院のトーマス・アジソン博士は現在「アジソン病」と呼ばれている病気を南ロンドン医学会で報告した。この病気が副腎の病変から起こることを示し、腎臓の上端近くにあるこの小さな臓器が生命に欠かせないことをはじめて証明した。アジソンの観察により、内分泌腺または無導管腺と分泌物——多くの重要な身体機能を司る不思議な化学伝達物質つまりホルモン——の近代的な研究が始まった。内分泌学という広大な近代科学のすべてはまさに一八四九年三月一五日に始まったといわれている。しかし、甲状腺は例外だが、内分泌腺の手術が発展したのは比較的最近のことである。

甲状腺は昔から研究対象とされ、ホルモンが知られるようになる何年も前から、内科医はいろいろな症状が甲状腺の腫脹と一致することに気づいていた。甲状腺は外科医が関心を寄せた最初の内分泌腺だった。甲状腺腫は古代ギリシアにも手術されていたようだ。近年では、一八二八年には聖トーマス病院のジョセフ・ヘンリー・グリーン氏が甲状腺の右葉切除を行っているが、患者は一五日後に感染症で死亡した。最初の甲状腺全摘術は一八六七年にドイツの外科医パウル・ジックが行ったものだろう。一八七四年、エディンバラ王立病院の上級外科医サー・パトリック・ヘロン・ワトソンは、甲状腺腫を甲状腺切除で治療した例を報告した。しかし、甲状腺摘出術のもっとも偉大な開拓者は、ビルロートの弟子で長年ベルンの外科学教授を勤めたスイスのテオドール・コッヘルだった。一八七八年にコッヘルは甲状腺腫の甲状腺摘出術をはじめて行った。一九一七年に死亡するまでにこの難しい手術を二千例以上も行い、死亡率はわずか四・五%だった。

二〇世紀の現在、内分泌外科が重視されている。脳下垂体、副甲状腺、副腎、膵臓、松果体、胸腺の機能障害による重い病気では、内分泌腺そのものが手術されている。

前立腺肥大の開腹手術はイタリアのエンリコ・ボッティーニやアメリカの外科医ユージーン・フラーが始めた。しかし、この手術は〔一九〇一年以降に〕元英インド軍医療部のサー・ピーター・フライヤーによってもっともよく広められた。

整形外科(9)

骨関節疾患の治療はリバプールのヒュー・オーウェン・トーマス(一八三四〜九一年)とその甥で弟子のサー・ロバート・ジョーンズによって大きく進歩した。

むすび

一八七四年、ロンドン市ユニヴァーシティ・カレッジの外科学教授サー・ジョン・エリック・エリクセンはこう予言した。「腹腔、胸腔、頭蓋腔は永久に閉ざされるだろう。賢明で人間的な外科医が侵入することはない」。この予言から二〇年も経たないうちに、外科医は胃と腸の切除に成功し、肺を全摘し、脳腫瘍を摘出した。外科医たちがこれらの手術を行ったのは、手術の腕前を売り込むためではない。彼らは数千人の人間の命を救い健康を回復した。その偉大な業績と近代外科のすべての勝利が、わずか一世紀前に開発された麻酔法と消毒法によって可能になったことは確かである。しかし、外科という技芸と学問の基礎を築いた遠い昔の偉人たちから、外科医も患者もみな計り知れない恩恵を受けているのである。

改訳版　訳者あとがき

本書の原著 The Early History of Surgery は、一九六〇年の初版以来たびたび増刷され、半世紀後の二〇一〇年にも Knife, Fire and Boiling Oil : The Early History of Surgery という題名で再版されるほど、今なお高い評価を受けている。

著者のウィリアム・ジョン・ビショップは、一九二〇年からロンドン図書館、一九二四年から王立内科医師会、一九三四年から王立医学協会で医学司書を務めた。その間に書誌学者として頭角を現し、一九四六年に公開前のウェルカム医学史図書館の司書になり、一九五三年から王立産科婦人科医師会の顧問司書を務めながら書誌学と歴史学の研究に専念したが、一九六一年に急死した。ビショップの追悼録[1]には業績の長いリストがある。

原著は early history なので一九世紀末までしか書かれていないが、外科史の入門書として傑作のひとつである。ビショップ独自の考えが散見され、魅力的な読み物になっている。とくに「中世初期の外科治療は余計なお節介だった」という的確な見方や、無麻酔時代に手術を受けた患者と手術した外科医の心理に踏み込んだ視点はユニークである。

本書は二〇〇五年に時空出版から出版された『外科の歴史』の新訳である。本書の旧訳は訳者が未熟だったため原著の魅力を十分に伝えきれていない憾みがあった。また、原著にはいたるところに引用があるが、出典が明示されていないことも訳者には不満だった。その出典を調査し、引用文の前後の文脈を吟味したところ、旧訳には悪訳が少なくないことが判明した。それゆえ、引用の出典を明らかにし、全面的に改訳することにした。

現在まで医学史の翻訳書は数多く出版されているが、外科史の翻訳書は本書のほかに、トールワルドの『外科の夜明け』と『近代外科を開拓した人々』、クロード・ダレーヌの『外科学の歴史』[②]、ハロルド・エリスの『外科の足跡』ぐらいしか見あたらない。本書をはじめ、これらはすべて歴史の学術書ではなく、とくにトールワルドの著書は史実に基づく小説形式の読み物であり、エリスの著書は小説ではないが外科の通史ではない。しかし、本書とダレーヌの『外科学の歴史』も一般向けの本だが、歴史観が読み取れる外科の通史なので、この二書を比較し、近代外科の生い立ちに関する訳者の所感をいくつか述べ、あとがきに替えようと思う。

1　中世の外科

ビショップは外科の歴史を合理的な外科が不合理な外科に取って代わる歴史として説明したが、中世のアラビア医学に関する記述を第四章の最後に置いた。しかし、「外科の進歩が長らく停滞した」中世ヨーロッパで合理的な外科が復興したのはアラビア医学のお陰なので、アラビア医学の説明は第四章のはじめ〔六〇頁〕に置くべきだと思われる。合理的な外科の復興は、アラビア文化の大きな影響を受けた南イタリアではじまり、一一世紀から一三世紀にかけてアラビア医学をヨーロッパ人がラテン語に翻訳して学んだ結果だった。

ダレーヌとビショップの外科史はこのアラビア医学の影響を軽視している。二人の外科史が出版された一九六〇年頃には「アラビア科学は何らの独創性を有せず、ただギリシア文明を西欧世界に伝える媒介者の役にとどまった」という考えが一般的だったからだと思われる。ダレーヌは「アラビア人は……外科学では単なる継承者でしかなかった」と述べ、ビショップも「アラビア人が外科の進歩に大きく貢献したとはいえない」〔八四頁〕というが、忘れられているだけで、アラビア医学の影響は大きい。現代の医学用語には多くのアラビア語が使われており、外科の基礎理論にはアラビア医学の影響が未だに残っている。

たとえば、創傷治癒の理論にはアラビア医学の影響がある。ガレノスは創傷が治るとき化膿するか否かで創傷治癒を二分し、化膿しないで治ることを直接的な治癒と呼んだ。[3]アラビア人はこれを al-qasd al-awwal による治癒と呼び、化膿して治ることを al-qasd al-thani による治癒と呼んだ。これらのアラビア語はそれぞれ「直接的」と「間接的」を意味する慣用句である。しかし、中世にこれらのアラビア語が翻訳されたとき、序数詞の awwal と thani が直訳され、prima intentio〔第一志向〕と secunda intentio〔第二志向〕というラテン語に翻訳された。現在の創傷治癒の考えはこの翻訳によって呪縛されていることが分かる。創傷治癒の分類に意味不明な番号が振られているからである。つまり、創傷治癒は第一志向による治癒と第二志向による治癒に分けられ、さらに[4]一八六三年にビルロートによって第三志向による治癒が提唱されている。

ビショップの外科史は中世の大外科医ショリアックの取扱いが小さいという特徴もある。ビショップはイギリス人なのでショリアックよりアーダーンのジョンを大きく採り上げたのかもしれないが、イギリスの外科が世界に影響を与えるのはハーヴィ以降のことである。ビショップは英米の医学史家の影響を受けたのではないかと思われる。マルゲーニュやニケーズらの一九世紀のフランスの医学史家と異なり、二〇世紀はじめにオルバットらの英米の医学史家がショリアックを批判しはじめた。アメリカのギャリソンはとくに批判的で、焼灼や膏薬を多用するショリアックの考えは創傷治療を六百年遅らせたと述べた。しかし、それ[5]はバイ菌理論に基づいた後知恵《あとぢえ》の批判だった。その後、ショリアックは再評価され、[6]アメリカのワンゲンスティーンはショリアックの汚染創の治療方針は合理的で、近代外科と同じだったと指摘している。

2 外科医兼解剖医《サージョン・アナトミスト》——近代外科の父

一般に近代外科の父はアンブロワーズ・パレといわれているが、ビショップはジョン・ハンターを近代外科の建設者とみなした〔一四八頁〕。いずれにせよ、近代外科の基礎は一個人で築けるようなものではなく、ルネサンスから一九世紀半ばまでの多くの外科医が寄与したと考えるべきだと思う。近代外科は人体解剖学に立脚した合理的な外科であり、客観的な理論で体系化され、科学技術と実験理論で裏付けされた科学的な外科だからである。

今の解剖学は外科学とは別の学問だが、近代以前の解剖学は外科学の一部と考えられていた。モンディーノが人体解剖を再興して以来、イタリアやフランスの外科学教授は解剖学教授を兼任し、イタリアでは chirurgo e anatomista、フランスでは chirurgien et anatomiste と呼ばれていた。その後、フランスでは et がハイフンにされたり省略されたりし、chirurgien-anatomiste と呼ばれるようになった。サージョン・アナトミストという英語はその訳語と思われ、調べ得た限りでは一九一七年にギャリソンが著書『医学史入門』[7]第二版で用いたのが最初である。

サージョン・アナトミストという用語は、ビショップもダレーヌも用いていないが、最近の英語の外科史にはよく用いられている。たとえば、イギリスの医学史家ハロルド・エリス[8]は、人体解剖に励んで外科に新境地を開いた多くの外科医をサージョン・アナトミストと呼び、ルネサンスから一九世紀半ばまでの約三百年間をサージョン・アナトミストの時代と名付けた。この時代に外科医は体表疾患のほかに体内深部の疾患も手術適応に加え、エリスによれば消毒法の発明から第一次世界大戦の勃発までの約五〇年間に近代外科が確立したという。すなわち、サージョン・アナトミストこそが近代外科の生みの親だといえる。

しかし、サージョン・アナトミストの時代は、リスターの消毒法が普及した一九世紀の末までに終焉を迎えた。というのは、麻酔法と消毒法によって手術が安全にできるようになったため、手術件数が飛躍的に増加したからである。たとえば、歴史上[9]はじめてエーテル麻酔が行われたマサチュセッツ総合病院では、麻酔下手術が行われる一八四六年までの一〇年間の手術数はわずか三八五件にすぎなかったが、一九〇四年までの一〇年間には二万四二七〇件に増えていた。外科医は手術に忙殺され、解剖研究を行う時間的余裕を失ってしまったのである。そのため、一九二四年にイギリスの人類学者アーサー・キースはこう述べている。「リスターはまったく意識せずにサージョン・アナトミストを殺した。あるいは殺したも同然だった」[10]。

3　外科革命

近代外科は解剖学、麻酔法、無菌法の三つを基盤にしている（二二三頁）。ビショップもダレーヌもこのうち麻酔法と消毒法の発明をもって近代外科のはじまりとみなしたが、一般にこの二つの発明は「外科革命」と呼ばれている。「外科革命」という用語は「科学革命」という用語をまねてつくられたと考えられがちだが、そうではない。この「科学革命」という用語は一七世紀の科学の進歩を意味し、一九三九年にコイレ著『ガリレオ研究』で提唱され、一九四六年のバターフィールド著『近代科学の誕生』によって普及した。しかし、「外科革命」という用語の誕生はこれより古く、すでに一九世紀から用いられていた。

革命 revolution という英語はもともと政治用語で、一六八九年に「名誉革命」という用語が使われて以来、一七九〇年に「フランス革命」、二〇世紀に「ロシア革命」という用語がつくられた。一方、短期間に行われる社会や技術の革新にも用いられ、一九世紀半ばに「産業革命」という用語がつくられた。「外科革命」という用語は、[11]一八八六年にフランスの病理医アンリ・フォレが消毒法の発明による手術成績の劇的な改善に対して用いたのが最初と思われる。さらに、一九二三年にやはりフランスの外科医ルセーヌが著書『外科学の変遷』で、消毒法による手術成績の改善だけでなく、麻酔法による疼痛の克服をも合わせて「外科革命」と呼んだ。

ダレーヌは「外科革命」という用語を用い、ビショップは用いていないが、本書の第九章「疼痛と感染の克服〔一八九頁〕」は「外科革命」のことである。この用語は、フランス語の外科史ではよく用いられるが、英語の医学史ではあまり見ない。わが国では、ダレーヌの外科史が翻訳されて以来、この用語が広く用いられている。麻酔法と消毒法の発明が「外科革命」と呼ばれるのは、これらの発明によって多くの手術が可能になり、外科が発展したと考えられているからである。こうした考えから、最近は「外科革命」の概念がさらに広げられ、移植手術の出現あるいは腹腔鏡下手術の出現を「第二の外科革命」と呼ぶ考えが生まれている。

しかし、最近は「外科革命」は偶発的な短期間の変化ではなく、長期に及ぶ必然的な変化だったと考えられている。消毒法は急に生まれたわけではなく、何十年もかけて完成した。シゲリストがいうように「麻酔法と消毒法が開発されたので外科が発展したのではなく、外科が発展したので麻酔法と消毒法が発見された」からである[12]。一八世紀に外科医は人体解剖の成果に基づいて体液病理説から固体病理説に鞍替えし、体内深部にメスを入れはじめたため、除痛と防腐の必要が切実になっていた。だからこそ、エーテルや石炭酸などの薬品の作用が注目されたのである。すなわち、近代外科は外科革命とともにはじまったのではなく、サージョン・アナトミストによって固体病理説が確立されたときにはじまったといえる。

4　専門分科

近代医学の大きな特徴は専門分科が進むことである。ダレーヌもビショップも専門分科を最後に取り上げている。知識が増え続けて技術が複雑になれば、ひとりですべて会得することは困難になり、分業が進行し、社会は複雑になる。[13] 一九世紀半ばに哲学者のスペンサーはこれを進歩の法則と呼び、ダーウィンの生物進化論になぞらえて社会進化論を唱えた。これは興味深い考えで、一九三〇年にアーサー・キースはこの法則を医学に当てはめた。しかし、医学の専門分科には、知識の増大だけでなく病理学説の変化も大きく関与している。固体病理説が定着したことにより、内科と外科は理論面では統合されたが、実際面ではむしろ分科が進んだ。患者の全体的な変化よりも局所の病変が注目されるようになったからである。

専門分科は内科よりも外科で早く進行し、一般外科医が采配していた広い領域は新しい専門科によって大きく浸食された。一九世紀から二〇世紀にかけ、一般外科からまず産科、眼科、耳鼻科、咽喉科が分離した。二〇世紀の前半には、形成外科、整形外科、脳神経外科、泌尿器科が独立したが、その一方で一般外科医は呼吸器や心臓血管の手術を手がけるようになった。しかし、これらの新しい領域の外科も二〇世紀半ばには胸部外科、心臓外科、血管外科という専門科として認められるようになった。このほかにも、内分泌腺外科、乳腺外科、直腸肛門外科などが独立性を主張しはじめ、現在の一般外科はおもに腹部外科を対象にしている。

専門分科は進歩の要で、専門分科によって全体の効率が上がる。しかし、限界もある。生物でも社会でも医学でも、専門化した部分は順応性と独立性が減退する。自分の専門以外の病気は診られない専門医が増えたのはそのためといえる。それゆえ、各専門科の協調が必要で、生物体の神経に相当するような包括的な体系化が必要だと考えられている。内科では一九六〇年代頃から包括医療やプライマリ・ケアが重視されるようになったが、外科でも同じような対策が必要になってきているのかもしれない。

5　外科史の歴史

二〇世紀には医学史の見方が変わった[14]。第一次世界大戦まで医学史の担い手はほぼ医師だった。その後、医療者ではないが医学史に関心のある研究者が増え、医学史を社会の変化と関連づける傾向が強まり、一九六〇年代に加速した。本書、ビショップの外科史は、こうした変化の先駆といえるかもしれない。医師の書いた外科史の多くは、無麻酔時代に手術を受けた患者は拷問と死神に身を委ねたようなもので、当時の外科医は冷酷だったというようなことを述べている。医師ではないビショップは、それが本当ならば手術を受けた患者がなぜ多かったのかと、疑問に思ったに違いない。それが本書をユニークなものにしたと思われる。

また、医師ではない科学者が外科史そのものに大きな影響を与えた例は多い。医学の外から外科史をみれば、そのような科学者に言及しない外科史は不自然に見える。ダレーヌとビショップの外科史で疑問に思われるのは、細菌学者コッホがまったく登場しないことである。コッホは医師なので医学全体の歴史にはもちろん登場する。しかし、外科におけるコッホの功績はきわめて大きかったにもかかわらず、訳者の知る限り、一九六一年より前にコッホに言及した外科史はまれである。外科史でコッホが正当な評価を受けるようになったのはそれよりも後のことかと思われる。消毒法が無菌法に発展するときにコッホが果たした大きな役割は、一九六八年にカナダのアップマリス[15]、一九七三年にアメリカのワンゲンスティーン[6]が指摘している。

中川米造[14]は「医学史の歴史」という論文で歴史の見方によって医学史は変化すると述べたが、今までの医学史や外科史がどんな視点で書かれ、どのように発展してきたかはきわめて興味深い問題である。初期の医学史は文献のリストだったり、偉人の伝記集だったりした。こうした一次資料を網羅することは、歴史を知る第一歩であり、歴史の研究には欠くことのできない作業である。しかし、それだけで歴史を語ることにはならない。資料を整理して体系化することによって歴史がつくられ、どんな見方で整理するかによって違う歴史が生まれる。

ガスリー[16]の『医学史』の巻末に医学史の簡単な歴史がある。それによると、史上初の外科史は一三六三年にショリアックが書いた『大外科学』の序文にある。一九四六年にガスリーはショリアックのほかに過去の外科史として八点の本しか挙げていないが、一八九二年においてさえワシントン軍医総監図書室のインデックス・カタログ[17]では外科史の項目が七頁も占めるほど、外科史の資料は多い。これまで外科史の歴史は医学史の歴史の一部として扱われてきたが、外科史の歴史を知るにはこれらの資料に目を通さなければならないだろう。

以上、外科の歴史について雑感を述べた。ビショップの原著は医学史の社会学的な研究が広まる前に書かれたので、外科史の社会学的な背景は見過ごされている。しかし、前述したように、原著は堅苦しい学術書ではなく、外科史の分析より紹介を重視している。本書は、はじめて外科史を学ぶ人にとって、軽い読み物として楽しめる最高の入門書だと思う。

本書の刊行に際しては、時空出版の藤田美砂子社長と編集部の方々に多大なご厚意とご配慮をいただいた。最後に記して深く感謝いたします。

あとがきの文献

① Poynter FNL：Obituary, William John Bishop, FLA, 1903-1961. Med Hist 5(4) 306-312, 1961
② クロード・ダレーヌ著、小林武夫・川村よし子訳：外科学の歴史、一九八八年
③ Kwame Gyekye：The terms “prima intentio” and “secunda intentio” in Arabic logic. Speculum 46(1)：32-38, 1971
④ Billroth CAT：Die allgemeine chirurgische Pathologie und Therapie. p.105, 1863
⑤ Churchill ED：Healing by first intention and with suppration, Studies in the history of wound healing. J Hist Med Allied Sci 19：193-214, 1964
⑥ Wangensteen OH：Some pre-Listerian and post Listerian antiseptic wound practice and the emergence of asepsis. Surg Gynecol Obstet 137：677-702, 1973
⑦ Garrison FH：An Introduction to the History of Medicine. p.326, 1917
⑧ Ellis H：A History of Surgery. p.43, 2001
⑨ Halsted WS：The training of the surgeon. Bull Johns Hop Hosp 15：267-275, 1904
⑩ Keith A：On origin and nature of hernia. Br J Surg 11：455-475, 1924
⑪ Folet H：La révolution de la chirurgie. 1886
⑫ Lawrence C ed.：Medical theory, surgical practice, studies in the history of surgery. p.24 and 207, 1992
⑬ Keith A：The inexorability of the law of evolution as manifested in modern medicine. Brit Med J ｉ：893-895, 1930 May 17
⑭ 中川米造：医学史の歴史。科学医学資料研究一一六号、一一七号、一一九号、一九八四年
⑮ Upmalis IH：The introduction of Lister’s trearment in Germany. Bull Hist Med 42：221-240, 1968
⑯ Guthrie D：A History of Medicine. p.412-420, 1946
⑰ Index Catalogue of the Library of the Surgeon-General’s Office at Washington. 1st series, vol 13, p.958-965, 1892

訳注

序文

（1）ジョゼフ・リスターの提唱した antisepsis は、創傷の腐敗［化膿］を予防するという意味で防腐法と訳されたり、制止するという意味で制腐法と訳されたりした［第九章注（6）］。しかし、防腐法も制腐法も antisepsis の一面しか表していない訳語なので、本書では消毒法という訳語を用いる。消毒という訳語の初出は一八七二年の『和英語林集成』第二版。

（2）「巨人の肩の上」云々という言葉は、一二世紀の哲学者シャルトルのベルナールが最初に用いたとされる成句で、ショリアックやニュートンが用いて有名になった。この言葉の由来は、盲目になったオリオンが治療神のアポロンを捜すため肩の上にこどもを乗せて案内させたというギリシア神話にあるともいわれている。

第一章　外科の夜明け

（1）「人類の登場」。人類の起源に関する学説は一九六〇年代に大きく転換した。原始人類を北京やジャワで発見されたピテカントロプス［原人］とするアジア起原説に代わり、アフリカの南部や東部で発見されたアウストラロピテクス［猿人］とするアフリカ起原説が主流となった。人類［猿人］の出現は七百万年前頃と考えられている。ビショップはピテカントロプスを猿人と呼んでいるが原人が正しい。

（2）先史時代の医療については、文字による記録がないので、化石などの物的証拠と未開人の文化などの状況証拠に基づいて推測するほかはない。前者の推測法を古病理学といい、後者を文化人類学という。このほかにも動物の行動を研究する動物行動学によって先史人の医療が推測されている。

（3）「骨差し pointing of the bone」とは、ヒトかカンガルーの骨でできた長さ六インチから九インチの細長い棒を敵に差し向けて呪いの歌を唱えると、見えない槍が敵の身体を刺し貫いて敵を殺すというアボリジニの呪術をいう。共感呪術のひとつとされている［第六章注（7）］。二〇〇四年にオーストラリア政府の政策に反対したアボリジニの女性が首相のハワードに骨差しを行ったことは有名である。

(4) 原始時代の止血法には、圧迫、外用薬、焼灼があった。出血が血管からの血液のもれであることが知られるようになると、出血している血管を捻転したり、結紮したりする止血法が生まれた。血管結紮はケルススより少し前の時代にエウエルピストスが開発したといわれている。

(5) 傷が肉芽で埋まる前に傷口が閉じると、膿が傷の空洞にこもって病状が悪化する。こうなるのを防ぐため、膿を出しきるまで傷口が閉じないようにすることをドレナージするという。具体的には線維の束や茎管を傷口に入れた。これらはドレーンと呼ばれ、線維を円筒形にまとめたドレーンはダースル dossil、卵形のものはプレジェット pledgit、円錐形のものはテント tent、灯心状のものはヴィック wick と呼ばれていた［第六章注(5)］。

(6) 留め串 skewer method は纏絡縫合 pin suture ともいう。創傷の外側から創傷の深部を通して串を刺し、串の先端を創傷の反対側に出す。その後、串に糸を8の字状にからめ、創縁を接着させる方法。後述のマサイ族とアカンバ族の縫合法と同じ。アラビアのアルブカシス以来、多くの外科医が兎唇手術に用いた。

(7) フランスの外科医ミシェルが考案した、皮膚切開創の閉鎖に用いられる小さなクリップのこと。

(8) 本書では poultice を糊剤と訳した。昔の西洋医学では、糊剤と膏薬に厳密な区別がなく、糊剤も膏薬も圧定布［第四章注(4)］に塗って用いることが多かった。そのため、西洋の糊剤が日本に渡来したとき、琶布《パップ》、罨法《あんぽう》、湿布という日本語が生まれたと思われる。

(9) ミルラ。没薬《もつやく》のこと。カンラン科の植物からとれる樹脂で、香料、医薬、防腐剤に用いられた。ちなみにミイラはミルラのなまりである。ミルラは木乃伊《ミイラ》の防腐剤として用いられ、近世には木乃伊そのものが医薬として使われていた。わが国では、医薬の木乃伊がミルラと間違えられ、ミルラがなまってミイラと呼ばれた。漢語の木乃伊は欧米語 mummy の音訳である。［宗田一『渡来薬の文化誌』より］

(10) 皮膚の傷を伴う骨折と伴わない骨折をはじめて区別したのはヒポクラテスである［四八頁参照］。皮膚の傷を伴う骨折は簡単には治らなかったので、一七世紀頃から複雑骨折と呼ばれるようになった。複雑骨折は、致命的な骨髄炎になりやすく、大手術の切断術を必要とすることが多かった。

(11) 吸角法は、コップ状の容器を皮膚にかぶせ、その中を陰圧にして血液を吸い出す方法［吸い玉ともいう］。昔は容器に動物のツノを用いたが、ツノの代わりにガラス製の吸いふくべも用いられた。

(12) 近代以前の欧米に木綿はなかったので、亜麻がもっともよく用いられた。ミイラの包帯も亜麻布だった。

(13) この『救急マニュアル』は一九五九年に三つの慈善団体が合同で出版した［イギリス赤十字、聖ヨハネ救急隊、聖アンドレ救護隊］。イギリスではこの三団体が救急患者の搬送を請け負っている。このマニュアルは二〇一六年に第一〇版が出版され、第九版は二〇一二年に南山堂から『アトラス応急処置マニュアル』として翻訳出版された。

(14) 一八二一年に二例目が発見されるまで、孔の開いた頭蓋骨の報告例はなかったが、その後は世界各地で続々と発見された。一八六五年にアメリカの考古学者スクワイアはペルーで発見された頭蓋骨についてフランスの外科医ブローカに意見を求めた。ブローカは孔の辺縁に新生骨を認め、孔は生前に行われた手術でつくられたものだと指摘し、この手術［穿頭術］はおもに呪術として行われたと主張した。

(15) ガイ病院では、一八六一年から六八年までに行った穿頭術五一例のうち三八例が死亡し、一八七一年から七六年には一六例のうち一二例が死亡した。聖トーマス病院では、一八六六年から七〇年に穿頭術を行った三例全例が死亡した。聖ジョージ病院では、一八七〇年から七七年までに一六例に行って一三例を失った。

(16) 妊婦を開腹して胎児を取り出す手術［帝王切開］は、ヨーロッパでは古代から死亡した妊婦に行われ、生きている妊婦に行われることはほとんどなかった。帝王切開に限らず生きている人間に開腹手術が行われたという記録はルネサンス時代までなく、開腹手術が安全に行われるのは一九世紀半ばからである。生きている妊婦の帝王切開は、一五八一年にフランスのルセが推奨して以来ときどき行われたが、一九世紀末までの手術成績は惨憺たるものだった。一八八四年のフェルキンの報告が信用されなかったのはそのためである。

第二章　古代オリエント

(1) リントと翻訳されたものは亜麻などの植物線維の束と考えられている。中世になると、亜麻布をほぐしてとった糸の束がリントと呼ばれ、ドレーンによく用いられた。また、亜麻布の表面をケバ立てて柔らかくした布もリントと呼ばれ、圧定布に用いられた。日本では前者をリントまたはリント糸、後者をリント布と呼んで区別している。

(2) ホルスは古代エジプトの神。父神オシリスと母神イシスの息子で、イシスの愛児として唇に指を当てた幼童の形で表された。歴代のファラオはホルスの化身として統治した。

（3）蜂蜜は民間療法で使われ続け、一九三〇年代に細菌学的な実験で細胞毒の少ない抗菌物質であることが確かめられた。一九三五年にサルファ剤、一九四二年にペニシリン、さらに多くの抗生剤が発見されたため、長らく蜂蜜の出番はなかったが、この蜂蜜研究に基づき、一九八一年にポピドンヨード・シュガー軟膏が発明された。

（4）バビロニアには紀元前二千年頃にガラブがいたが、紀元前五百年頃には医者も外科医もいなかったという。古代のエジプトやギリシア・ローマにも外科医はいなかった［医者が外科も行った］。外科を専門とする職業［外科医］はヘレニズム時代に生まれたといわれている。しかし、中世になると、医者は社会的地位が上がって医師と呼ばれ、外科を卑しい手仕事とみなして身分の低い理髪師にまかせるようになった。それが理髪外科医である。

（5）炎症 inflammation は近代医学の概念なので、古文書の訳語としては誤りではないかという疑問が起こる。これについて病理学者のマイノは著書『癒しの手』で八頁にわたって考察した。炎症と訳された楔形文字は英語の burning に相当する。アッシリア人は全身が燃えることを fever、局所が燃えることを burning と呼んだ。それゆえ、炎症という訳語は不適切かもしれないが誤りとはいえないとマイノは結論している。

（6）ダンヴァンタリは甘露の入った白壺を手にする古代インドの神。伝統的インド医学のアーユル・ヴェーダの創始者で、スシュルタをはじめ八人の弟子がいたといわれている。ビショップのいうチャラカとスシュルタの生存年代はガスリーの『医学史』に基づいている。

（7）検鏡 speculum は鏡を意味するラテン語に由来する。体表の穴を押し広げて内腔を観察する金属の器械で、耳鏡、鼻鏡、膣鏡、肛門鏡などがある。器械の内面は光沢があり、外の光を反射して内腔を明るくする。

（8）一六世紀末まで行われた切石術はケルススの術式で、直腸に入れた指で結石を引き下ろして会陰部に押しつけ、会陰部にできる膨隆を切開して膀胱に切り込み、結石をフックで引き出す。尿道損傷を避けるため正中より外側で会陰を切開する。一五四三年にイタリアのマリアヌス・サンクトゥスは、尿道に挿入した消息子をガイドにし、後部尿道から膀胱に切り込む術式を報告した。一七世紀以降はこの術式が普及し、一八世紀にイギリスのチェゼルデンがこの術式を改良した。恥骨上部で開腹する術式も一八世紀に発展した。一九世紀になると、器械を尿道に入れて結石を砕く、無血の砕石術が開発された［一四四頁参照］。

（9）神農は神話上の皇帝で、太古からの言い伝えが神農に集約されている。『神農本草経』は一、二世紀に成立したといわれ、薬品が一年の日数に合わせて三六五種に整理された。西暦五〇〇年頃に陶弘景が編集しなおしたが、原本も陶弘景の本も亡失し、現在は残存する資料を基にした復元本があるだけである。

(10) 中国医学の「気」は英語の humor に相当する。Humor は体液と訳されることが多いが、活力 vital principle と言い換えられる抽象的な概念である。ビショップが引用した王吉民と伍連徳の『中国醫史』によると、経絡は血管のことで、血液や空気を運ぶという。山田慶兒の『中国医学はいかにつくられたか』[岩波新書] によると、経絡は血管に相当し、経絡内の気を営気 [血液] といい、それ以外の気を衛気 [体液] という。

(11) 対向刺激療法は神経反射 [皮膚内臓反射] を介して内臓の鎮痛効果や消炎効果を期待する療法のこと。鍼術と灸法はその代表で、これらを基礎に中国医学の理論が形成された。灸法は『孟子』[紀元前三百年頃] に記載がある。しかし、前漢初期の医書に鍼術の記載はない。鍼術は、紀元前二千七百年頃ではなく扁鵲の時代に生まれ、漢時代に確立したと考えられている。[山田慶兒の前掲書より]

(12) 王吉民らの『中国醫史』によると、兪跗と扁鵲は『史記』、殷仲堪は『晋書』、方干は『尚友録』に記載がある。兪跗と扁鵲は戦国時代の人と考えられている。殷仲堪は東晋の武将で、方干は唐代末期の詩人である。方干は兎唇だったので科挙の試験を何度も落第し、欠唇先生と仇名されていたが、後に手術を受けて補唇先生と呼ばれるようになった。王吉民らが補唇先生を the doctor of lips' repair と英訳したため、ビショップが方干を外科医と勘違いしているので訂正した。琉球の高峰徳明はこの補唇術を中国で学び、一六八九年に琉球王の息子の兎唇を手術した。

(13) 九世紀に書かれたという外科書は『治瘡記』のことだと思われるが、『治瘡記』は残存していない。また、『医心方』が八九二年に書かれたというのは誤植で、正しくは九八二年に編纂が始まり、九八四年に完成した。『医心方』は三〇巻からなり、第一五巻から一八巻に外科の記載がある。

(14) 白内障の針による治療とは圧下手術のことで、中国では針撥術 jin pi shu と呼ばれていた。針撥術もまた唐代以前にインドから伝来したもので、針撥術 [圧下手術] に関する記述もスシュルタにある。

(15) 華岡青洲。麻沸散を手本に通仙散という麻酔薬を開発し、兎唇の形成手術などさまざまな手術を行ったが、とくに有名なのは乳癌の摘出手術である。青洲が行った切断術は指の切断で、大きな切断術 [下肢切断術] をはじめて行ったのは弟子の本間玄調である。

第三章　古代ギリシアと古代ローマ

(1) 一八七〇年代にトロイの遺跡が発掘されたことに啓発され、一八七九年にドイツの外科医フレーリヒは『イーリアス』に記載されている損傷を集計した。当初は嗤う者もいたが、この統計は現在もよく引用されている。一四七例の損傷のうち死亡例一一四例七七・六%で、その内訳は、刀傷一七例中一七例、槍傷一〇六例中八五例、矢傷一二例中五例、投石傷一二例中八例で、部位別では頭部三一例、頸部一三例、胸部六七例、四肢三例だった。

(2) 簡単な被覆。ヒポクラテスは「傷は湿らせてはならない。ただし、ブドウ酒ならよい」と述べたが、「挫滅した場合は、患部ができるだけ速やかに化膿するように治療する」とも述べたので、中世になると簡単な被覆ではなく、複雑な処方で化膿を促す膏薬［化膿薬 digestive］が傷に塗られるようになった。〔第六章注(4)〕。

(3) ヒポクラテス以来、湿った傷より乾いた傷の方がよいと信じられ、ビショップもそう考えていた。しかし、一九八〇年代からは創傷を湿潤環境においた方が治癒にはよいと考えられている。

(4) ケルススは一世紀の百科全書家。『医学論』以外の百科全書は散逸し、『医学論』も忘失されていたので、中世医学にはほとんど影響を与えなかった。しかし、古代医学を集大成した『医学論』全八巻は、一四四三年に再発見され、一九世紀の初頭まで教科書として用いられた。『医学論』には、切石術、ヘルニア手術、白内障手術の手術法が詳しく書かれている。切断術についても簡単な説明がある。

(5) 切断術は宗教儀式や刑罰として古くから行われ［二一〇頁参照］、外科的な理由で治療として行われることはローマ時代までそれほど多くなかった。切断部より近位側で患肢をきつくしばる止血法を緊縛止血 ligatures という。また、患肢を一気に切断するのを輪状切断術という。輪状切断術は断端の創面がすべて露出する。弁状切断術は断端を皮膚弁で被うので、露出する創面が小さく、手術後の痛みが少なくて化膿しにくい。しかし、当時は手術中の痛みが耐えがたかったので、手術時間の短い輪状切断術のほうを好む患者が多かった［一一三頁参照］。

(6) 偽医者 quackery とは正規の医学教育を受けたことのないエセ医療者のことである。エセ医療者を意味する英語は多彩だが、本書では quack はクワック、itinerant は遍歴医、unskilled と empiric は経験医、pretender と charlatan は藪医者、mountebank は大道薬売りと訳した。

(7) 腸線 catgut は楽器の弦に使われていた糸で、ガレノスの時代から手術に用いられていた。ドイツ語読みでカットグートともいう。Cat gut はネコの腸という意味の英語だが、腸線はネコではなくヒツジの腸からつくられる。一八世紀に用いられたフィドルという小型バイオリンは仔猫 kit と愛称され、その弦は kitgut と呼ばれていた。これが転じて catgut になったという。ちなみに、シルクロードが拓かれていたので、ガレノスは絹糸も使っていた。

（8）ガレノスは剣闘士の外科医を三年間務め、外科に関する多くの記述を書き残したが、その著作に外科書はない。しかし、中世の医師にとってガレノスは神に等しい存在だったので、彼の教えに反対する者は排斥された。ガレノスの教説をくつがえすことから近代外科が始まったのである。

（9）「保存的な切除術」という言葉には矛盾が感じられるかもしれない。保存療法といえば、手術しない治療を意味することが多いからである。しかし、保存的という英語が医学用語になったのは、一八五二年にファーガソンが切断術より侵襲の少ない骨切除術を保存手術と呼んだことに始まる［二〇八頁を参照］。その後、保存手術という用語の意味は広げられ、組織を大量に切除する過激な手術に対し、できるだけ組織を温存する手術を意味するようになった。手術しない治療を意味する保存療法という用語はもっと後になって生まれたと思われる。

（10）軍立病院 military hospital とはラテン語の valentudinarium のことで、ローマ軍が駐屯地につくった野戦病院だった。また、慈善病院とは巡礼路に沿う修道院が五世紀頃から建て始めた旅人の安息所 xenodocium ［hospice］と病人の施療院 nosocomium ［infirmary］のことである。これらに常勤医はいなかった。医者が常駐する病院は、八世紀頃にイスラム帝国で生まれ、ヨーロッパでは一六世紀以降に現れたといわれている。ちなみに、キリスト教徒の修道院は三世紀に東方で生まれ、四、五世紀に西ヨーロッパに広まっていった。

（11）オリバシウスの著書は、ケルススからガレノスまで［帝政ローマ最盛期］の外科医、アルキゲネス、ヘリオドロス、アンテュロスに関するほぼ唯一の情報源である。また、ケルススとガレノスの著書は、ヘレニズム時代のヘロフィロスとエラシストラトスに関するおもな情報源である。

（12）ビザンチン医学の最大の特徴はキリスト教が深く関わるようになったことである。また、ダレーヌの『外科学の歴史』によると、「ビザンチンの外科医の大半はただの文献編纂者」だったという。ところで、ビザンチン帝国は三三〇年から一四五三年まで存在したのに、七世紀のパウロスがビザンチン医学の最後といわれるのは、六四二年にヘレニズム文化の中心地アレクサンドリアがアラビア人に征服され、古代ギリシア・ローマの医学文献がアラビア人の手に渡り、古代ギリシアの医学知識は中世のアラビア世界に引き継がれたからだと思われる。

第四章　中世ヨーロッパ

（1）医史学者のアッカークネヒトは中世医学を前期と後期の二期に分けた。前期はいわゆる暗黒の時代で、後期は教会が聖職者の医療を禁じた一二世紀に始まる。前期は修道院、後期は大学が学問の中心だったので、アッカークネヒトは前期を僧院医学の時代、後期をスコラ医学の時代と呼んだ。実際の医療は、前期は修道院ではなく、おもに土地の古老や産婆などがにない、後期は大学を卒業した医者［医師］、理髪師、薬剤師などがになった。

（2）一一二五年のライム会議、一一六三年のトゥール会議、一二一五年のラテラノ公会議などの宗教会議で、聖職者の営利目的の医療とくに外科診療を禁じる教会法が何度も制定され、僧院聖職者［修道士］は医療から離れた。また、中世には手仕事が蔑視されたので、一三世紀頃から身分の低い職人とくに理髪師が外科診療を行うようになった。これを理髪外科医という。しかし、大学を卒業した身分の高い医師つまり在俗聖職者［副助祭・助祭・司祭］などにも少数ながら外科診療をいとわない者がいた［以下、この医師を「学卒外科医」と呼ぶことにする］。両者は、それぞれ理髪師組合と外科医組合を組織し、診療の縄張り争いで対立した。このほかにも、偽医者、クワック、遍歴医、経験医、藪医者、大道薬売りなどと呼ばれる外科医がおり、彼らの社会的な地位は理髪外科医より低かった。

（3）催眠海綿 **spongia somnifera** については、ほかにもルッジェロ、テオドリック［六六頁］、ショリアック、フォルスポイント、ヴュルツなど中世の多くの外科医が言及し、医史学者のオルバットは「テオドリックの吸入麻酔」と呼んだ。催眠海綿の起源はアラビア医学にあるといわれている。

（4）昔は化膿しないで治る傷はまれだった。創傷の多くは化膿し、肉芽《にくげ》で傷の隙間が埋まり、その上に新しい皮膚が広がって治癒した。化膿した創傷では、病的な肉芽が皮膚面より高く盛り上がり、皮膚の広がりを邪魔することが多かった。病的肉芽の盛り上がりを押さえるために当てた布を圧定布という。

（5）サレルノの医学校は一二三一年に神聖ローマ帝国皇帝のフリードリヒ2世が修学規定を整備して大学として公認された。自由学芸を三年間、内科と外科の理論を五年間学び、さらに一年間の病院研修を受けた後、試験に合格してはじめて診療資格が与えられた。しかし、一四世紀にサレルノ大学は衰退し、ボローニャ大学やパリ大学に取って代わられた。ドクター［博士］の称号をはじめて用いたのは、サレルノではなく、これらの大学といわれている。

(6) 中世初期の大学は内科と外科の両方の教育を行っていた。しかし、一三世紀半ばにパリ大学が外科の教育を停止したため、外科の教育は徒弟制度や外科医組合の学校［カレッジ］で行われるようになった。その後、イタリア以外のヨーロッパの大学もパリ大学に追随し、内科と外科が分離した。医師は外科診療を行わない内科医になり、理髪師を支配下に置いて外科診療を代行させた。学卒外科医はこれを憂え［六七、一〇四、一〇九頁］、外科診療を医師の支配から解放しようとしたので、理髪師だけでなく医師とも対立した。

(7) 内科と外科の再統合とは、おもに医師［内科医］と外科医が同じ基礎教育を受けることを意味する。中世の医師はみな大学を卒業した聖職者だった。理髪外科医は徒弟教育だけだったのでラテン語が分からなかったが、学卒外科医は大学やカレッジの教育も受けたのでラテン語を理解していた。中世の医学書はラテン語で書かれたので、中世に外科書を書いた有名な外科医はすべて学卒外科医である。

(8) サンコームは聖コスマスのフランス名。一三世紀に設立された外科医の団体はサンコーム同宗会 confrérie と呼ばれていた。この団体をつくったのはランフランクではなくジャン・ピタールである。ランフランクは一二九〇年にフランスに亡命したイタリア人で、一二六〇年にはまだフランスにいなかった。この団体は、一六世紀に国王から大学特権を与えられたので、大学に準じて学院 College と自称した［第六章注(11)］。サンコーム学院は大学をまねて外科医の免許を学士、修士、博士に分けた。しかし、一七世紀半ばに大学特権を剥奪されたため、それぞれクレルク［見習い］、コンパニョン［インターン］、メートル［親方］と呼ばれるようになった。

(9) この段落は一九四一年に英訳されたカスティリオーニ著『医学の歴史』からの引用。一般には、最古の公的な剖検記録は一二八六年で、最初の解剖講堂は一五九四年にファブリキウスが建てたとされている。中世に復活した最初の人体解剖は法廷弁論のための剖検で、学問的な人体解剖はその後に発展する。解剖講堂とは、解剖を公開するための施設で、見学席が解剖台を取り囲む階段のように配置された劇場様式の建物である。一四四六年の講堂は必要に応じて組立解体できる木造の建物だったが、一五九四年の講堂は恒久性の建物だった。

(10) 中世の開腹手術は「生体解剖」に等しいと考えられていたようだ。この逸話の手術は、サン・セヴラン教会の納骨堂で行われ、フランスで最初の切石術とされている。この手術は切石師コロー一族の始祖ジェルマン・コローが行ったという話があるが、マルゲーニュはそんな人物は存在せず、原典の『ルイ11世伝』にそんなことは書かれていないと指摘した。なお、実際に行われた記録のある最古の切石術は、一〇二二年にモンテカシノ修道院で神聖ローマ帝国皇帝ハインリヒ2世に対して行われた。

(11) マルクは中世ヨーロッパの金貨の重量の単位で、二ポンドが三マルクに相当した。一九七一年までのイギリスにはシリングという貨幣単位があり、一ポンド＝二〇シリング＝二四〇ペンスだった。中世の貨幣価値は、現在の価値に換算すると一ペンスが三千円ほどなので、百マルクは約四千八百万円に相当する。

(12) クレオベロフェロンは、緑青、硫酸塩、雄黄、ミョウバンからなる腐食剤の粉末で、不良肉芽の除去に用いられた。黒石鹸は、昔からアフリカの先住民が製造し、スキンケアに用いられていた。

(13) ランフランクの紅粉は、白ワイン一八オンス［約五百ミリリットル］、石黄二ドラム［約七ミリリットル］、緑青四ドラム、ミルラ四八グレイン［約三グラム］、アロエ四八グレインからなり、ワインを少しずつ加え、しっくいと練って粉にしたもので、腐食剤として用いられた。

(14) 七九頁一二行目から八四頁までは中世アラビア医学の説明である。ビショップの頃にはアラビア医学は軽視され、ヨーロッパにギリシア医学を伝えた中継者にすぎないと考えられていた。そのためか、ビショップはこの説明を第四章の末尾に置いたが、時系列的には六〇頁一一行目に挿入するべきである。中世前期に沈滞していた西洋医学は、アラビアの医学書をラテン語に翻訳することによって復興したからである

(15) 一一六三年のトゥール会議で「教会は血を嫌う」と宣言して聖職者の外科診療を禁じたため、内科と外科が分裂したとよくいわれる。しかし、一九六七年に歴史学者タルボットは、教会が「教会は血を嫌う」と述べたという話は経済学者ケネーの創作だと主張した。ドイツの医学史家エッカルト［一九九〇年］によると、この言葉は五二四年と五四六年のレリダ教会会議のものだという。教会が聖職者の営利診療を禁じたことは確かだが、内科と外科が分裂した真の原因は教会法よりも手仕事を蔑視した古代からの偏見などの社会的な潮流にあった。

(16) 一〇世紀にムーア人コンスタンティヌスがラーゼスの『アルハーウィ［コンティネンス］』、ハリー・アッバスの『アルマレキ［パンテーニュ］』、フナインの『イサゴーゲ［医学入門］』をラテン語に翻訳した。また、一二世紀にクレモナのジェラルドがアルブカシスの『アルタスリフ［解剖の書］』、一三世紀にサビオネータのジェラルドがアヴィセンナの『医学典範』をラテン語にした。これらの著作は中世ヨーロッパで教科書として用いられ、シンガーによれば、ラーゼス、アッバス、アヴィセンナの三人はルネッサンスまでヨーロッパの医学知識そのものだった。

第五章　ルネッサンス

（1）一五、一六世紀のヨーロッパの外科はイタリアとフランスを中心に発展した。その時代のドイツには、ブルンシュヴィヒ、ゲルスドルフ、ヴュルツのほかにめぼしい外科医はいなかった。イギリスにも目立った外科医はおらず、せいぜいヴィカリー、ゲイル、クローズ、ロウが挙げられる。ドイツでもイギリスでも外科医は母国語で本を書いたので、国際的な影響力はほとんどなかった。

（2）腐敗しやすい部位から先に解剖した。モンディーノは一三一六年の著書『解剖学』で、人体には頭蓋腔、胸腔、腹腔という三つの体腔があるが、「私は腹腔から解剖を始める。それは腹腔内の臓器がもっとも腐りやすいので、それを最初に捨てるためである」と述べている。死体の腐敗防止は、ミイラがつくられた古代エジプトの頃から行われていたが、一七世紀半ばにアルコールがはじめて用いられ、一九世紀末からホルマリンが用いられるようになった。

（3）アンブロワーズ・パレに関する逸話はすべて『パレ全集』からの引用である。『パレ全集』は各国語に翻訳され、オランダ語版は日本に渡来し、一七〇六年に楢林鎮山がこれに基づいて『紅夷外科宗伝《こういげかそうでん》』を著した。ちなみに、化膿薬はパレの創作ではなく、中世から用いられていた［第三章注（2）］。また、化膿薬という訳語の初出は一八二五年にハイスターの『外科学体系』を翻訳した大槻玄沢の『瘍医新書《よういしんしょ》』である。

（4）一五五二年のメッス籠城戦のすぐ後、ダンヴィエ攻城戦のとき、パレは下肢切断術で結紮による止血をはじめて行い、一五六四年にこれを『外科十巻』で報告した。しかし、出血している動脈を急いで結紮するのは難しく、また体内に残した結紮糸が化膿を起こすため、一九世紀はじめまで結紮止血は普及せず、焼灼止血が好んで行われた。

（5）この止血帯は緊縛止血［第三章注（5）］に用いる緊縛包帯の一種で、ファブリキウスはバックル付きのベルトを患肢に巻く方法を考案した。動脈出血は緊縛止血でも止められなかったが、一六七四年に考案された患肢に巻いたヒモの輪をねじるターニケットがこの状況を一変し、あわてずに動脈を結紮ができるようになった。

（6）黒死病の大流行［一三五〇年頃］と相次ぐ戦争により、医師の無力さが露呈して権威が失墜し、外科医の評価が上がった。さらに理髪外科医が母国語で医学書を出版するようになり、医師による医療の独占体制は崩壊した。そのため、外科教育を始める大学も現れたが、イタリアに留学する者が多かった。

（7）タリアコッツィもフランコも遍歴外科医で、理髪外科医よりも社会的な地位は低かったが、母国語で書いた手術術式の説明書を出版し、外科の進歩に大きく貢献した。

（8）英語で書かれた最初の解剖書　一五三二年に書かれたデビッド・エドワーズの『解剖序説』が現存するもっとも古い英語の解剖書。一五四八年に出版されたというヴィカリーの『人体解剖便覧』は現存していないが、『解剖序説』は一九六一年にコピーが出版された。

（9）理髪師組合と外科医組合の対立は両者の合併によって終わった。イギリスにおける合併は一五四〇年と早かったので、両者の対立はそれほど厳しくはならなかった。しかし、フランスでは遅く、一六五五年に国王の命令でようやく合併したので、両者の対立はイギリスよりも熾烈になっていた。

（10）イギリスの徒弟は、修行を終えると理髪外科医組合の試験を受け、合格すると仮免許を授与された。その後、修行を積んで腕を磨き、半年ごとに行われる試験に合格すれば、本免許を得て一人前の外科医として組合に入会した。さらに、望めば難関の大免許の試験を受けることができ、合格すれば親方［マスター］として診療を許された。大免許は現在の王立外科医師会上級会員FRCSに相当し、FRCSは博士［ドクター］である。しかし、FRCSの外科医は歴史を重んじ、ドクターではなくマスターと呼ばれることを喜ぶ者が多い。

（11）一四世紀のパリには、医師約三〇人、学卒外科医一〇人弱、理髪外科医の親方約四〇人がいたが、地方の医療者はほとんどが理髪外科医だった。一七世紀になると、医師は約百人、学卒外科医は約三〇人、理髪外科医の親方は約三百人いたが、親方のほかに仮免許や本免許のある者を含めれば理髪外科医が圧倒的に多かった。それゆえ、庶民の医療を請け負っていたのは医師や学卒外科医ではなく理髪外科医であり、多くの理髪外科医は内科疾患の治療も行っていた。ロンドンでも状況は似ており、一五世紀末の医師は百人に満たなかった。

（12）近習《きんじゅ》sergeantとは、軍隊の階級とは無関係で、王室の執務者のことである。近習外科医は王室に勤める上級外科医で、一八世紀半ばまでそのおもな任務は王に付き添って戦場に行くことだった。ちなみに、外科侍医は正職ordinaryか臨時［定員外］extraordinaryかによって外科正侍医と外科侍医補に分けられていた。

（13）ウッダールは一六一六年にこの病院に赴任し、翌年に『外科医の友』を出版した。一六二八年に聖バーソロミュー病院にいた内科医ウィリアム・ハーヴィがエリン・フレンチの手術をウッダールに依頼し、切断術に成功したウッダールを絶賛した。同じ年にハーヴィは血液循環説を発表した［第六章注（12）］。

(14) 一六世紀後半には、アメリカ大陸から大量の金銀が流入して貨幣価値が急速に下落し、一ペンスは三分の一から五分の一に価値が落ちた。国王が支払ったのは一六世紀前半なので、一ペンスはまだ三千円ほどの価値があり、国王はかなりの金額を支払っていたことになる。

(15) 一八世紀は啓蒙の世紀といわれ、医療倫理が高揚し、各国で公衆衛生と病院診療の改善運動が始まった。イギリスでは、一六〇一年の救貧法で各教区に救貧医が派遣されることになったが、有名無実になっていた。ビショップのいう二世紀後の変化は、具体的にはクエーカー教徒の医療改革とくにレットサムの診療所 indispensary の開設のことではないかと思われる［ガスリー著『医学史』二四九〜二五三頁を参照］。

第六章　一七世紀

(1) 一七世紀に、ヨーロッパ経済の中心はイタリアからアルプス以北に移り、フランスの外科は停滞し、オランダやイギリスが台頭し始めた。しかし、外科の中心はイタリアのままだった。ゲルファンドの『近代医学の職業化』によると、一七世紀前半のヨーロッパで学卒外科医だけの組合がある都市はパリ以外になかった。ロンドンでは外科医組合と理髪師組合は合併していた。スペイン、ドイツ、オランダ、スカンジナビアでは、外科も行う数人の医師以外に学卒外科医はおらず、理髪外科医とクワックが診療の中心だった。イタリアの大都市では外科医が医学博士を取得し、大学の医学部で高い地位に就いたが、イタリアでも理髪外科医が診療を支配した。

(2) これはケルススの『医学論』第五巻二七章二節からの引用である。驚くことに、この治療法は一八八五年にパストゥールが狂犬病ワクチンを開発するまで行われていた。

(3) ガレノス粉は止血薬のことで、乳香と同量のアロエを卵白に混ぜてひとつまみのウサギの毛を混ぜたもの。

(4) 一九世紀はじめまでは体液の調和が崩れると病気になるという体液病理説が信じられていた。化膿と消化は調理に似た同じ現象とみなされ、余剰体液や食物は体内の熱で煮込まれて正常な体液や栄養になると考えられた。それゆえ、創傷の治癒には化膿することが不可欠とされ、創傷の化膿をうながす化膿薬［消化薬］が用いられた。

(5) テントは傷口を開いたままにするために用いられた［第一章注(5)］。現代の「込めガーゼ wick gauze」に相当する。込めガーゼは交換する度に込め方を少しずつ浅くし、肉芽が創底から盛り上がるようにする。

(6) テン・ライネは一六七五年に来日し、日本の鍼灸、茶、樟などを研究した。翌年帰国すると、一六八三年に本を出版し、東洋の鍼灸をヨーロッパにはじめて紹介した。鍼術の訳語 acupunctura はライネの造語である。

(7) 一八九〇年にイギリスの人類学者フレイザーは、ある人間に類似したものや接触していたものに起ることはその人間に影響を与えるという考えを共感の法則と呼び、この法則に従う呪術を共感呪術と呼んだ。[三頁と九三頁を参照]。王のお手触れも共感呪術のひとつ。武器軟膏はパラケルススの学説で、一六二一年にベルギーのヘルモントがこれを擁護し、一六五七年にイギリスのディグビーも同じ考えを主張した。

(8) 赤石脂は、珪酸塩と酸化第二鉄を主成分とする赤い粘土で、アルメニア産が良品とされていた。『神農本草経』にも記載のある石薬で、下痢に効くとされている。テラシギラタはこれと同類の粘土で解毒剤に用いられ [一一四頁参照]、古代ローマでは赤い陶器の素材だった。なお、亜麻仁は亜麻の種子のこと。

(9) エルスホルツはロウアーとドゥニの輸血実験について論じたが、エルスホルツ自身は輸血を実際に行ったことはない。しかし、静脈注射の実験をイヌで行い、さらに合意を得て三人の人間に植物エキスの静脈注射を行った。

(10) ピープスの日記は二七歳だった一六六〇年一月一日から三六歳の一六六九年五月三一日まで続けられた。ピープスが切石術を受けたのは二五歳のときだった。ターナー夫人は旧姓がピープスだった。

(11) ゲルファンドによれば、ほかのヨーロッパ諸国と異なり、フランスの外科医療には国王が深く関わっていた。フランス国王は一五四四年に学卒外科医の組合に大学と同じ特権を認め、大学を象徴する長衣と角帽の着用を認めた。その頃からこの組合の学校はサンコーム学院、学卒外科医は長衣の外科医と呼ばれるようになった。一六五五年に国王は学卒外科医と理髪外科医の組合を合併し、両者を医師の団体 [医学部] の支配下に置いた。また、外科医組合から大学特権を剥奪したため、長衣と角帽の着用は禁じられ、サンコーム学院は College と呼ばれなくなった。しかし、一六六八年に理髪外科医の統括権が王室の第一理髪師から第一外科医のフェリックスに移されたので、後継の第一外科医マレシャルやラ・ペロニーの努力でフランス外科医の社会的地位は急速に上昇していった。

(12) 血管に何かを注入するという発想は血液循環説がなければ生まれなかった。血液循環説の支持者はなかなか増えず、ハーヴィが提唱した後も論争が数十年間続いた。血液循環説の支持者は、血管に注入した薬液の効果が全身に現れることにより、この学説の正しさを証明しようとした。ワイン、アヘン、催吐剤などを注入したが、もっとも重視したのは生命力があると信じられていた血液の注入、つまり輸血だった。血液は体外に出すと凝固するので、生きている動物の動脈から直接ほかの動物の静脈に注入する方法が行われた。

（13）ヴァーチュオーソ virtuoso は、達人という意味のイタリア語で、現代の英語では超一流の演奏家を意味する。一七世紀の英語では裕福な科学愛好家を意味し、文中のヴァーチュオーソはドゥニの後援者のことである、被験者の駕篭かきはドゥニの二例目なので、コーガの先例をひとりだけと考えたのはピープスの勘違いである。

第七章　一八世紀

（1）一七世紀の科学革命を経て、一八世紀には解剖学と生理学が著しく進歩した。しかし、一八世紀の医師は体液病理説に基づく瀉血や吐瀉剤に固執し、有効な治療法をほとんど開発できなかった。これに対して外科医は、体液病理説ではなく、病気は身体の局所に存在するという固体病理説に基づいて手術するようになり、それまでの分娩介助、ヘルニア手術、切石術、白内障手術だけでなく、体内深部の手術を行うようになった。かくして、外科医は体表疾患、医師［内科医］は体内疾患という棲み分けが完全に崩れ、内科と外科の統合が準備された。

（2）指導的な外科医たちは王立外科アカデミーを設立し、優秀な外科医の育成を目指した。収入のよい理髪業を捨てられない外科医が少なくなかったからである。合併前の組合員は外科医組合に約三〇人と理髪師組合に約三百人いたのに、合併後の組合には約一五〇人しかいなかったのはそのためである。パリの学卒外科医は、一七四三年に理髪師組合との合併を解消し、外科医の社会的地位を確立した。また、ベルリンでは一七二四年に外科医学校が設立され、ロンドンでは一七四五年に外科医と理髪師の組合が分離し、外科医の地位が向上した。

（3）臨床教育はオランダのブールハーフェが始めたといわれることが多い。しかし、ブールハーフェの臨床教育は教師が研修医に知識を伝達するのにベッドサイドを利用しただけで、このような教育はすでに一七世紀にも行われていた。現在のように研修医が診療に直接参加する臨床教育は、一七八〇年代にフランスのロシュフォールが内科で始め、ドゥソーが外科で始めたのが最初といわれている。

（4）チェゼルデンによる切石術の死亡例は、一〇歳以下の一〇五例中三例［二・九％］、一〇歳から二〇歳まで六二例中四例［六・五％］、二〇歳から三〇歳まで一二例中三例［二五％］、三〇歳から四〇歳まで一〇例中二例［二〇％］、四〇歳から五〇歳まで一〇例中二例［二〇％］、五〇歳から六〇歳まで七例中四例［五七％］、六〇歳から七〇歳まで五例中一例［二〇％］、七〇歳から八〇歳まで二例中一例［五〇％］で、高齢者ほど死亡率が高い傾向にあった。

（5）盲腸にくっついたミミズのような臓器を appendix vermiformis という。虫のような付属物という意味のラテン語である。ラテン語の appendix にギリシャ語の語尾 -itis をつなげた合成語の虫垂炎 appedicitis という用語は評判が悪かった。ちなみに日本では、appendix vermiformis が虫様突起または虫様垂と訳されていたので、appedicitis は虫様突起炎または虫様垂炎と訳されていた。しかし、昭和一四年に日本医事新報社が催した座談会の席上で、この訳語は長すぎるという理由から虫垂炎と改められた［日本医事新報増刊「蟲垂炎」、一九四〇年］。以来 appendix vermiformis も虫垂と訳されている。いわゆる「もうちょう」という病名は、盲腸周囲炎を略した俗称で、実は虫垂炎のことである。

（6）ヨーロッパで虫垂の病変が注目されるようになったのは、一八三三年にデュピュイトランが『臨床外科講義』で盲腸周囲膿瘍の原因を論じてからである。フランスではすでに議論になっており、一八二四年にルイエ・ヴィレメがこの原因として虫垂病変を主張し、デュピュイトラン一派は盲腸周囲の炎症に原因があると反論していた。後者の考えのほうが有力になり、この病気は盲腸周囲炎と呼ばれるようになった［一七五頁］。

（7）ここで紹介されたハイスターの症例はすべて一七五三年にドイツ語で出版された『内科的、外科的、解剖学的な症例と観察』からの引用である。この本には興味深い約千二百例の記録が全六二四章の観察にまとめられている。一方、ハイスターの『外科学体系』は多くの言語に翻訳され、一八二五年に蘭語版の一部が『瘍医新書』に翻訳された。これを契機に多くの西洋外科書が次々と和訳され、西洋外科に関する日本人の知識は飛躍的に広がった。『外科学体系』はパレの翻訳書『紅夷外科宋伝』とともに日本の近代外科の原点になった［第五章注（3）］。

（8）テイラーは、チェゼルデンから正規の外科教育を受けた後に遍歴の眼科医になり、バーゼル、リエージュ、ケルンで医学博士を取得した後、一七三六年からジョージ2世の侍医を務めた。侍医になった後も三〇年以上にわたってロンドンを拠点に各国を遍歴し、患者には多くの著名人がいた。しかし、自分を「勲爵士［シュヴァリエ］」と呼ばせるような過剰な自己宣伝のためか、悪評も少なくなく、一七五〇年にバッハ、一七五二年にヘンデルの白内障を手術し、二人とも失明させたことは有名である。

第八章　一九世紀前半

（1）医学の進歩の中心がパリからロンドン、ウィーン、ベルリンに移ったのは一九世紀後半のことで、一九世紀前半はフランス医学が最先端だった。とくにフランス革命によって内科と外科が統合され、内科医と外科医が同じ基礎教育を受けるようになったことは医学史で画期的な出来事だった。ドイツ語圏でも同じ頃に内科と外科の統合が進んだが、イギリスでは一九世紀後半にようやく統合が法制化された。一九世紀前半は「医学革命」と呼ばれる重要な時代で、内科でも固体病理説が有力になり、理学的検査（とくに打診法と聴診法）が発展した。

（2）鉗子は古代から存在するが、はじめて止血に用いられた鉗子はパレがつくった烏喙《うかい》鉗子だといわれている。一七世紀に鉗子を閉じたままにする工夫が加えられて動脈鉗子と呼ばれるようになり、一九世紀半ばに動脈鉗子が止血専用に改良された。一九世紀の前半に卵巣嚢腫の摘出術が普及したからである［二一二頁を参照］。

（3）一七世紀のフランスでは解剖講堂で手術用の局所解剖が教えられていた。一八世紀に欧州各地で大病院の建設ラッシュが始まったとき、解剖講堂と同じ劇場様式の手術講堂が病院に併設され、そこで大手術と外科教育が行われるようになった。しかし、大勢の見学者がひしめく手術講堂では清潔を保てないので、一九世紀末に開放的な手術講堂は廃止され、見学席のない小さな手術室がつくられるようになった［二〇七頁を参照］。

（4）ホームは慣例で術者になるはずだったので手術器械を持参してきたが、クーパーは慣例に従えば自分が手術することはあり得ないと考えていたので手術器械を用意していなかった。

（5）ジョージ4世は、毛包嚢腫 steatom に引っかけて、stay at home というダジャレをいったのである。

（6）医学校の解剖実習に用いられる教材用の死体は、当初は解剖学者や医学生が墓場からひそかに盗んでいたが、やがて墓荒らしの犯罪者によって供給されるようになった。しかし、イギリスでは殺人を犯して手軽に死体を手に入れるバークとヘアのような者が現れたため、こうした状況は社会に悪影響を及ぼすことが認識され、一八三二年の解剖条令によって合法的に死体が供給されるようになった。

（7）盲腸周囲炎という病名は一八三〇年にドイツのゴールドベックがつくった。フランス外科の権威デュピュイトランに認められたため、この用語は広く用いられた。しかし、この病気の真の原因は盲腸周囲ではなく虫垂の炎症にあることがしだいに明らかにされていった［二一四頁参照］。

（8）壊死組織の切除と異物の除去はデブリードマンといい、フランスのドゥソーがはじめて提唱した。ヒポクラテスは、挫滅組織が化膿して自然に脱落すると創傷の治癒が早いことを知り、化膿を促した。脱落を待たずに壊死組織を積極的に切除するのがデブリードマンである。第一次世界大戦後はさらに積極的になり、まだ化膿していないのに活性を失った創面の挫滅組織を切除するようになった。これを創面切除 wound excision という。

(9) デュピュイトランは熱傷を六段階に分けた。1度、2度、3度、4度はそれぞれ現在のⅠ度、浅達性Ⅱ度、深達性Ⅱ度、Ⅲ度に相当。5度と6度はⅣ度に相当する。

(10) 一九一五年にアメリカの生理学者ルイソーンとアルゼンチンの医師アゴーテはそれぞれ独立に、実験用の抗凝固剤に使われていたクエン酸ナトリウムを〇・二%に薄めて用いれば、人体に害のないことを報告した。これにより、供血者から受血者に直接輸血する必要がなくなり、輸血の利用は大きく拡大した。

第九章　疼痛と感染の克服

(1) 催眠術は麻酔法の歴史で軽視されがちだが、吸入麻酔が開発される前段階として重要である。一八世紀末まで、手術の疼痛を除くことは不可能だと考えられていた。医師も患者も手術に疼痛はつきものだとあきらめ、除痛法を研究する者はあまりいなかった。この考えが疑問視され、除痛法が真剣に追求されるようになったのは、催眠術によって除痛できることが示されたからだといえる。

(2) 一八世紀半ばから一九世紀半ばには、瀉血や吐瀉剤などの伝統的な治療に対する不信が深まり、ホメオパシーや水療法などのさまざまな治療法が開発された。一七七〇年代にメスメルが開発した動物磁気療法はそのひとつである。この治療法は似非《えせ》医療にすぎなかったが不思議な効果があり、一七八〇年代にメスメルの弟子ピュイゼギュール侯爵が動物磁気療法で患者が夢遊病のような状態になることを発見した。革命後のフランスでこの状態を誘発する方法が研究され、一八四二年にイギリスのブレイドがこの方法を催眠術と名付けた。

(3) パス療法とは患者の身体に術者の手をかざす[pass する]ことによって患者をリラックスさせる治療法である。メスメルはパスによって自分の動物磁気を患者に送り、患者の病気を治すことができると信じていた。メスメルの動物磁気説にはパラケルススやヘルモントの武器軟膏と共通する考えがあった。

(4) 消毒法はドイツでいち早く普及し、一八七五年に欧州旅行したときリスターはドイツで大歓迎された。しかし、一八七六年にアメリカ独立百周年記念のフィラデルフィア国際医学会議に招かれて講演したとき、アメリカの外科医はほとんど無反応だった。消毒法が英米で広く受け入れられるのは、イギリスでは一八八三年にリスターが准男爵に叙された頃であり、アメリカではその少し後のことである。

（5）普仏戦争の最中に消毒法はほとんど行われなかった。一八六七年にリスターが報告した後すぐにライプツィヒのティールシュがドイツではじめて消毒法を行い、一八七〇年にリスターが英国医学雑誌［BMJ ii : 243-244, 1870］で交戦国の外科医に向けて簡単な助言を与えたが、消毒法は注目されなかった。ドイツで消毒法が普及したのは普仏戦争が終わった後で、一八七二年にベルリンのシュルツェが消毒法をドイツ語で紹介し、第一回ドイツ外科学会で消毒法が議題になった後である。ハレでフォルクマンがはじめて消毒法を用いたのも一八七二年一一月で戦後のことだった。ちなみに、シュルツェは日本に招聘されて消毒法を伝えた。

（6）消毒法と無菌法は、バイ菌理論に立脚する点は同じだが、実践法が異なる。消毒法は空気感染、無菌法は接触感染を予防する。また、消毒法は消毒薬を創傷に塗る治療も行うが、無菌法は行わない。つまり、消毒法は創傷感染の予防法［防腐法］で治療法［制腐法］でもあるが、無菌法は予防法にすぎない［序文の注（1）を参照］。無菌法の開発は、一八七八年にドイツの細菌学者コッホが『創傷感染症の原因に関する研究』を著し、創傷の化膿の原因は細菌感染であることを証明したことに始まる。コッホはバイ菌理論と細菌学の研究方法を確立し、消毒薬の多くは殺菌力がなく、消毒薬より加熱滅菌のほうが効果的なことを明らかにした。

（7）ノイバーは一八八六年にこの著書で asepsis という用語を用いているが、「徹底的な清潔」という経験的な意味に用いたにすぎなかった。一八八二年にリスターの弟子チェインは、消毒法は単に清潔というだけでなく腐敗要因がないという意味で asepsis だと述べた。消毒法の論敵が、手術では清潔を徹底するだけでよいと主張し、一八七九年にこの考えを外科的清潔 surgical cleanliness と呼んでいたからである［第一〇章注（4）］。一八九〇年にベルクマンが asepsis という言葉をはじめて無菌［細菌がいない］という細菌学的な意味に用い、一八九二年にベルクマンの助手シンメルブッシュが『無菌的創傷治療の手引き』を出版すると、無菌法 asepsis はその用語とともにヨーロッパ中に普及した。清潔の意味が明らかになった現在、外科的清潔という言葉は無菌とほぼ同義に用いられている。

第一〇章　リスター以後の手術

（1）一九世紀前半に外科から多くの専門科が独立したが、一九世紀半ばに麻酔法と消毒法が発明されて治療法が一新されると、脳神経外科と胸部外科という新しい専門科が生まれた。二〇世紀にはさらに外科の細分化が進み、一般に外科といえば腹部外科のことを意味するようになった。

（2）ゴム手袋。一七三六年、フランスの探検家が南米からゴムをもち帰った。それから半世紀後、フランスのドゥソーがゴム製カテーテルを開発したが、生ゴムは熱に弱く、あまり広まらなかったようだ。さらに半世紀後の一八三九年、アメリカのグッドイヤーは、生ゴムに硫黄を加えて熱すると、温度変化に対して安定することを発見した。以来、加硫ゴムはいろいろな医療用品に利用されるようになった。

（3）一八六〇年代末にクーベルレとペアンはシャリエールの布鉗子をまねて動脈鉗子を改良し、同じ頃にウェルズも似た鉗子を開発した。これらは止血鉗子と呼ばれ、動脈を挫滅するので圧挫鉗子とも呼ばれるようになった。その後、ペアン鉗子とウェルズ鉗子は改良を重ね、現在の両者の形状はよく似ている。

（4）ヨーロッパでは一八世紀後半に国家規模で公衆衛生の改革が始まったが、一九世紀半ばにウェルズやテイトのように清潔な手術を習慣にする人はまれだった。一八六〇年代にウェルズは「清潔と湯冷まし cleanliness and cold water」と称する方法を提唱し、テイトもこれを採用した。リスターの消毒法は公衆衛生の改善［カーライル市の石炭酸による下水処理］に啓発されたといえるが、消毒法の普及が困難だったのは個人的な清潔習慣がなかったためといわれている。しかし、一九世紀末には、バイ菌理論が理解され、個人的にも衛生思想が普及した。

（5）急性腹症は緊急の開腹手術を必要とする疾患のこと。一九世紀の後半、手術が必要な病気が腹部にあることは分かっているが診断が確定できないとき、診断を確定して治療するため開腹手術［試験開腹］が行われていた。麻酔法と消毒法の発明により、開腹手術の危険が激減していたからである。とくに急性虫垂炎の術前診断は難しかったので、その手術治療を促すため、一九〇四年にウィリアム・ヘンリー・バトルがこの用語を造った。

（6）ベネットは病院の同僚デビッド・フェリアが確立した診断マップに基づいて脳腫瘍の局在を診断し、この手術にはフェリアも立ち会った。この手術を行った病院顧問のゴドリーは、ユニヴァーシティ・カレッジ病院の外科医が本職で、脳手術に悪評が立ったので、その後は手術を頼まれても引き受けなかった。脳神経外科は二〇世紀にアメリカで発展し、一九六七年に手術用顕微鏡が導入されてから急速に発展した。

（7）マキューエンの手術は、壊死崩壊した肺を指で掻き出してガーゼを詰めただけで一カ月後に閉胸した。気管支と血管の断端処理をしていないので、厳密には肺切除術とはいえない。呼吸器外科は肺結核の手術治療と気管内麻酔とともに発展し、真の肺切除術は一九三三年に肺癌に対して行われた。心臓外科は一九五〇年代に人工心肺装置を用いて心臓を開く手術がはじめて行われてから急速に発展した。

（8）一八四九年のアジソンの報告は忘れられた。内分泌学の誕生は一八五三年にクロード・ベルナールが内分泌という概念を提唱した後である。一八五六年にトルーソーがアジソン病と名付け、アジソンの報告ははじめて注目された。ホルモンという用語は一九〇五年に生理学者スターリングがつくった。

一九二〇年にハルステッドは甲状腺腫の報告を調べ、一五九六年から一八五〇年までに約七〇例の報告があり、手術死亡率は約四〇％だったと述べた。一九一七年にコッヘルは急死する数週間前のスイス外科学会で、それまでに自分が経験した甲状腺腫の手術を報告した。ビショップの記述とは異なり、ある報告［BMJ i: 91-94, 1927］によれば、コッヘルの経験例は全部で約五千例、手術死亡率は約〇・二％［バセドウ病に限れば約二％］だったという。

甲状腺以外の内分泌腺の手術は二〇世紀になってから行われるようになった。内分泌外科は内分泌臓器の部位によって異なる専門科で行われている。下垂体は脳神経外科、甲状腺と副甲状腺は耳鼻咽喉科か頭頸部外科、副腎と前立腺は泌尿器科、乳腺は乳腺外科、膵臓は腹部外科で手術されることが多い。

（9）リスター以前の整形外科は、コルセットや矯正器を用いる機械療法がおもで、手術療法は切断術以外にほとんどなかった。しかし、消毒法の普及によって多くの手術療法が開発され、ヨーロッパ各国で整形外科の専門医が生まれた。さらに、二つの世界大戦を経てリハビリテーション療法が発展した。

218 頁 3 行：Robert Lawson Tait（1845-1899）Five cases of extra-uterine pregnancy operated upon at time of rupture. Brit Med J 1:1250-1251, 1884 June 28

218 頁 10 行：Jan von Mikulicz-Radecki（1850-1905）Ueber Laparotomie bein Magen- und Darmperforation. Sammlung klinischer Vorträge 262：2307-2334, 1884［6 行目迄］

224 頁 16 行：DG ②：op. cit. p.99, 1949［17 行目まで］

目まで]
206頁8行：Bailey HH and Bishop WJ：op. cit. p.88-90, 1959 [13行目まで]
206頁14行：Bailey HH and Bishop WJ：op. cit. p.107-109, 1959 [207頁2行目まで]
207頁3行：Bailey HH and Bishop WJ：op. cit. p.85-87, 1959 [7行目まで]
207頁8行：Bailey HH and Bishop WJ：op. cit. p.91-93, 1959 [9行目まで]

第10章　リスター以後の手術

208頁17行：Bailey HH and Bishop WJ：op. cit. p.98-100, 1959 [209頁4行目まで]
210頁3行：William Stewart Halsted (1852-1922) The employment of fine silk in preference to catgut. JAMA 60：1119-1126, 1913 [7行目まで]
210頁17行：Bailey HH and Bishop WJ：op. cit. p.94-96, 1959 [211頁10行目まで]
212頁1行：Vincent Zachary Cope (1881-1974) Pioneers in Acute Abdominal Surgery. p.81-107, 1939 [215頁15行目まで]
212頁9行：Samuel Fenwick (1821-1902) Cases of difficult diagnosis. Lancet 127：987-990, 1884 Dec 6
213頁3行：Reginald Heber Fitz (1843-1913) Perforating inflammation of the vermiform appendix. Am J Med Sci 42：321-346, 1886
213頁5行：Fitz RH：The relation of perforating inflammation of the vermiform appendix to perityphlitic abscess. NY Med J 47：505-508, 1888
213頁8行：John Alfred Shepherd (1913-1992) Acute appendicitis：a historical survey. Lancet 264：299-302, 1954 Aug 14 [214頁12行目まで]
　cf. Rudolf Ulrich Krönlein (1847-1910) Ueber die operative Behandlung der akutendiffusen jauchig-eitrigen Peritonitis. Arch f klin Chir 33：507-524, 1886
214頁6行：Thomas George Morton (1835-1903) Discussion to Frank Woodbury's paper "Cases of exploratory laparotomy followed by appropriate remedial operation." Trans Coll Phys Phila 9：183-188, 189-193, 1887
215頁4行：Charles Heber McBurney (1845-1913) Experience with early operative interference in cases of disease of the vermiform appendix. NY Med J 50：676-684, 1889
215頁8行：Shepherd JA：op. cit. 1954 [15行目まで]
216頁5行：Walter Reginald Bett (1903-1968) Sir Frederick Treves Bart. Ann Roy Coll Surg Engl 12：189-193, 1953 [13行目まで]
217頁1行：Cope VZ：op. cit. p.107-124, 1939 [219頁10行目まで]

第9章　疼痛と感染の克服

187頁9行：Cheselden W：op. cit. p.334, 1741［9行目まで］
187頁10行：Cooper BB：op. cit. vol 2, p.474, 1843［11行目まで］
188頁3行：Thomas Edward Keys（1908-1995）The history of surgical anesthesia. p.8, 1945［9行目まで］
188頁16行：Kenneth Bryn Thomas（1916-1978）John Hunter and an amputation under analgesia in 1784. Med Hist 2：53-56, 1958［189頁9行目まで］
　cf. Pare A：op. cit. p.339, 1649
189頁14行：Garrison FH：op. cit. p.437-438, 1917［191頁4行目まで］
191頁10行：Edgar Ashworth Underwood（1899-1980）Before and after Morton. Brit Med J ii：525-531, 1946 Oct 12［195頁5行目まで］
191頁15行：John Scoffern（1814-1882）Chemistry no mystery. p.116, 1839［192頁1行目　まで］
193頁3行：Keys TE：op. cit. p.24, 1945［4行目まで］
194頁1行：Nathan Payson Rice（1829-1900）Trials of a public benefactor, as illustrated in the discovery of etherization. p.93, 1858［1行目まで］
195頁6行：Frederick William Cox（?-?）The first operation under ether in Europe – The story of three days. University College Hospital Magazine 1：127-144, 1911［7行目　まで］
195頁8行：Edmund Hartford Burrows（1927-2002）The first anaesthetic in South Africa. Med Hist 2：47-56, Jan 1958［17行目まで］
197頁4行：DG①：op. cit. p.166, 1945［4行目まで］
197頁12行：DG①：op. cit. p.189, 1945［12行目まで］
198頁2行：DG①：op. cit. p.190, 1945［3行目まで］
198頁12行：Alexander Gordon（1752-1799）A treatise on the epidemic puerperal fever of Aberdeen. p.98-99, 1795［13行目まで］
200頁16行：James Young Simpson（1811-1870）Our existing system of Hospitalism and its effects. Edinb Med J 14：816-830, 1869［17行目まで］
202頁10行：René Vallery-Radot（1853-1933）The Life of Pasteur. p.238, 1923［12行目まで］
202頁13行：Douglas Guthrie（1885-1975）Lord Lister, his Life and Doctrine. p.56, 1949［以下DG②］［14行目まで］
202頁15行：DG①：op. cit. p.327-328, 1945［17行目まで］
203頁2行：Bailey HH and Bishop WJ：op. cit. p.110-112, 1959［204頁2行目まで］
204頁4行：DG②：op. cit. p.85-86, 1949［11行目まで］
204頁16行：DG②：op. cit. p.102-103, 1949［205頁5行目まで］
205頁9行：Bailey HH and Bishop WJ：op. cit. p.79-81, 1959［206頁7行

Gallery. vol 1, p.137, 1838［9 行目まで］
167 頁 10 行：Cooper BB：op. cit. vol 2, p.227-230, 1843［168 頁 16 行目まで］
169 頁 6 行：Cooper BB：op. cit. vol 1, p.407, 1843［7 行目まで］
170 頁 1 行：John Bell（1763-1820）Letters on professional character and manners. On the education of a surgeon. p.579, 1810［4 行目まで］
170 頁 11 行：Bell J：op. cit. p.ix, 1810［12 行目まで］
171 頁 16 行：Charles Bell（1774-1842）Letters of Sir Charles Bell. p.247, 1870［16 行目］
172 頁 4 行：James Boswell（1740-1795）The Life of Samuel Johnson LL.D. vol 1, p.307, 1791［4 行目まで］
172 頁 5 行：George Thomas Bettany（1850-1891）Eminent doctors. vol 1, p.234, 1885［5 行目まで］
173 頁 10 行：Bettany GT：op. cit. p.298, 1885［10 行目まで］
173 頁 15 行：Henry Hamilton Bailey（1894-1961）and William John Bishop（1903-1961）Notable names in medicine and surgery. p.73-75, 1959［174 頁 2 行目まで］
176 頁 14 行：James Henry Dible（1889-1971）D.J. Larrey, a surgeon of the revolution, consultate, and empire. Med Hist 3：100-107, 1959［178 頁 3 行目まで］
178 頁 16 行：Anonymous：Memoir of Baron Larrey. p.256, 1861［17 行目まで］
179 頁 3 行：Bailey HH and Bishop WJ：op. cit. p.43-45, 1959［179 頁 9 行目まで］
180 頁 4 行：Christiaan Bernhard Tilanus（1796-1883）Surgery a hundred years ago. p.69-70 and 71, 1925［15 行目まで］
181 頁 3 行：George Rosen（1910-1977）An American doctor in Paris in 1828：Selections from the diary of Peter Solomon Townsend MD. J Hist Med Allied Sci 6（1）：64-115, 1951［12 行目まで］
181 頁 17 行：Dictionary of American biography. vol 12, p.27-29, 1943 [183 頁 11 行目まで]
183 頁 6 行：DG ①：op. cit. p.301, 1945［7 行目まで］
184 頁 2 行：Keynes G ed.：op. cit. p.21-23, 1949［14 行目まで］
184 頁 16 行：Keynes G ed.：op. cit. p.25, 1949［185 頁 1 行目まで］
185 頁 8 行：Keynes G ed.：op. cit. p.31, 1949［9 行目まで］
185 頁 11 行：Keynes G ed.：op. cit. p.25-26, 1949［186 頁 4 行目まで］
186 頁 6 行：Keynes G ed.：op. cit. p.34, 1949［9 行目まで］

141頁3行：Joseph Constantine Carpue (1764-1846) An account of two successful operations for restoring a lost nose, etc. p.33-34, 1816 [11行目まで]
142頁14行：William Cheselden (1688-1752) The Anatomy of the Human Body. 6th ed., p.332-334, 1741 [143頁10行目まで]
144頁1行：DG ①：op. cit. p.238-239, 1945 [8行目まで]
cf. Pope A：The First Epistle of the First Book of Horace Imitated. p.7, 1737
144頁17行：James Earle (1755-1817) The chirurgical works of Perciva Pott. vol 1, p.xiii, 1808 [145頁4行目まで]
148頁13行：Francis Adams (1796-1861) The extant works of Aretæus, the Cappadocian. p,312, 1856 [14行目まで]
149頁1行：Lorenz Heister (1683-1758) Medical, Chirurgical and Anatomical Cases and Observations. p.136-137, 1755 [7行目まで]
149頁10行：Claudius Amyand (1680-1740) Of an inguinal rupture, with a pin in the appendix cœci, etc. Phil Trans R Soc Lond. 9：329-342, 1735. [150頁7行目迄]
151頁9行：Thomas Babington Macaulay (1800-1859) The history of England. vol 4, p.595, 1856 [11行目まで]
153頁7行：Heister L：op. cit. p.2, 1755 [154頁2行目まで]
154頁9行：Heister L：op. cit. p.4, 1755 [155頁1行目まで]
155頁5行：Heister L：op. cit. p.5, 1755 [155頁9行目まで]
155頁13行：Heister L：op. cit. p.23-24, 1755 [156頁7行目まで]
156頁9行：Heister L：op. cit. p.156, 1755 [157頁7行目まで]

第8章　19世紀前半

159頁9行：John Joyce Keevil (1901-1957) Ralph Cuming and the interscapulo-thoracic amputation in 1808. J Bone Joint Surg 31：589-595, 1949 [160頁6行目まで]
160頁1行：Charles Bell (1774-1842) Illustrations of the Great Operations of Surgery. p.74, 1821
160頁12行：Alexander John Gaspard Marcet (1770-1822) History of a case of nephritis calculosa. Med Chir Trans 10：147-160, 1819 [162頁11行目まで]
164頁13行：Amputation at the hip joint. Lancet 1：95-97, 1824 Jan 18 [166頁3行目迄]
166頁9行：Bransby Blake Cooper (1792-1853) The Life of Sir Astley Cooper. vol 2, p.470, 1843 [10行目まで]
167頁5行：Thomas Joseph Pettigrew (1791-1865) Medical Portrait

2行目まで]
115頁8行：Stephen Bradwell（17c）Helps for suddain accidents endangering life by which those that liue farre from physitions etc. p.69, 1633［10行目まで]
115頁14行：DG①：op. cit. p.209-211, 1945［116頁14行目まで]
*116頁8行：ジョークの記述 What the sovereign could not cure, the half sovereign could.
117頁1行：Richard Wiseman（1622-1676）Eight Chirurgical Treatises. p.343-344, 1705［16行目まで]
118頁3行：Wiseman R：op. cit. 370-371頁, 1705［15行目まで]
119頁4行：Wiseman R：op. cit. p.387, 1705［10行目まで]
120頁1行：Wiseman R：op. cit. p.415, 1705［7行目まで]
121頁5行：William Salmon（1644-1713）Ars chirurgica a compendium of the theory and practice of chirurgery in seven books. 1699［8行目まで]
122頁12行：Walter Scott（1771-1832）The Lay of the Last Minstrel. Cant 3, Line 290-296, 1805［123頁1行目まで]
123頁7行：ETW：op. cit. p.269-270, 1894［13行目まで]
123頁15行：ETW：op. cit. p271, 1894［124頁11行目まで]
125頁1行：ETW：op. cit. p.287-289, 1894［126頁12行目まで]
126頁13行：ETW：op. cit. p.331, 1894［127頁8行目まで]
127頁11行：ETW：op. cit. 329-330, 1894［128頁13行目まで]
128頁15行：D'Arcy Power（1855-1941）The brave soldier：an operation for the removal of a fatty tumour in the year 1665. Medical Journal and Record 123：258-259, 1926［130頁15行目まで]
129頁4行：Albrecht von Haller（1708-1777）Disputationes chirurgicae selectae, vol 5, p.383-386, 1756［130頁5行目まで]
131頁8行：Brampton HBW ed. The Diary of Samuel Pepys（unabridged）. p.104, 1893［10行目まで]
132頁11行：Brampton HBW：op. cit. p.630, 1893［133頁6行目まで]
133頁13行：Warren Hamilton Lewis（1895-1973）The Splendid Century Life In The France of Louis XIV. p.191-192, 1957［134頁5行目まで]
135頁7行：Geoffrey Keynes（1887-1982）ed. Blood transfusion. p.4-17, 1949［138頁7行目まで]
136頁10行：Keynes G ed.：op. cit. p.8, 1949
137頁3行：Keynes G ed.：op. cit. p.15, 1949
137頁12行：Brampton HBW：op. cit. p.1942, 1893

第7章　18世紀

139頁8行：ETW：op. cit. p.348-349, 1894［140頁12行目まで]

91 頁 4 行：Ambroise Pare（1510-1590）The Works of Ambrose Parey. p.767, 1649［15 行目まで］
92 頁 3 行：Pare A：op. cit. p.767-768, 1649［9 行目まで］
92 頁 14 行：Pare A：op. cit. p.770, 1649［93 頁 8 行目まで］
93 頁 17 行：Pare A：op. cit. p.772, 1649［94 頁 10 行目まで］
95 頁 3 行：Pare A：op. cit. p.764, 1649［13 行目まで］
95 頁 17 行：Pare A：op. cit. p.764, 1649［96 頁 3 行目まで］
96 頁 7 行：Pare A：op. cit. p.310, 1649［11 行目まで］
96 頁 17 行：Pare A：op. cit. p.765, 1649［97 頁 1 行目まで］
97 頁 11 行：Pare A：op. cit. p.1, 1649［15 行目まで］
98 頁 2 行：Pare A：op. cit. p.767, 1649［2 行目まで］
100 頁 4 行：Martha Teach Gnudi（1908-1976）and Jerome Pierce Webster（1888-1974）The life and times of Gaspare Tagliacozzi. p.112, 1950［8 行目まで］
101 頁 2 行：ETW：op. cit. p.285, 1894［6 行目まで］
103 頁 14 行：Sydney Young（1857-1937）The annals of the barber-surgeons of London. p.262, 1890［17 行目まで］
104 頁 2 行：Young S：op. cit. p.264, 1890［3 行目まで］
104 頁 4 行：Young S：op. cit. p.263, 1890［7 行目まで］
104 頁 13 行：Young S：op. cit. p.269, 1890［17 行目まで］
105 頁 9 行：DG ①：op. cit. p.151, 1945［13 行目まで］
cf. D'Arcy Power, 1902
105 頁 16 行：William Sidney Charles Copeman（1900-1970）：The evolution of anatomy and surgery under the Tudors. Ann R Coll Surg Engl 32（1）1-21, Jan 1963［16 行目まで］
106 頁 16 行：D'Arcy Power（1855-1941）The Elizabethan revival of surgery. St Bartholomew's Hosp J 10：1-4, 18-22, 1902［107 頁 15 行目まで］
109 頁 1 行：John Woodall（1569-1643）Surgeon's Mate or Military & domestique surgery. 4th ed., p.398-399, 1655［12 行目まで］
110 頁 2, 3, 4 行：Robert Pitcairn（1793-1855）Criminal trials in Scotland, vol 1, part 2（from AD1488 to AD1524）. p.116 and 124, 1833

第 6 章　17 世紀

111 頁 14 行：Woodall J：op. cit., p.401-407, 1655［112 頁 17 行目まで］
113 頁 11 行：James Yonge（1646-1721）Currus triumphalis, e terebintho, or an account of the many admirable vertues of oleum terebinthinae. p.110-111, 1679［114 頁 5 行目迄］
114 頁 10 行：Dictionary of National Biography. vol 63, p.326, 1900［115 頁

67頁6行：ETW：op. cit. p.210-211, 1894［16行目まで］
67頁17行：DG①：op. cit. p.117, 1945［68頁1行目まで］
68頁9行：Arturo Castiglioni（1874-1953）：A History of Medicine. p.337, 1941［10行目まで］
68頁10行：DG①：op. cit. p.119, 1945［12行目まで］
68頁13行：ETW：op. cit. p.227-228, 1894［69頁6行目まで］
69頁8行：ETW：op. cit. p.226, 1894［10行目まで］
69頁12行：Henry Charles Lea（1825-1909）A history of the Inquisition of the Middle Ages. vol 3, p.452-453, 1888［13行目まで］
69頁13行：ETW：op. cit. p.227, 1894［70頁4行目まで］
71頁10行：DG①：op. cit. p.117-118, 1945［72頁1行目まで］
72頁2行：Castiglioni A：op. cit. p.340-341, 1941［7行目まで］
72頁11行：ETW：op. cit. p.415-416, 1894［73頁2行目まで］
73頁9行：DG①：op. cit. p.124, 1945［16行目まで］
75頁1行：Thomas Clifford Allbutt（1836-1925）The Historical Relations of Medicine and Surgery. p.54, 1904［1行目まで］
75頁16行：ETW：op. cit. p.401, 1894［76頁4行目まで］
76頁8行：D'Arcy Power（1855-1941）Treatise on Fistula in ano. p.5-6, 1910［13行目まで］
77頁1行：ETW：op. cit. p.400-401, 1894［9行目まで］
77頁13行：Logan Clendening（1884-1945）Source Book of Medical History. p.86, 1942［78頁6行目まで］
78頁10行：ETW：op. cit. p.223-224, 1894［79頁12行目まで］
79頁17行：DG①：op. cit. p.126, 1945［80頁7行目まで］
80頁15行：ETW：op. cit. p.228-229, 1894［81頁7行目まで］
82頁2行：DG①：op. cit. p.86, 1945［5行目まで］
82頁9行：DG①：op. cit. p.89, 1945［11行目まで］
82頁13行：DG①：op. cit. p.90, 1945［17行目まで］
84頁3行：DG①：op. cit. p.93, 1945［5行目まで］
84頁6行：ETW：op. cit. p.156-157, 1894［13行目まで］
84頁17行：DG①：op. cit. p.96, 1945［85頁1行目まで］
85頁1行：ETW：op. cit. p.166, 1894［4行目まで］
85頁7行：DG①：op. cit. p.86-87, 1945［10行目まで］

第5章　ルネッサンス

89頁12行：George Earnest Gask（1875-1951）Essays in the History of Medicine. p.149, 1951［90頁7行目まで］
90頁10行：Fielding Hudson Garrison（1870-1935）An introduction to the history of medicine. p.86, 1917［10行目まで］

History of Chinese Medicine. p.232-233, 1936［40頁13行目まで］
41頁5行：Wong KC, Wu Lien-Teh：op. cit. p.53-55, 1936［42頁6行目まで］
42頁7行：Wong KC, Wu Lien-Teh：op. cit. p.232, 1936［8行目まで］
43頁11行：Max Neuburger（1868-1955）History of medicine. vol.1, p.321-322, 1910［44頁4行目まで］

第3章　古代ギリシアと古代ローマ

46頁7行：Edward George Geoffrey Smith-Stanley（14th Earl of Derby, 1799-1869）The Iliad, rendered into English blank verse. Book 11, line 962-967［13行目まで］
46頁17行：Alexander Pope（1688-1744）The Odyssey of Homer. Book 19, line 534-537［47頁3行目まで］
47頁13行：Pope A：The Iliad of Homer. Book 11, line 636-637［14行目まで］
49頁5行：John Stewart Milne（1871-1913）Surgical instruments in Greek and Roman times. p.168, 1907［9行目まで］
50頁11行：John Dryden（1631-1700）Plutarch's Lives. vol 3, p.53, 1895［16行目まで］
52頁11行：DG①：op. cit. p.74, 1945［17行目まで］
53頁6行：Edward Theodore Withington（1860-1947）Medical History from the Earliest Times. p.91-92, 1894［8行目まで］［以下、ETW］
53頁11行：DG①：op. cit. p.73, 1945［13行目まで］
53頁16行：ETW：op. cit. p.92-93, 1894［54頁12行目まで］
54頁16行：Milne JS：op. cit. p.53, 1907［55頁6行目まで］
55頁12行：Milne JS：op. cit. p.161-162, 1907［13行目まで］
56頁14行：John Shaw Billings（1838-1913）The History and Literature of Surgery. p.33, 1895［57頁8行目まで］
57頁10行：ETW：op. cit. p.93-94, 1894［58頁1行目まで］
58頁4行：ETW：op. cit. p.106, 1894［8行目まで］
59頁5行：ETW：op. cit. p.130-131, 1894［10行目まで］
59頁17行：Milne JS：op. cit. p.47, 1907［60頁4行目まで］

第4章　中世ヨーロッパ

63頁16行：DG①：op. cit. p.116, 1945［64頁4行目まで］
64頁4行：ETW：op. cit. p.209, 1894［13行目まで］
*66頁10行：ヴォルテールの言葉 poured so many substances of which they know little into bodies of which they know less.
cf. Woods Hutchinson（1862-1930）Preventable diseases. p.14, 1909

17頁16行：John Arthur Crump（1866-1930）Trephining in the South seas. Journal of the Anthropological Institute of Great Britain and Ireland 31：167-172, 1901［18頁6行目まで］

18頁7行：Richard Heinrich Robert Parkinson（1844-1909）Dreißig Jahre in der Südsee. p.110, 1907 または Thirty Years in the South Seas. p.49-50, 2010［15行目まで］

18頁16行：Edward Ford（1902-1986）Trephining in Melanesia. Med J Austral ii：471-477, 1937［19頁4行目まで］

19頁8行：Robert S Hudson（?-?）The use of the trephine in depressed fracture of the skull. Brit Med J ii：75-76, 1877 Jul 21

19頁15行：George Grant MacCurdy（1863-1947）Prehistoric surgery-A neolithic survival. American Anthropologist, new series 7：17-23, 1905［20頁4行目まで］

20頁5行：Alfred Denis Godley（1856-1925）Herodotus with an English translation. vol 2, p.391, 1921［7行目まで］

22頁6行：Robert William Felkin（1853-1926）Notes on Labour in Central Africa. Edinb Med J 29：922-930, 1884［23頁2行目まで］

第2章　古代オリエント

26頁2行：Henry Ernest Sigerist（1891-1957）A History of Medicine. vol 1, 1951［4行目まで］

26頁5行：DG①：op. cit. p.21, 1945［5行目まで］

27頁11行：James Henry Breasted（1865-1935）The Edwin Smith Surgical Papyrus. vol 1, p.354-357, 1930［17行目まで］

29頁3行：Breasted JH：op. cit. p.234-237, 1930［8行目まで］

29頁17行：Breasted JH：op. cit. p.218-220, 1930［30頁11行目まで］

30頁15行：Breasted JH：op. cit. p.417-421, 1930［31頁2行目まで］

33頁9行：Sigerist HE：op. cit., p.434-435, 1951［34頁1行目まで］

34頁5行：Sigerist HE：op. cit., p.431, 1951［6行目まで］

34頁9行：Sigerist HE：op. cit., p.435, 1951［12行目まで］

37頁10行：Kaviraj Kunja Lal Bhishagratna（1865-?）ed. An English Translation of the Sushruta Samhita. vol 1, p.153-154, 1907［38頁2行目まで］

38頁16行：Bhishagratna KKL：op. cit. vol 2, p.xii-xiii, 1911［39頁3行目まで］

39頁7行：Charles Greene Cumston（1868-1928）An Introduction to the History of Medicine. p.56, 1926［9行目まで］

39頁12行：DG①：op. cit. p.35, 1945［13行目まで］

40頁9行：K Chimin Wong（1889-1972）and Wu Lien-Teh（1879-1960）

原著における引用文の出典［*不詳3点］　（訳者による）

序　文

*0頁13行：ショリアックの言葉　We are like children standing on the shoulders of a giant, for we can see all that the giant can see, and a little more［15行目まで］
　cf. James Joseph Walsh（1865–1942）Old-Time Makers of Medicine. p.309, 1911

第1章　外科の夜明け

1頁6行：Erwin Heinz Ackerknecht（1906–1988）A Short History of Medicine. p.3–6, 1955［2頁5行目まで］
2頁13行：Douglas Guthrie（1885–1975）A History Of Medicine. p.3–5, 1945［3頁6行目まで］［以下、DG①］
4頁13行：William Shakespeare（1564–1616）A Midsummer Night's Dream. Act 3, Scene 1, 1605［15行目まで］
5頁14行：James A Rankine（?–?）Some Similarities Between Modern And Primitive Medicine. Dalhousie Med J 2（2）25–27, 1937［6頁1行目まで］
8頁1行：George Way Harley（1894–1966）Native African Medicine：With Special Reference to Its Practice in the Mano Tribe of Liberia. p.220–222, 1941［14行目まで］
8頁5行：David Livingstone（1813–1873）The last journals of David Livingstone, in Central Africa. p.525, 1875［9行目まで］
8頁15行：Melville William Hilton-Simpson（1881–1938）Arab Medicine and Surgery. p.28, 1922［9頁4行目まで］
9頁5行：Hilton-Simpson MW：op. cit. p.65–67, 1922［10頁1行目まで］
13頁3行：Harry Hamilton Johnston（1858–1927）The Uganda Protectorate. vol 2. p.750, 1902［6行目まで］
13頁7行：Ackerknecht EH：Primitive surgery. American Anthropologist 49：25–45, 1947［11行目まで］
13頁13行：William Ellis（1794–1872）Polynesian Researches（3 vols）. vol 3, p.42–43, 1931［14頁4行目まで］
14頁12行：Thomas Wilson Parry（1866–1945）Trephination of the Living Skull in Prehistoric Times. Brit Med J i：456, 457–460, 1923 Mar 17［14行目まで］
17頁2行：Isadore Brodsky（1905–1975）The trephiners of Blanche Bay, New Britain, their instruments and methods. Brit J Surg 26：1–9, 1938［19頁11行目まで］

Ill. 1957.
Flack, IH：Lawson Tait, 1845–1899. 1949.
Garrison, FH：An Introduction to the History of Medicine. 4th ed. Philadelphia. 1929.
Le Vay, D：The Life of Hugh Owen Thomas. Edinburgh. 1956.
MacKay, WJ：Lawson Tait, his Life and Work. 1922.
Paget, S：Sir Victor Horsley：A Study of his Life and Work. 1919.
Rolleston, Sir H：The Endocrine Organs in Health and Disease. 1936.
Watson, F：The Life of Sir Robert Jones. 1934.

1949.
Paterson, R : Memorials of the Life of James Syme. Edinburgh. 1874.
Rosen, G : An American doctor in Paris in 1828. Selections from the diary of Peter Solomon Townsend, M.D. J. Hist. Med., 1951, 6, 64.
Schachner, A : Ephraim McDowell, "Father of Ovariotomy" and Founder of Abdominal Surgery. Philadelphia. 1921.
Thornton, JL : John Abernethy, a Biography. 1953.
Tilanus, CB : Surgery a Hundred Years Ago. 1925.
Widdess, JDH : A Dublin School of Medicine and Surgery. Edinburgh. 1949.

第9章

Burrows, EH : The first anaesthetic in South Africa. Med. Hist., 1958, 2, 47.
Duncum, B : The Development of Inhalation Anaesthesia. 1947.
Godlee, Sir R : Lord Lister. 3rd ed. Oxford. 1924.
Guthrie, D : Lord Lister, his Life and Doctrine. Edinburgh. 1949.
Hutchinson, H : Jonathan Hutchinson : Life and Letters. 1946.
Keys, TE : The History of Surgical Anaesthesia. New York. 1945.
Paget, Sir J : Memoirs and Letters of Sir James Paget. 1901.
Plarr, VG : Lives of the Fellows of the Royal College of Surgeons of England. 2 vols. 1930.
Porter, IA : Alexander Gordon, M. D., of Aberdeen, 1752-1799. Edinburgh. 1958.
Sims, JM : The Story of My Life. New York. 1884.
Sinclair, Sir WJ : Semmelweis, his Life and Doctrine. Manchester. 1909.
Thomas, KB : John Hunter and an amputation under analgesia in 1784. Med. Hist.,1958, 2, 53.
Underwood, EA : Before and after Morton. A historical survey of anaesthesia. Brit. Med. J., 1946, ii, 525.
Vallery-Radot, P : The Life of Louis Pasteur. 2 vols. 1902.

第10章

Bailey, H and Bishop, WJ : Notable Names in Medicine and Surgery. 3rd ed. 1959.
Bett, WR : The History and Conquest of Common Diseases. Norman, Oklahoma. 1954.
Bowman, AK : The Life and Teaching of Sir William Macewen. 1942.
Cope, Sir Z : Pioneers in Acute Abdominal Surgery. 1939.
Crowe, ST : Halsted of Johns Hopkins, the Man and his Men. Springfield,

Power, Sir D：An historical lithotomy：Mr. Samuel Pepys. Brit. J. Surg., 1931, 18, 541.
Shelley, HS：Cutting for the stone. J. Hist. Med., 1958, 13, 50.
Zimmerman, L and Howell, KM：History of blood transfusion. Ann. Med. Hist.,1932, N.S. 4, 415.

第7章

Comrie, JD：History of Scottish Medicine. 2 vols. 1932.
Cope, Sir Z：William Cheselden, 1688–1752. Edinburgh. 1953.
Creese, PG：The first appendicectomy. Surg. Gynec. Obstet., 1953, 97, 643.
Laignel-Lavastine, M and Molinery, R：French Medicine (Clio Medica). New York. 1934.
Lloyd, GM：The life and works of Percivall Pott. St. Barth. Hosp. Rep., 1933, 66, 291.
Paget, S：John Hunter, Man of Science and Surgeon. 1897.
Peachey, GC：A Memoir of William and John Hunter. 1924.
Shepherd, JA：Acute appendicitis：a historical survey. Lancet, 1954, ii, 299.
Thomson, SC：The Great Windmill Street School. Bull. Hist. Med., 1942, 12, 377.
Wall, C：History of the Surgeons' Company, 1745–1800. 1937.

第8章

Aveling, JH：Immediate transfusion in England. Obstet. J. Gt. Brit., 1873, 1, 289.
Bailey, H and Bishop, WJ：Notable Names in Medicine and Surgery. 3rd ed. 1959.
Ball, JM：The Sack-'em-up Men. An Account of the Rise and Fall of the Modern Resurrectionists. 1928.
Brock, RC：The Life and Work of Sir Astley Cooper. 1952.
Gordon-Taylor, Sir G and Walls, EW：Sir Charles Bell, his Life and Times. Edinburgh. 1958.
Holmes, T：Sir Benjamin Collins Brodie. 1898.
Jones, HW and Mackmull, G：The influence of James Blundell on the development of blood transfusion. Ann. Med. Hist., 1928, 10, 242.
Keevil, JJ：Ralph Cuming and interscapulo-thoracic amputation in 1808. J. Roy. Nav. med. Serv., 1950, 36, 63.
Leroy-Dupré. LAH：Memoir of Baron Larrey. 1861.
Miles, A：The Edinburgh School of Surgery before Lister. Edinburgh.

Packard, FR：The School of Salerno. Oxford. 1922.
Power, Sir D：De Arte Phisicali et de Cirurgia of Master John Arderne. 1922.
Riesman, D：Story of Medicine in the Middle Ages. 1935.
Singer, C：From Magic to Science. 1928.
Singer, C and D：On a miniature ascribed to Mantegna of an operation by Cosmas and Damian. Contributions to Medical and Biological Research presented to Sir William Osler. New York, 1919, Vol. 1, p. 166.
Theodoric：The Surgery of Theodoric. Translated by E. Campbell and J. Colton. New York. 1955.
Walsh, JJ：Mediaeval Medicine. 1900.

第5章

Clowes, W：Selected Writings. Edited by F.N.L. Poynter. 1948.
Comrie, JD：History of Scottish Medicine. 2 vols. 1932.
Cushing, H：A Bio-Bibliography of Andreas Vesalius. New York. 1943.
Gnudi, MT and Webster, JP：The Life and Times of Gaspare Tagliacozzi, Surgeon of Bologna. New York. 1950.
McMurrich, JP：Leonardo da Vinci the Anatomist. Baltimore, 1930.
Packard, FR：The Life and Times of Ambroise Paré. New York. 1926.
Paget, S：Ambroise Paré and his Times. 1897.
Parker, S：The Early History of Surgery in Great Britain. 1920.
Power, Sir D：A Mirror for Surgeons. Boston. 1939.
Power, Sir D：Selected Writings. 1931.
Singer, C：The Evolution of Anatomy. 1925.
South, JF：Memorials of the Craft of Surgery in England. 1886.
Young, S：The Annals of the Barber-Surgeons of London. 1890.

第6章

Crawfurd, R：The King's Evil. 1911.
Degueret, E：Histoire Médicale du Grand Roi（Louis XIV）. Paris. 1924.
Guthrie, D：A History of Medicine. 1945.
Keynes, G：Blood Transfusion. Bristol. 1949.
Lindeboom, GA：The story of a blood transfusion to a Pope. J. Hist. Med., 1954, 9, 455.
Longmore, Sir T：Richard Wiseman, a Biographical Study. 1891.
Maluf, NSR：History of blood transfusion. J. Hist. Med., 1954, 9, 59.
Power, Sir D：The brave soldier：an operation for the removal of a fatty tumour in the year 1665. Med. J. & Rec., N.Y., 1926, 123, 258.

Mukhopadhyaya, G : The Surgical Instruments of the Hindus. 2 vols. Calcutta. 1913-14.
Snowman, J : A Short History of Talmudic Medicine. 1935.
Susruta : An English Translation of the Sushruta Samhita. By K.K.L. Bhishagratna. 2 vols. Calcutta. 1907-16.
Thompson, RC : Assyrian medical texts. Proc. Roy. Soc. Med. (Hist. Sect.), 1924, 17, 1 ; 1926, 19, 29.
Wong, KC and Wu Lien-Teh : History of Chinese Medicine. 2nd ed. Shanghai. 1936.
Zimmer, HR : Hindu Medicine. 1948.

第 3 章

Allbutt, Sir C : Greek Medicine in Rome. 1921.
Caton, R : The Temples and Ritual of Asklepios. 1900.
Celsus : De Medicina. With an English Translation by W.G. Spencer. (Loeb Classical Library). 3 vols. 1935-8.
Gordon, BL : Medicine throughout Antiquity. Philadelphia. 1949.
Hamilton, A : Incubation, or the Cure of Disease in Pagan Temples and Christian Churches. St. Andrews. 1906.
Hippocrates : Works, with an English Translation by W.H.S. Jones and E.T. Withington. (Loeb Classical Library). 4 vols. 1923-31.
Milne, JS : Surgical Instruments in Greek and Roman Times. 1907.
Neuburger, M : History of Medicine. Vol. 1. 1910.
Singer, C : Greek Biology and Greek Medicine. 1922.
Withington, ET : Medical History from the Earliest Times. 1894.
Wood, S : Homer's surgeons : Machaon and Podalirius. Lancet, I931, i, 992, 947.

第 4 章

Browne, EG : Arabian Medicine. 1921.
Elgood, C : A Medical History of Persia. Cambridge, 1951.
Ellis, ES : Ancient Anodynes. 1946.
Fletcher, R : Diseases bearing the names of Saints. Bristol med.-chir. J., 1912, 30, 289.
Fülöp-Miller, R : Triumph over Pain. 1938.
Gask, G : Essays in the History of Medicine. 1950.
Gruner, OC : The Canon of Medicine of Avicenna. 1921.
Lanfranc : Science of Cirurgie. (Early English Text Society). 1894.
Mercier, CA : Astrology and Medicine. 1914.

原著文献

第1章

Ackerknecht, EH：Primitive surgery. Amer. Anthrop., 1947, 49, 25.
Black, WG：Folk Medicine. 1883.
Brockbank, W：Ancient Therapeutic Arts. 1954.
Brodsky, I：The trephiners of Blanche Bay, New Britain. Brit. J. Surg., 1938, 26, 1.
Corlett, WT：The Medicine Man of the American Indians and his Cultural Background. 1935.
Crump, JA：Trephining in the South Seas. J. Anthrop. Inst., 1901, 31, 167.
Davies, JNP：The development of scientific medicine in the kingdom of Bunyoro-Kitara. Med. Hist., 1959, 3, 47.
Dawson, WR：Magician and Leech. 1929.
Ford, E：Trephining in Melanesia. Med. J. Australia, 1937, ii, 471.
Harley, GW：Native African Medicine. 1941.
Harvey, SC：The History of Hemostasis. New York. 1929.
Hilton-Simpson, MW：Arab Medicine and Surgery：A Study of the Healing Art in Algeria. 1922.
MacCurdy, GG：Prehistoric surgery— a Neolithic Survival. Amer. Anthrop., 1905, N.S. 7, 17.
Mackenzie, D：The Infancy of Medicine. 1927.
Moodie, RL：The Antiquity of Disease. 1923.
Parry, TW：The prehistoric trephined skulls of Great Britain. Proc. Roy. Soc. Med. (Hist. Sect.), 1921, 14, 27.
Sigerist, HE：A History of Medicine. Vol. 1. 1951.
Stone, E：Medicine among the American Indians. 1932.

第2章

Breasted, JH：The Edwin Smith Surgical Papyrus. 2 vols. Chicago. I930.
Brim, CJ：Medicine in the Bible. New York. 1936.
Conteneau, G：La Médecine en Assyrie et en Babylonie. Paris. 1938.
Fujikawa, Y：Japanese Medicine (Clio Medica). New York. 1934.
Gondal, Maharajah of：A Short History of Aryan Medical Science. Gondal. 1890.
Hurry, JB：Imhotep, the Vizier and Physician of King Zoser and afterwards the Egyptian God of Medicine. 2nd ed. 1928.
Leake, CD：The Old Egyptian Medical Papyri. Lawrence, Kansas. I952.
Morse, WR：Chinese Medicine (Clio Medica). New York, 1934.

れ

霊 spirit　2, 14

ろ

瘻 fistula［痔瘻をのぞく］　53, 54, 151, 209
『六百例の手術治療と観察』Six-hundred Surgical Cures and Observations　125

わ

『和英語林集成』Japanese-English English-Japanese Dictionary　241
『私の外科病院における創傷の無菌的な治療』Die aseptische Wundbehandlung in meinen chirurgischen Privat-Hospitälern　207
悪いリスク bad risk　132

も

『孟子』Meng Zi　245
盲腸 cecum　150, 175, 256
盲腸［周囲］炎［peri-］typhlitis　175, 214-218, 256, 257

や

矢 arrow　3, 7, 10, 12, 41, 45, 46, 66, 67, 70, 78, 79
焼きごて cautery　5, 7, 11, 19, 35, 54, 58, 66, 67, 70, 72, 82, 83, 93, 112, 126, 141
薬剤師 apothecaries　62, 78, 92, 100, 101, 105, 114, 247
『薬物誌』The Greek Herbal　63
藪医者 pretender,charlatan　106, 109, 122, 123, 192, 246, 248

ゆ

輸血 blood-transfusion　130, 135-139, 159, 185-188, 187, 190, 254, 258

よ

『瘍医新書』　251, 256
余剰体液 superfluous humour　121, 253

ら

ライオン鉗子 lion forceps　208
烙鉄 hot iron　5, 11, 21, 43, 64, 84, 88, 93, 94, 121
乱切［法］scarification　10-12, 19, 36, 37
『ランセット』Lancet　165, 185, 196
卵巣 ovary　183, 184, 203, 212, 213, 219, 257

り

リヴァリ・カンパニー livery company　102
『リスターの大発明』Lister's Grosse Erfindung　206
理髪外科医 barbar-surgeon　33, 68, 71, 86, 94, 100-107, 109, 118, 125, 132-134, 145, 152, 244, 248, 249, 251-254
臨死 dying　187
臨床医 practitioner　68, 101, 105, 116, 142, 148, 154, 214
『臨床外科講義』Leçon Orales Clinique Chirurgicale　256
リント lint　28, 30, 114, 130, 155, 156, 169, 181, 183, 243

る

『ルイ 11 世伝』History of Louis XI　71, 249
瘰癧 scrofula　116

『負傷者の救急医療』First Aid to the Injured　211
腐敗物　decaying matter, putrid material　199-201, 214
ブラックレター　black letter　100
普仏戦争　Franco-Prussian War　206, 259
フリント　flint　6, 10, 13
『プルタルコス英雄伝』Plutarch's Parallel Lives　49
ブルドック鉗子　bulldog forceps　213

へ

ベル麻痺　Bell's palsy　172
扁桃　tonsil　12, 35, 36, 52, 58, 59, 158
遍歴［外科］医　itinerant　100, 105, 154-156, 246, 248, 252

ほ

膀胱結石　stone in the bladder　35, 62, 105, 131, 143, 161, 173, 184, 189, 209
報酬　fees　31, 32, 67, 70, 76, 82, 83, 134, 136, 170
奉納品　votive offering　47
包皮切除術［割礼］circumcision　21, 42
補唇先生　the doctor of lips　40, 245
『ボストン内科外科雑誌』Boston Medical and Surgical Journal　196
保存手術　conservative surgery　148, 208, 247
『ポリネシア研究』Polynesian Researches　12

ま

曲がり鉗子　curved forceps　162
マサイ族　Masai　5, 6, 12, 20, 23
魔術師　wizard　17, 18
麻疹　81, 143
『真夏の夜の夢』A Midsummer Night's Dream　4
マンドラゴラ　mandragora　62, 63

む

『無菌的創傷治療の手引き』Anleitung zur Aseptischen Wundbehandlung　259
無菌法　asepsis　23, 205, 207, 234, 238, 259
ムシ　worm, agent　199, 201, 202

め

『名外科医トーマス・ゲイルの新編外科著作集』Certaine Workes of Cherurgerie, newlie compiled and published by Thomas Gale, Maister in Surgerie　106
メスメリズム　mesmerism　191, 193, 196

日本 Japan 39, 41, 42, 242, 243, 251, 253, 256, 259

ね

熱傷 burns 95, 107, 120, 180, 258
熱油 boiling oil 35, 64, 79, 88, 90

の

脳外科 brain surgery 16, 224
脳神経外科 neurosurgery 222, 223, 260
『脳脊髄の化膿性感染症』Pyogenic Infective Diseases of the Brain and Spinal Cord 224

は

肺 surgery of lung 7, 12, 68, 133, 225, 228, 261
バイ菌理論 germ theory 204, 232, 259, 260
白内障 cataracta 41, 52, 56, 62, 67, 72, 105, 148, 154, 156, 245, 253, 256
破骨鉗子 bone snippers 181
破傷風 tetanus 76, 128
パス療法 mesmeric pass 192, 258
バター butter 8, 12, 37, 167
蜂蜜 honey 8, 9, 28, 30, 35, 37, 48, 76, 244
抜歯 tooth extraction 33, 101, 109, 195, 196
ハッチンソン瞳孔 Hutchinson's pupil 209
ハッチンソン歯 Hutchinson's teeth 209
発泡法 fontanell 121
バビロニア Babilonia 24, 32, 34
『パレ全集』Œuvres complètes d'Ambroise Paré 251
半吊しのマギー・ディクソン half-hangit Maggie Dickson 149
ハンムラビ法典 Hammurabi Code 33, 68

ひ

皮革縫合 furrier's stitch［glover's stitch］ 74
『鼻欠損の修復術に成功した二手術例の報告』An Account of two Successful Operations for Restoring a Lost Nose 164
ビザンチン Byzantium 57, 58, 247
脾臓 spleen 41, 58, 211
秘伝の呪歌 mystic lays 46
『表情の解剖学』On the Anatomy of Expression 172

ふ

武器軟膏 weapon salve 122-124, 254, 258
腹水 dropsy 36, 52

腸疝痛 iliac passion　149
腸閉塞 intestinal obstruction　37, 216
直腸 rectum　36, 49, 74, 210, 244
治療師 healer　14, 18, 46

て

帝王切開 Caesarean section　21, 22, 35, 41, 43, 164, 243
提供者 donor　99
『デカメロン』Decameron　190
デュピュイトラン拘縮 Dupuytren's contracture　180
テラシギラタ　114, 254
転位 couch　56, 156
伝染 contagion　198-201
『伝染病について』De Contagione　199
テント tent　90, 122, 242, 253
天然痘 smallpox　81, 143, 151-153

と

同業者組合→リヴァリ・カンパニー
陶土 clay　6, 10, 114
頭頂T字紋 sincipital T　19
頭部外傷 head injuries　14, 16, 18, 49, 52, 141
動物磁気 animal magnetism　191, 192, 258
動脈瘤 aneurysm　55, 56, 83, 140, 148, 165, 173
トゲ thorn　3, 6, 10
兎唇 harelip　6, 40, 154, 157, 208, 242, 245
徒弟 apprenticeship　89, 102, 104, 114, 249, 252
止まらぬ笑い irresistibly ridiculous　193
留め金 metal clip［clasp］　6, 54
留め串 skewer　6, 22, 242
『渡来薬の文化史』　242
ドンキー・エンジン donkey engine　206

な

『内科的、外科的、解剖学的な症例と観察』Medical, Chirurgical and Anatomical Cases and Observations　154, 256
内反足 club-foot　148, 174
内分泌腺 endocrine glands　226, 227, 236

に

偽医者 quackery　54, 104, 246, 248

聖トーマス病院 St Thomas' Hospital 106, 132, 143, 161, 167, 185, 226, 243
『生命を脅かす唐突な事故への対処法』Helps for suddain accidents endangering life 115
脊髄 spinal cord 224
石炭酸 carbolic acid 204, 205, 206, 207, 235, 260
切石術 lithotomy 36, 52, 58, 67, 83, 131, 132, 143, 145, 158, 208, 244, 245, 249, 254, 255
切断鉗子 cutting forceps 53
占星術 astrology 65
前立腺 prostata 227

そ

『創傷感染症の原因に関する研究』Untersuchungen über die Aetiologie der Wundinfectionskrankheiten 259
『創傷の本質と治療について』Discourses on the Nature and Cure of Wounds 172

た

大道薬売り mountebank 105, 246, 248
体内愁訴 inward complaint 105
体液 humour 65, 121, 245, 253, 255
体温計 thermometer 159
『大外科学』Chirurgia Magna ix, 72, 238, 127
対向刺激［療法］counter-irritation 39, 54, 122
大動脈 aorta 165
脱腸帯 truss 72, 154, 155
ターニケット tourniquet 141, 251
打膿法 Issues 121
魂 soul 2
タルムード Talmud 42
胆石疝痛 cholic passion 149
炭疽病 anthrax 202
丹毒 ersipelas 52, 168, 198, 206
胆嚢 gall bladder 209

ち

『治瘡記』 245
チベット Tibet 20
中国 China 39-41, 122
『中国医学はいかにつくられたか』 245
『中国醫史』History of Chinese Medicine 245
虫垂炎 appendicitis 149, 150, 153, 175, 215-219, 256, 260
聴診器 stethoscope 159
腸線 catgut 54, 81, 167, 246

死体泥棒 body-snatcher 149, 170
『銃創卓論』An Excellent Treatise of Wounds made with Gunshot 106
『銃創論』Treatise on Gunshot Wounds 175
十二指腸潰瘍 Duodenal ulcer 220, 222
呪術医 medicine-man 2, 3, 17, 23
手術講堂 operating theater 166, 168, 207, 257
手術室 operating room 212, 257
種痘 inoculation 152, 153
シュメール Sumer 24
ジュンディ・シャプール Jundi Shapur 80
消化薬 digestive 119, 253
笑気 laughing gas 193, 195
『消毒外科』Antiseptic Surgery 205
『消毒外科』Chirurgie antiseptique 207
静脈切開 venesection 10, 11, 83
静脈瘤 varicose vein 47, 49
『尚友録』Shang You Lu 245
食道 oesophagus 210
食用肉 meat 30
如露 watering can 206
ジーリ線鋸 Gigli's saw 224
痔瘻 anal fistula 34, 35, 42, 74, 75, 83, 134
腎臓 kidney 9, 133, 150, 211, 226
『神経催眠学または神経睡眠の原理』Neurypnology or the Rationale of Nervous Sleep 192
人工気胸 artificial pneumothorax 12, 225
『紳士の雑誌』Gentleman's Magazine 163
鍼術 acupuncture 39, 122, 245, 254
『晋書』Tsin Annals 245
心臓 heart 40, 55, 68, 86, 133, 135, 226, 236
『人体解剖便覧』The Anatomie of the Bodie of Man 252
『人体の解剖』Anatomy of the Human Body 172
『人体の構造について』On the G/Fabric of the Human Body 87
神殿臥床 temple sleep［enkoimesis］ 46
『神農本草経』Shennung Pen-Tsao Ching 39, 244, 254

す

『図案』Engravings 172

せ

聖書 Bible 42

肩帯胸郭離断術 interscapulo-thoracic amputation 160
顕微鏡 microscope 199, 200

こ

『紅夷外科宗伝』 251, 256
口蓋裂 cleft palate 164, 208
合同組合 Mystery and Commonalty 101
糊剤 poultice 6, 7, 29, 35, 161, 242
甲状腺腫 goiter 58, 83, 226, 227, 261
喉頭 larynx 210
コカイン cocaine 212
骨指し pointing of the bone 3, 241
骨髄炎 osteomyelitis 1, 127, 146, 198
ゴム手袋 rubber gloves 211, 212
コリーズ骨折 Colles fracture 174

さ

細菌 bacteria 1, 201, 202, 238, 244, 259
『最後の吟遊詩人の歌』The Lay of the Last Minstrel 122
砕石術 lithotrity 144, 209
再発性盲腸炎 recurrent typhlitis 215
催眠海綿 soporific sponge 62, 66, 248
催眠術 hypnotism 191-193, 258
『催眠状態における多数の無痛手術例』 Numerous Cases of Surgical Operations without Pain in the Mesmeric State 192
サイム切断術 Syme's amputation 175
サンジバニ Sanjivani 38
サムモヒニ Sammohini 38
『三国志』San Guo Zhi 41
サンコーム学院 Collège de St Côme 134, 249, 254
産褥熱 puerperal fever 200, 201
「産褥熱の伝染性について」On the Contagiousness of Puerperal Fever 200

し

痔核 haemorrhoids 49, 58
『史記』Historical Records 245
子宮外妊娠 extra-uterine pregnancy 219, 220
止血鉗子［動脈鉗子］haemostatic forceps［artery clamps］ 161, 212, 213, 257, 260
止血帯 tourniquet 97, 113, 190, 251
自然発生 spontaneous generation 200, 201
死体盗掘者 resurrrectionist 170

く

クモの巣 cobwebs 4
グラヴィテイター gravitator 186
クレオフェロベロン creoferoberon 76
クロロフォルム chloroform 160, 198, 202
クワック quack 74, 105, 106, 109, 191, 246, 248, 253
軍陣外科 war or military surgery 31, 78, 97, 114, 140, 175, 210
『軍陣外科書』Feldbuch der Wundartznei 73, 79
『軍陣外科論』Mémoires de Chirurgie Militaire 177

け

経験医 unskilled, empiric 76, 105, 154, 156, 246, 248
形成外科 plastic surgery 98, 99, 163, 164, 211
頸部リンパ節 neck glands 12, 116
外科医師会 College of Surgeons 102, 104, 109, 147, 170, 174, 208, 209, 223, 252
『外科医の教育に関する書簡』Letters on the Education of a Surgeons 171
『外科医の友』The Surgeon's Mate 107, 111, 252
『外科往診鞄の必携書または手引き』Viaticum or the Pathway to the Surgeon's Chest 107
『外科学』［テオドリック］Chirurgia 66
『外科学』［クローチェ］Chirurgia 99
『外科学原理』Principles of Surgery 172
『外科学五書』Pentateuch of Surgery 97
『外科学体系』［ハイスター］A General System of Surgery 113, 153, 251, 256
『外科学の変遷』L'evolution de la chirurgie 235
『外科学の歴史』Histoire de la chirurgie 230, 247
『外科十巻』Dix Livres de La Chirugie 93, 251
『外科手術書』Discourse on the Whole Art of Chirurgery 109
『外科手術で痛みを防いだり減弱させる方法』A Method of Preventing or Diminishing Pain in several Operations of Surgery 191
『外科手術論』Treatise of Chirurgical Operations 141
『外科術』Ars Chirurgica 121
『外科諸論』Several Chirurgical Treatises 116
外科正侍医 ordinary chirurgion, surgeon-in-ordinary 94, 96
外科的清潔 surgical cleanliness 259
『外科の足跡』Operations that made history 230
『外科の夜明け』Das jahrhundert der Chirurgen 230
結核 Tuberculosis 2, 116, 127, 146, 225
血友病 haemophillia 83
腱 tendon 5, 6, 39, 45, 128, 148
『健康の手引き』Tacuini sanitatis 93
元素 element 65

金もうけ worldly profit, chasing that damned guinea 79, 147
化膿薬 digestive 90, 119, 246, 251, 253
『火薬熱傷、銃創、刀創、鉾創、騎槍創などに関する若い外科医のための適正な診療』 A Prooved Practice for all young Chirurgians concerning Burnings with Gunpowder and Woundes made with Gun- shot, Sword, Halbard, Pike, Launce, or such other 107
ガラブ gallabu 33
『ガリレオ研究』Études Galiléennes 234
ガレノス粉 cephalivus［pulvis］Galeni 117
肝膿瘍 abscess of the liver 12, 58, 209
眼科 ophtalmology 145, 173, 209, 236
間欠期手術 interval operation 217
眼疾患 eye diseases 19, 84, 173
串線 setons 90, 121
簡単な被覆法 simple dressings 48, 64, 66, 72, 246
浣腸 enemas 75, 105
感応力 sympathy 122

き

気 humour 39, 245
気管切開 thoracheotomy 97
義肢 artificial limbs 35, 79, 126
傷吸い人 wound sucker 140
灸法 moxa 39, 122, 245
吸角器［法］cupping 10, 11, 42
救急車 ambulances 78, 176-178
『救急マニュアル』St John's Manual 13, 243
急性腹症 acute abdomen 216, 219
窮余の策 last sad remedy 52
共感呪術 sympathetic magic 93, 122, 241, 254
狂犬病 hydrophobia［Rabies］ 58, 202, 253
狂犬咬傷 biting of a madde dogge 41, 115
胸骨［切除術］sternum 55
胸腺 thymus gland 167, 227
胸部 chest 12, 85, 222, 225
去勢術 castration 40
『近代医学の職業化』Professionalizing Modern Medicine 253
近習外科医 sergeant-surgeon 106, 151, 152, 169, 208, 252
『近代科学の誕生』The Origin of Modern Science 234
『近代外科を開拓した人々』DasWeltreich der Chirurgen 230
緊縛包帯 ligatures, restrictive rollers 112, 113, 130, 251, 252

胃腸吻合 gastro-enterostomy 210
生命の水 aqua vitae 109
『癒しの手』The Healing Hand 244
『イーリアス』Iliad 45, 246
インディアン Indian 5, 6, 9-11, 20
『インドでのメスメリズム』Mesmerism in India 193
インペラー impellor 186

う

ヴァーチュオーソ vertuoso 138, 255

え

英国医事委員会［GMC］General Medical Council 175
エーテル ether xi, 160, 193-198, 202, 235
エーテル遊び ether frolics 194

お

応急処置 first-aid 115, 176, 243
王の悪疾 king's evil 116
王のお手触れ loyal touch 116, 254
お籠もり incubation 46
汚染 contamination,dirty 202, 207, 232, 252
お手触れ金 touch piece 116
『オデュッセイア』Odyssey 45
オテル・デュの山賊 the brigand of the Hôtel Dieu 180

か

会員雇用独占 closed shop 101
快速救急車 ambulances volantes, flying ambulances 176, 177
『解剖学』Anatomia 250
解剖講堂 anatomical theater 71, 150, 249, 257
解剖示説師 demonstrator 86
『解剖序説』Introduction of Anatomy 252
解剖条令 anatomy act 170
『解剖体系』System of Dissections 172
海綿 sponge 62, 63, 66, 74, 156, 157, 189
顎関節 Jaw 181, 209
学卒外科医 academic surgeon 65, 248, 249, 252-255
仮死状態 suspended aniation 194
カテーテル catherter 35, 83, 141
カトリン catlin 113

事 項 索 引

あ

『朝の食卓』Breakfast Table　200
アジソン病 Addison's disease　226, 261
『新しい切断法』A New Way of Amputation　113
「新しい麻酔薬の報告」Account of a new anaesthetic agent　198
圧下手術 couching　52, 156, 245
アッシリア Assyria　24, 32, 33, 34, 244
圧定布 compress　43, 114, 117, 140, 155, 156, 242, 243, 248
圧迫帯 compressor　191
『アトラス応急処置マニュアル』　243
アボリジニ Aborigines　3, 241
亜麻［糸］flax　11, 35, 54, 243, 254
亜麻仁［油］linseed oil　121, 123, 254
亜麻布 linen　28, 30, 35, 121, 122, 156, 243
アメリカ南北戦争 American Civil War　159, 186
アラビア Arab　19, 62, 64, 66, 80-82, 84, 126, 230, 231
アリ ant　6, 37, 74, 83
『アルタスリフ』Kitab al-Tasrif　250
『アルハーウィ』Kitab al-Hawi［Liber continens］　250
『アルマレキ』Kitab al-Maliki［Liber pantegn］　250
安全ピン fibulae　54

い

胃潰瘍 gastric ulcer　220, 222
『医学史』［ガスリー］A History of Medicine　238, 244, 253
『医学史入門』An Introduction to the History of Medicine　233
『医学典範』Canon medicinae　82, 250
医学の父 father of medicine　39, 47
『医学の歴史』A History of Medicine　249
『医学論』De Mecicina　50, 51, 246, 253
生き字引 universal specialist　209
『イギリス人のための人体解剖便覧』A Treatise for Englishmen, containing the Anatomie of Man's Body　100
『イサゴーゲ』Isagoge　250
『医師への手引き』Guide for Physicians　82
『医心方』　41
『イタリア紀行』Observations on Italy　172

ローダム C Lowdham 113
ロビンソン James Robinson（1813-1862） 196
ローランド Luigi Rolando（1773-1831） 223
ローランド Roland of Parma（?-1250） 68, 69
ロング Crawford Williamson Long（1815-1878） 194

わ

ワイズマン Richard Wiseman（1622-1676） 115-122
ワトソン Patrick Heron Watson（1832-1907） 226
ワトソン Thomas Watson（1792-1882） 211
ワンゲンスティーン Owen Harding Wangensteen（1898-1981） 232, 238

ラ・ロッシュ・シュル・ヨン Charles de La Roche-sur-Yon（1515-1565） 92
ラントシュタイナー Karl Landsteiner（1868-1943） 187
ランドール Arnold Henry Savage Landor（1865-1924） 20
ランフランク Lanfranc（1250-1315） 67, 68, 77, 249, 250

り

リヴィングストン David Livingstone（1813-1873） 7
リスター Joseph Lister（1827-1912） 164, 167, 175, 200-207, 203, 205, 209-211, 218, 223, 233, 234, 241, 258-261
リストン Robert Liston（1794-1847） 164, 174, 175, 196, 202, 213
リバヴィウス Andreas Libavius（1555-1616） 136

る

ルー Philibert Joseph Roux（1780-1854） 182
ルイ Antoine Louis（1723-1792） 141
ルイエ・ヴィレメ Jean-Batiste Louyer-Villermay（1776-1838）256
ルイ 10 世 Louis X（1289-1316） 70
ルイ 11 世 Louis XI（1423-1483） 71, 249
ルイ 14 世 Louis XIV（1638-1715） 134, 140
ルイソーン Richard Lewisohn（1875-1961） 258
ルーカス Colly Lyon Lucas（1731-1797） 164
ルッジェロ Ruggero Frugardo（Roger Furgard, 1140-1195） 248
ルセ François Rousset（1530-160） 243
ルセーヌ Paul Lecène（1878-1929） 235
ルドラン Henri François Le Dran（1685-1770） 141

れ

レイキング Francis Henry Laking（1847-1914） 218
レイノルズ Joshua Reynolds（1723-1792） 147
レーウェンフック Anthony van Leevenhoek（1632-1723） 199, 200
レットサム John Coakley Lettsom（1744-1815） 253
レヤード Austen Henry Layard（1817-1894） 33
レン Christopher Wren（1632-1723） 130, 136
レーン Ludwig Wilhelm Carl Rehn（1849-1930） 226

ろ

ロアン René I de Rohan（1516-1552） 91, 92
ロウ Peter Lowe（1550-1610） 109, 251
ロウアー Richard Lower（1631-1691） 130, 137, 254
ロウレス William Lawless（1772-1824） 178
ロシュフォール Louis Desbois de Rochefort（1750-1786） 255

モートン William Thomas Green Morton（1819-1868） 195-197
モートン Thomas George Morton（1835-1903） 216
モラン Sauveur François Morand（1697-1773） 144
モンタギュー Mary Wortley Montagu（1689-1762） 152
モンディーノ Mondino de Luzzi（1270-1326） 71, 233, 251
モンドヴィル Henri de Mondeville（1260-1320） 70
モントジャン René de Montejan（?-1539） 95
モンパンシエ王女 Princesse de Montpensier（Renée d'Anjou-Mézière, 1550-?）94
モンモランシー Comte de Montgommery（1530-1574） 87
モンロー John Monro（1670-1740） 148
モンロー1世 Alexander Monro primus（1697-1767） 148, 149, 171
モンロー2世 Alexander Monro secundus（1733-1817） 149
モンロー3世 Alexander Monro tertrius（1773-1859） 149

や

山田慶兒（1932-） 245
ヤング James Yonge（1646-1721） 113-115
ヤング John Yonge 114
ヤンスキー Jan Jansky（1873-1921） 187

ゆ

ユスティニアヌス帝 Flavius Petrus Sabbatius Iustinianus（483-565） 58
ユダエウス Isaac Judaeus（832-932） 81
兪跗 Yu Fu 39, 244
ユリアヌス帝 Flavius Claudius Julianus（331-363） 57
ユリウス2世 Julius II（1443-1513） 97
ユリシーズ Ulysses［Odysseus］ 45

よ

ヨナ Jonah 58
ヨハネス22世 John XXII（1249-1334） 70
ヨハン Johann von Luxemburg（1296-1346） 70

ら

ライネ Willem ten Rhijne（1647-1700） 122, 253, 254
ラザロ Lazarus 58
ラシッド Harun Al Raschid（763-809） 84
ラーゼス Rhazes（865-925） 81, 250
ラファエロ Raffaello Santi（1483-1520） 86
ラフィーレ Nicolas Laffilé 94
ラレー Dominique Jean Larrey（1766-1842） 175-181, 177

ホール Richard John Hall（1856-1897） 216
ホルス Horus 29, 243
ボルテル Gomarus van Bortel（1660-1724） 157
ボワイエ Alexis Boyer（1757-1833） 181, 182
ホワイト Charles White（1728-1813） 148
本間玄調（1804-1872） 245

ま

マイノ Guido Majno（1922-2010） 244
マカオン Machaon 46
マキューエン William Macewen（1848-1924） 224, 225, 261
マキンズ George Henry Makins（1853-1933） 206
マクダウェル Ephraim McDowell（1771-1830） 183, 184
マクバーニィ Charles McBurney（1845-1913） 217
マコーリー Thomas Babington Macaulay（1800-1859） 152
マーチャーシュ Hunyadi Mátyás（Matthias Corvinus, 1443-1490） 70
マリウス Gaius Marius（155-86 BC） 49
マルケッティ Pietro de Marchetti（1589-1675） 127, 128
マルゲーニュ Joseph François Malgaigne（1806-1865） 232, 249
マルティアリス Marcus Valerius Martialis（40-102） 56
マレシャル Charles Georges Mareschal de Bièvre（1658-1736） 134, 254
マンテーニャ Andrea Mantegna（1431-1506） 61, 62
マンテーニャ Francesco Mantegna（1470-1517） 61, 62

み

ミクリッツ Johann von Micklitcz-Radecki（1850-1905） 211, 215, 216, 221
ミケランジェロ Michelangelo di Lodovico Buonarroti Simoni（1475-1564） 86
ミシェル Gaston Michel（1874-1937） 6, 242
ミード Richard Mead（1673-1754） 145
ミラー James Miller（1812-1854） 198

む

ムーア James Carrick Moore（1762-1834） 191

め

メスメル Franz Anton Mesmer（1734-1815） 191, 258

も

モース Thomas Herbert Morse（1855-1921） 222
モーステッド Thomas Morstede（?-1450） 77, 78
モーゼ Moses（紀元前 15 世紀） 42

ベネット Alexander Hughes Bennett（1848-1901） 222, 260
ヘリオドロス Heliodorus（1 世紀） 52, 53, 247
ベル Benjamin Bell（1749-1806） 149
ベル John Bell（1763-1820） 164, 170-172, 183, 184
ベル Charles Bell（1774-1842） 164, 170-173
ベルクマン Ernest von Bergmann（1836-1907） 207, 259
ベルナール Bernard de Chartres（12 世紀） 241
ベルナール Bernard de Gordon（1260-1308） 63
ベルナール Claude Bernard（1813-1378） 261
ヘルメス Hermes 57
ヘルモント Jan Baptista van Helmont（1579-1644） 254, 258
ベルリヒンゲン→ゲッツ
ベロスト Augustin Belloste（1654-1730） 141
ヘロドトス Herodotus（484-425 BC） 19, 25, 34
ペロニー François Gigot de la Peyronie（1678-1747） 141, 254
ヘロフィロス Herophilus（335-280 BC） 50, 247
扁鵲 Pien Ch'iao（紀元前 4 世紀） 40, 41, 245
ヘンデル Georg Friedrich Hände（1685-1759） 256
ヘンリー5 世 Henry V（1387-1422） 77
ヘンリー8 世 Henry VIII（1491-1547） 101, 106

ほ

ホイスナー Ludwig Heusner（1843-1916） 221, 222
方干 Fang Kan（809–888） 40, 245
ホーキンズ Herbert Pennell Hawkins（1859-1940） 218
ポーク James Knox Polk（1795-1849） 184
ホースリー Victor Alexander Haden Horsley（1857-1916） 223, 224
ポソン Toussan Posson 93
ポダレイリオス Podalirius 46, 57
ボッカチオ Giovanni Boccaccio（1313-1375） 190
ポッター Francis Potter（1594-1678） 136
ボッティーニ Enrico Bottini（1835-1903） 227
ポット Percivall Pott（1714-1788） 145-147
ボトム Bottom 4
ホノリウス 3 世 Honorius III（1148-1227） 80
ホビー嬢 Miss Hobbie 194
ポープ Alexander Pope（1688-1744） 145
ホーム Everard Home（1756-1832） 169, 174, 257
ホームズ Oliver Wendell Holmes（1841-1935） 200
ホメロス Homer（紀元前 8 世紀） 44
ホリヤー Thomas Hollyer（1609-1690） 132

フォリ　Francesco Folli（1624-1685）　136
フォルクマン　Richard von Volkmann（1830-1889）　205, 206, 210, 259
フォルスポイント　Heinrich von Pfolspeundt（1400-1466）　78, 88, 248
フォルラニーニ　Carlo Forlanini（1847-1918）　225
フォレ　Henri Folet（1843-1907）　234
ブッダダーサ　Buddhadasa（在位：341-370）　38
プティ　Jean Louis Petit（1674-1750）　140, 141, 145
ブート　Francis Boott（1792-1863）　196
ブトラーン　Ibn Butlân（1001-1066）　93
フナイン　Ḥunayn ibn Isḥaq（808-873）　250
プパール　Francois Poupart（1661-1708）　166
フラー　Eugene Fuller（1858-1930）　227
フライヤー　Peter Johnson Freyer（1851-1921）　227
フラカストロ　Girolamo Fracastoro（1478-1553）　199, 200
ブラッドウェル　Stephen Bradwell（17 世紀）　115
ブランカ　Antonio Brancas（?-1460）　98
ブランクサム夫人　Lady Branksome　122
フランコ　Pierre Franco（1505-1578）　100, 252
ブランデル　James Blundell（1790-1877）　185, 186
ブランデンブルク選帝侯　Friedrich Wilhelm（1620-1688）　129
フリードリヒ２世　Friedrih II（1194-1250）　248
プルタルコス　Plutarch（47-127）　49
ブールハーフェ　Herman Boerhaave（1668-1738）　255
ブルンシュヴィヒ　Jerome Brunschwig（1450-1512）　78, 79, 88, 251
プーレ　Daniel Poullet　94
フレイザー　James George Frazer（1854-1941）　254
ブレイド　James Braid（1795-1860）　191-193, 258
ブレッドウォーディン　William Bredwardyn　78
ブレムセリナ　Anna Sidonia Bremserina　124
フレーリヒ　Franz Hermann Frölich（1839-1900）　246
フレンチ　Ellin French　108, 252
ブローカ　Pierre Paul Broca（1824-1880）　243
ブロディ　Benjamin Brodie（1783-1862）　164, 174

へ

ヘア　William Hare　170, 257
ペアン　Jules Péan（1830-1898）　212, 260
ヘイ　William Hey（1736-1819）　184
ヘイドン　Heydon　103
ヘイワード　George Hayward（1791-1863）　196
ペット　Peter Pett（1610-1672）　133

ハワード John Winston Howard（1939-） 242
バーン Charles Byrne（1761-1783） 147
バーン John Burne（1794-1880） 175
ハンコック Henry Hancock（1809-1880） 175
ハンス Hans von Dokenburg 70
ハンター John Hunter（1728-1793） 147, 148, 159, 165, 167, 173, 184, 191, 232
ハンター William Hunter（1718-1783） 147, 172
ハンムラビ Hammurabi（1948-1905 BC） 32, 33, 68

ひ

ビゲロー Henry Jakob Bigelow（1818-1890） 196, 209
ビゲロー Jakob Bigelow（1787-1879） 196
ビショップ William John Bishop（1903-1961） 229-239, 241, 244-246, 250, 253, 261
ピタール Jean Pitard（1248-1327） 249
ヒックマン Henry Hill Hickman（1800-1830） 194
ピープス Samuel Pepys（1633-1703） 131-134, 138, 254, 255
ヒポクラテス Hippocrates（460-370 BC） 34, 47-52, 54, 55, 68, 242, 245, 257
ピュイゼギュール侯爵 Marquis de Puységur（1751-1825） 258
ヒューイット Frederick William Hewitt（1857-1916） 218
ヒュギヌス Hyginus 56
ビュロー Friedrich Wilhelm von Bülow（1755-1816） 179
ビルロート Christian Albert Theodor Billoth（1829-1894） 210, 227, 232

ふ

ファウラー George Reyerson Fowler（1848-1906） 225
ファーガソン William Ferguson（1808-1877） 208, 247
ファンニウス Fannius 56
ファブリキウス Fabricius Hildanus（Wilhelm Fabry von Hilden, 1560-1634） 97, 124-126, 251
ファブリキウス Fabricius ab Aquapendente（1533-1619） 97, 126, 135, 249
ファロッピウス Gabriele Falloppio（1523-1562） 219, 220
ファンニウス Fannius 56
ファン・ボルテル Gomarus van Bortel 157
フィッシュ William Fish 102
フィッツ Reginald Heber Fitz（1843-1913） 149, 215, 217
フィリップ４世 Philip IV（1268-1314） 70
フェリア David Ferrier（1843-1928） 222, 260
フェリックス Charles-François Felix（1635-1703） 134, 254
フェルキン Robert William Felkin（1853-1926） 21, 22, 243
フェンウィック Samuel Fenwick（1821-1902） 214, 215
フォード Edward Ford（1902-1986） 18

ぬ

ヌスバウム Johann Nepomuk Ritter von Nußbaum（1829-1890） 206

ね

ネストリウス Nestorius（386-451） 80
ネストール Nestor 46
ネベル Michael Nebel 129

の

ノイバー Gustav Adolf Neuber（1850-1932） 207, 259
ノース Edward Nourse（1701-1761） 145, 146
ノックス Robert Knox（1793-1862） 208

は

ハイアット Mr Hyatt 170
ハイスター Lorenz Heister（1683-1758） 113, 150, 153-157, 251, 256
ハイヤーム Omar Kháyyam（1048-1131） 82
ハインリヒ2世 Johannes II（973-1024） 250
ハーヴィ William Harvey（1578-1657） 135, 136, 172, 232, 252, 254
バウ・ガメラット Bau-Gamelat 33
パウロス Paul of Aegina（7世紀） 58, 82, 95
パーカー Willard Parker（1800-1884） 214, 217
バーキン Benedict Barquin 125
パーキンソン Richard Heinrich Robert Parkinson（1844-1909） 17, 18
バーク William Burke（1792-1828） 170, 257
パーク Henry Park（1744-1831） 148
パジェット James Paget（1814-1899） 208
パストゥール Louis Pasteur（1822-1895） 200-204, 253
バターフィールド Herbert Butterfield（1900-1979） 234
ハッチンソン Jonathan Hutchinson（1828-1913） 209
バッハ Johann Sebastian Bach（1685-1750） 256
パトロクロス Patroclus 45
バトル William Henry Battle（1855-1936） 260
華岡青洲（1760-1835） 42, 245
バニスター John Banister（1533-1610） 104
パブロフ Ivan Petrovich Pavlov（1849-1936） 222
ハラー Albrecht von Haller（1708-1777） 128
パラケルスス Paracelsus（1493-1541） 123, 124, 127, 254, 258
ハルステッド William Stewart Halsted（1852-1922） 211, 212, 261
パレ Ambroise Paré（1510-1590） 88-97, 89, 122, 176, 190, 232, 251, 257
バーロウ Thomas Barlow（1845-1945） 218

て

デイヴィ Humphry Davy（1778-1829） 193
ディオスコリデス Pedanius Dioscorides（1 世紀） 63
ディクソン Margaret Dickson（1702-1753） 149
ディグビー Kenelm Digby（1603-1665） 254
ティツィアーノ Tiziano Vecellio（1488-1576） 87
テイト Robert Lawson Tait（1845-1899） 213, 216, 219, 220, 260
ディーフェンバッハ Johann Friedrich Dieffenbach（1792-1847） 213
ディムスデール Thomas Dimsdale（1712-1800） 153
テイラー John Taylor（1703-1772） 156, 256
ティラヌス Christiaan Bernhard Tilanus（1796-1883） 180-182
ティールシュ Karl Thiersch（1822-1895） 211, 259
テオドリック Theodoric Borgognoni（1205-1298） 65, 66, 70, 248
デュピュイトラン Guillaume Dupuytren（1777-1835） 180, 181, 256-258
デュプレッシ＝ベルトー Jean Duplessis-Bertaux（1747-1819） 177
デュ・ブシャージュ du Bouchage（Imbert de Batarnay, 1438-1523） 71
デロレイン William of Delorain 122

と

陶弘景（456-536） 245
ドゥソー Pierre-Joseph Desault（1738-1795） 140, 141, 255, 257, 260
ドゥニ Jean-Baptiste Denys（1643-1704） 137, 138, 254, 255
ドゥローム Edmond Delorme（1847-1929） 225
ドナテッロ Donatello（Donato di Niccolò di Betto Bardi, 1386-1466） 86
トーマス Hugh Owen Thomas（1834-1891） 227
ドミニコ Dominico 109
トラヴァース Benjamin Travers（1783-1858） 164, 173
トラヤヌス帝 Marcus Ulpius Nerva Trajanus（53-117） 57
トリヴス Frederick Treves（1853-1923） 217-219
トルーソー Armand Trousseau（1801-1867） 261
トールワルド Jürgen Thorwald（1915-2006） 230

な

中川米造（1926-1997） 238
ナポレオン Napoléon Bonaparte（1769-1821） 160, 176, 178, 180
楢林鎮山（1649-1711） 251

に

ニケーズ Jules Edouard Nicaise（1838-1896） 232
ニコデモ Nicodemus 66
ニュートン Isaac Newton（1642-1727） 145, 241

スルターン Tipu Sultan（1750-1799） 163
スローン Hans Sloane（1660-1753） 152

せ
聖アガタ St Agatha（231-251） 61
聖アポロニア St Apollonia（?-249） 61
聖コスマス St Cosmas（?-303） 61, 62, 249
聖セバスティアヌス St Sebastian（?-287） 61
聖ダミアン St Damian（?-303） 61, 62
聖トーマス St Thomas（Thomas Becket, 1118-1170） 76
聖ブラジウス St Blaise（?-316） 61
聖ロクス St Roch（1295-1327） 61
セヴェリーノ Marcus Aulelius Severinus（1586-1656） 127
セウェルス帝 Lucius Septimius Severus（146-211） 55
ゼンメルワイス Ignaz Philipp Semmerweis（1818-1865） 201

そ
宗田一（1921-1996） 242

た
ダーウィン Charles Robert Darwin（1809-1882） 236
ダ・ヴィンチ Leonardo da Vinci（1452-1519） 86
高峰徳明（1653-1738） 245
ターナー Jane Turner（?-1686） 131,132, 254
ダブルデイ Edward Doubleday（1811-1849） 186
ダマン Jean d'Amant 68
タリアコッツィ Gaspare Tagliacozzi（1545-1599） 98, 99, 252
タルボット Charles Holwell Talbot（1906-1993） 250
ダレーヌ Claude d'Allaines（?-?） 230, 231, 233-236, 238, 247
ターン Christopher Tearne（1620-1673） 133
ダンヴァンタリ Dhanvantari 34, 244
丹波康頼（912-995） 41

ち
チェイン William Watson Cheyne（1852-1932） 205, 259
チェゼルデン William Cheselden（1688-1752） 143-148, 189, 244, 255, 256
チャラカ Charaka（西暦初） 34, 244
チャールズ 1 世 Charles I（1600-1649） 115, 135
チャールズ 2 世 Charles II（1630-1685） 115, 116

ジャクソン Charles Thomas Jackson（1805-1880） 195
シャープ Samuel Sharp（1700-1778） 148
シャープ William Sharp（1749-1824） 147
シャリエール Joseph Frédéeric Benoît Chariere（1803-1876） 260
シャルボネル Jean Charbonnell 94
ジャン Jean de Troyes（1425-1495） 71
シャンピオニェール Just Marie Marcellin Lucas-Championniere（1843-1913） 206
シュピーゲル Adriaan van den Spiegel（1578-1625） 127
シュルツ Johann Schültz（Johannes Scultetus, 1595-1645） 126
シュルツェ Emil August Wilhelm Schultze（1840-1924） 259
ショヴェル Cloudesley Shovell（1650-1707） 115
ジョージ1世 George I（1660-1727） 152
ジョージ2世 George II（1683-1760） 151, 152, 256
ジョージ3世 George III（1738-1820） 102
ジョージ4世 George IV（1762-1830） 168, 257
ジョージ5世 George V（1865-1936） 223
ショリアック Guy de Chauliac（1300-1367） xi, 72, 74, 232, 238, 241, 248
ショパール François Chopart（1743-1795） 140, 141
ジョーンズ Robert Jones（1857-1933） 227
ジョンストン Henry（Harry）Hamilton Johnston（1858-1927） 12
ジョンソン Samuel Johnson（1709-1784） 173
シリー Pierre Louis François Silly（1747-1809） 177
ジーリ Leonardo Gigli（1863-1908） 224
シンガー Charles Joseph Singer（1876-1960） 250
神農 Shen Nung 39
シンプソン James Young Simpson（1811-1870） 198, 203
シンメルブッシュ Kurt Scmmerbusch（1860-1895） 259

す

スカーバラ Charles Scaborough（1615-1694） 133
スカルパ Antonio Scarpa（1752-1832） 142
スクルテトス→シュルツ
スクワイア Ephraim George Squier（1821-1888） 243
スコット Walter Scott（1771-1832） 122
スザンナ Susanna 125
スシュルタ Susruta（5世紀） 34-37, 244, 245
スターリング Ernest Henry Starling（1866-1927） 261
ステイプルズ John Staples 103
スペンサー Herbert Spencer（1820-1903） 236
スミス Edwin Smith（1822-1906） 25-27, 30
スミス Thomas Smith（1833-1909） 218

コーガ Arthur Coga 38, 255
コッヘル Emil Theodor Kocher（1841-1917） 227, 261
コッホ Heinrich Hermann Robert Koch（1843-1910） 238, 259
コッレ Giovanni Colle（1558-1631） 136
ゴドリー Rickman John Godlee（1849-1925） 223, 260
ゴードン Alexander Gordon（1752-1799） 200
コミーヌ Philippe de Commines（1447-1511） 71
コリーズ Abraham Colles（1773-1843） 164, 174
ゴールドベック Doktorand Gottfried Goldbeck（1807-1873） 257
コルネット Nicholas Colnet（?-1420） 77, 78
伍連徳 Wu Lien-teh（1879-1960） 245
コロー Germain Colot 249
コンスタンティヌス Constantinus Africanus（1017-1087） 250
コンモドゥス帝 Lucius Aurelius Commodus Antoninus（161-192） 55

さ

サイム James Syme（1799-1870） 164, 175, 204
サヴォイア公 Duke of Savoy（Charles Emmanuel I, 1562-1630） 126
ザクストルフ Mathias Saxtorph（1822-1900） 205
サットン Daniel Sutton（1735-1819） 153
サーモン William Salmon（1644-1713） 121
サラ Julius Sala 128
サリチェト Guglielmo da Saliceto（William of Saliceto, 1210-1277） 66, 67
サンクトゥス Marianus Sanctus（1488-1564） 244
サンズ Henry Berton Sands（1830-1888） 217

し

シェイクスピア William Shakespeare（1564-1616） 4, 62
ジェイムズ1世 James I（1566-1625） 107
ジェイムズ4世 James IV（1473-1513） 109
ジェイムズ6世 James VI（1566-1625） 109
ジェセル Zoser（紀元前27世紀） 25
ジェラルド Gerard of Cremona（1114-1187） 250
ジェラルド Gerald of Sabloneta［13世紀］ 250
シェリントン Charles Scott Sherrington（1857-1952） 222
ジェンナー Edward Jenner（1749-1823） 148, 153
シゲリスト Henry Ernest Sigerist（1891-1957） 235
ジック Paul von Sick（1836-1900） 226
シムズ James Marion Sims（1813-1883） 209
ジーモン Gustav Simon（1824-1876） 211
シモンズ Charters James Symonds（1852-1932） 215

キリスト Christ 58
ギルフォード Hastings Gilford（1861-1941） 222
キルヒャー Athanasius Kircher（1601-1680） 199, 200
キング Edmund King（1629-1709） 137
キンナード John Kynnard 109
ギンベルナト Antonio de Gimbernat（1734-1816） 142

く

グイディ Guido Guidi（Vidus Vidius, 1500-1559） 97
クーパー Astley Paston Cooper（1768-1841） 148, 164-170, 173, 189, 257
グッドイヤー Charles Goodyear（1800-1860） 212, 260
クーベルレ Eugène Koeberlé（1828-1915） 212, 260
クラーク William Edward Clarke（1819-1898） 194
クライン Henry Cline（1750-1827） 161, 162, 169
グラッドストーン William Ewart Gladstone（1809-1898） 208
クランプ John Arthur Crump（1866-1930） 17
グリフォニ Giovanni Griffoni 126
グリーン Josepf Henry Green（1791-1863） 226
クールタン Germain Courtin（?-1587） 94
クレオパトラ Cleopatra（69-30 BC） 62, 85
グレゴリー James Gregory（1753-1821） 171
グレーフェ Karl Ferdinand von Graefe（1787-1840） 164
クレメンス6世 Clement VI（1291-1352） 72
クレンライン Rudolf Ulrich Krönlein（1847-1910） 216
クローズ William Clowes（1540-1604） 107, 251
クローチェ Giovanni Andrea Della Croce（1509-1575） 98, 99
クロフォード Jane Todd Crawford（1763-1842） 184
クロムウェル Oliver Cromwell（1599-1658） 115

け

ゲイル Thomas Gale（1507-1587） 106, 251
ゲッツ Goetz von Berlichingen（1480-1562） 79
ケネー François Quesnay（1694-1774） 250
ケルスス Aulus Cornelius Celsus（25 BC-50 AD） 50-54, 111, 242, 244, 246, 247, 253, 257
ゲルスドルフ Hans von Gersdolff（1455-1529） 73, 78, 79, 88, 251
ゲルファンド Toby Gelfand（1942-?） 253, 254

こ

コイレ Alexandre Koyré（1892-1964） 234
黄帝 Huang Ti 39
ゴエル Jean Gohell 94

エリザベス Elizabeth（1533-1603） 100, 106, 107
エリス Willam Ellis（1794-1872） 12, 20
エリス Harold Ellis（1926-） 230, 233
エルスホルツ Johann Sigismund Elsholtz（1623-1688） 129, 130, 254
エロス Eros 57

お

王吉民 Wong Chimin（1889-1972） 245
大槻玄沢（1757-1827） 251
オシリス Osiris 29, 243
オーピアヌス Orpianus 98
オリバシウス Oribasius（325-403） 57, 247
オルバット Thomas Clifford Allbutt（1836-1925） 232, 248

か

カスケリオス Cascellius 56
カスティリオーニ Arturo Castiglioni（1874-1953） 249
ガスリー George James Guthrie（1785-1856） 164, 175
ガスリー Douglas Guthrie（1885-1975） 238, 244, 253
カーソン James Carson（1772-1843） 225
華佗 Hua Tuo（?-208） 40, 41
ガードナー William Tennant Gairdner（1824-1907） 225
カーピュ Joseph Constantine Carpue（1764-1846） 37, 164
カミング Ralph Cuming 160, 161
ガラン Monsieur Galin 142
ガランジョ René Jacques Croissant de Garengeot（1688-1759） 141
ガリレオ Galileo Galilei（1564-1642） 234
カルカール Jan Steven van Calcar（1499-1546） 87
ガレノス Claudius Galenus（129-210） 52, 54-56, 82, 83, 86, 117, 231, 246, 247, 253
カレンツィオ Elisio Calenzio（1430-1503） 98
ガワーズ William Richard Gowers（1845-1915） 224
関羽 Guan Yu（関公 Kuan Kung, 160-219） 41

き

キー Charles Aston Key（1793-1849） 164, 173
キース Arthur Keith（1866-1955） 234, 236
ギャリソン Fielding Hudson Garrison（1870-1935） 232, 233
キャロライン王妃 Caroline of Ansbach（1683-1737） 152
キャロライン王女 Caroline Elizabeth（1713-1757） 152
キュストナー Ernst Georg Ferdinand Küster（1839-1930） 225
ギユモー Jacques Guillemeau（1550-1613） 94

イシス Isis　29, 243
イムホテプ Imhotep　25
殷仲堪 Yin Chung-k'an（?-399）　40, 245
インノケンティウス 8 世 Innocent VIII（1432-1492）　135

う

ヴァイゼ Martin Weise（1605-1693）　130
ヴィカリー Thomas Vicary（1495-1561）　100, 251, 252
ヴィクトリア Victoria（1819-1901）　102, 198, 208
ヴィゴー Giovanni da Vigo（1450-1525）　90, 97
ウィリアム William of Orange（1650-1702）　116
ヴェサリウス Andreas Vesalius（1514-1564）　86-88
ウェルズ Horace Wells（1815-1848）　195
ウェルズ Thomas Spencer Wells（1818-1897）　212, 213, 260
ウェルフラー Anton Wölfler（1850-1917）　210
ヴィルヘルム 2 世 Wilhelm II（1859-1941）　211
ウォリス Robert Wallis　103
ヴォルテール Voltaire（François-Marie Arouet, 1694-1778）　65
ウォレン John Collins Warren（1778-1856）　195, 196
ウーゴ Hugh of Lucca（1160-1257）　63, 65, 66, 68
ウッダール John Woodall（1569-1643）　107, 108, 111, 252
ウッド Alexander Wood（1725-1807）　184
ヴュルツ Felix Würtz（1510-1590）　248, 251
ウルルガレディン Urlugaledin（2300 BC）　32

え

エウエルピストス Euelpistus（1 世紀）　242
エウリュピュロス Eurypylus　45
エーヴリング James Hobson Aveling（1828-1892）　186, 187
エカテリーナ帝 Catherine the Great（1729-1796）　153
エサルハドン Esarhaddon（在位：681-669 BC）　33
エスデイル James Esdaile（1808-1859）　192, 193
エスマルヒ Fiedrich von Esmarch（1823-1908）　210, 211
エッカルト Wolfgang Eckart（1952- ）　250
エドワーズ David Edwards（16 世紀）　252
エドワード懺悔王 Edward the Confessor（1004-1066）　116
エドワード 1 世 Edward I（1239-1307）　77
エドワード 7 世 Edward VII（1841-1910）　218, 223
エラシストラトス Erasistratus（300-250 BC）　50, 247
エリオットソン John Elliotson（1791-1868）　192, 193
エリクセン John Eric Erichsen（1818-1896）　227

人名索引

あ

アイゼンバルト Johann Andreas Eisenbart（1663-1727） 154, 155
アヴィセンナ Avicenna（980-1037） 82, 250
アウレリウス帝 Marcus Aurelius Antoninus（121-180） 55
アエティオス Aetius of Amida（6 世紀） 57, 58
アゴーテ Luis Agote（1868-1954） 258
アサーストーン William Guybon Atherstone（1814-1898） 197
アジソン Thomas Addison（1793-1860） 175, 226, 261
アスクレピオス Asculapius 46, 47
アダム Adam 198
アーダーン John of Arderne（1307-1390） 74-76, 232
アッカークネヒト Erwin Heinz Ackerknecht（1906-1988） 248
アッシュールバニパル Ashurbanipal（在位 668-626 BC） 33
アッバス Ali ibn al-'Abbas al-Majusi（?-994） 250
アップマリス llgvars Henry Upmalis（1925-2017） 238
アネル Dominique Anel（1679-1730） 140
アーノルド Arnold of Villanova（1235-1311） 63
アバネシー John Abernethy（1764-1831） 148, 164, 173
アプトン Richard Upton 102
アボット Edward Gilbert Abbott（1825-1855） 195
アミヤン Isaac Amyand 151
アミヤン Claudius Amyand（1680-1740） 151-153
アメリア Amelia Sophia Eleanor（1711-1786） 152
アルキゲネス Archigenes（1 世紀） 52, 247
アルブカシス Albucasis（963-1013） 81-83, 95, 242, 250
アレクサンドロス Alexander of Tralles（525-605） 58
アレクサンドロス大王 Alexander the Great（356-323 BC） 50
アレタイオス Aretaeus（2 世紀） 150
アンダーウッド Edgar Ashworth Underwood（1899-1980） 謝辞
アンダーソン Thomas Anderson（1819-1874） 203
アンダーソン Hanvil Anderson 151
アンテュロス Antyllus（2 世紀） 55, 247
アンリ 2 世 Henri II（1519-1559） 87

い

イヴ Eve 198
イサベル Isabella（1451-1504） 78

〈訳者略歴〉

川満富裕（かわみつ・とみひろ）

1948年　沖縄県に生まれる
1975年　東京医科歯科大学を卒業後、一般外科を経て、
　　　　小児外科を専攻
1984年　獨協医科大学越谷病院小児外科講師
1998年より終末期医療に従事
2013年　青葉病院院長
現在　　三軒茶屋病院勤務
主な著書　『鼡径ヘルニアの歴史――なぜこどもと成人で手術法が違うのか』
　　　　　J・ブラウン『ラブと友たち――手術に立ち会ったイヌ』
　　　　　W・J・ビショップ『外科の歴史』『創傷ドレッシングの歴史』
　　　　　C・J・S・トンプソン『手術器械の歴史』（以上、時空出版）

改訳 新版
外科《げか》の歴史《れきし》
近代外科の生い立ち

二〇一九年三月五日　第一刷発行

著　者　W・J・ビショップ
訳　者　川満富裕
発行者　藤田美砂子
発行所　時空出版
〒112-0002　東京都文京区小石川四-一八-三
電話　東京〇三（三八一二）五三一三
http://www.jikushuppan.co.jp
印刷・製本　日本ハイコム株式会社

ISBN978-4-88267-069-8